佛山市人民政府地方志办公室主持项目

佛山 中医药简史

FOSHAN ZHONGYIYAO JIANSHI

陈凯佳　郑　洪　主编

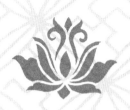

中山大学出版社
SUN YAT-SEN UNIVERSITY PRESS

·广州·

图书在版编目（CIP）数据

佛山中医药简史/陈凯佳，郑洪主编．—广州：中山大学出版社，2021.11
ISBN 978 - 7 - 306 - 07261 - 0

Ⅰ.①佛…　Ⅱ.①陈…　②郑…　Ⅲ.①中国医药学—文化史—佛山　Ⅳ.①R - 092

中国版本图书馆 CIP 数据核字（2021）第 147731 号

出 版 人：王天琪
策划编辑：曾育林
责任编辑：陈　芳
封面设计：林绵华
责任校对：袁双艳
责任技编：靳晓虹
出版发行：中山大学出版社
电　　话：编辑部 020 - 84110283，84111996，84111997，84113349
　　　　　发行部 020 - 84111998，84111981，84111160
地　　址：广州市新港西路 135 号
邮　　编：510275　传　　真：020 - 84036565
网　　址：http://www.zsup.com.cn　E - mail：zdcbs@ mail.sysu.edu.cn
印 刷 者：广州一龙印刷有限公司
规　　格：787mm × 1092mm　1/16　19.25 印张　445 千字
版次印次：2021 年 11 月第 1 版　2021 年 11 月第 1 次印刷
定　　价：68.00 元

《佛山中医药简史》编纂委员会

主　　任：孙少娜

副 主 任：唐　卫　　关珏华　　胡光秋

项目执行：王丽娃　　潘建成

主　　编：陈凯佳　　郑　洪

成　　员：刘成丽　　郭　强　　韩宇霞

　　　　　饶　媛　　黄子天　　何婉婉

　　　　　罗惠馨　　梁翘楚　　石文林

　　　　　庞震苗　　罗　英　　王伟彪

　　　　　黄煜扉

审稿专家：陈泽泓　　王　涛　　殷平善

　　　　　孙　立　　刘继洪

前　言

　　佛山素有"岭南成药发祥地""岭南药祖""广东成药之乡"等美誉，中医药产业源远流长，是岭南医学的一颗璀璨明珠。现今佛山市管辖的禅城、南海、顺德、高明、三水五个区，在历史上对岭南医学贡献很大。在当地自然环境、卫生条件、社会经济、历史文化的影响下，在为民众解除疾病、解决健康问题的过程中，佛山中医药繁荣发展，杏林佳话频传，古今名医辈出，骨伤科名扬天下，中成药业长盛不衰，成为佛山中医药文化中不可或缺的精彩华章。

　　《佛山中医药简史》依据《中国医学通史》古代卷、近代卷、现代卷的编写模式，将全书分为"佛山中医药发展概说""古代的佛山中医药（上古至1840年）""近代的佛山中医药（1840—1949年）""新中国成立后的佛山中医药（1949—2020年）"四章，记述佛山中医药的起源、形成与发展过程。在发展概说部分，主要阐述佛山行政区域沿革，佛山的自然环境、历史文化、经济、医药习俗等对中医药发展的影响，为读者描绘了佛山中医药的概貌；后面的三个发展阶段部分，以人物、著作、事件贯穿。佛山古代医家人物，包括名、字、号、籍贯、著作、学术思想、临证经验、师承传授等；现当代医学人物，主要选取佛山入选的国医大师、全国老中医药专家学术经验继承工作指导老师、广东省名（老）中医。佛山医学文献，包括名称（书名）、作者、撰写年代、卷数、册数、内容提要、学术特点、现存版本、藏书地点或文献出处。佛山医药事业，包括医药行政、医疗机构、中成药业、学术科研、中医药社团、医学事件等。根据史料情况及医学发展的特点，古代、近代以医家、医著记述为主，古代部分主要阐述清代中期以前佛山中医药的起源和发展历程；近代以来，中医药专科日益精细，医家、医著明显增多，相继出现了医药社团、学校、慈善医药事业等；现当代部分则仿《岭南医学史》（下册）的编写结构，对新中国成立后的医药行政机构、学术科研、医学人物、中药业等进行了记述。最后，以上述内容形成了佛山中医药大事年表。

　　2017年，佛山市政府出台《佛山市推进中医药强市建设实施方案（2017—2020年）》，为佛山中医药的发展增添了巨大推动力。《佛山中医药简史》是佛山第一部地域性医学通史著作，是建设中医药强市的先行性、基础性成果，可为佛山市乃至广东省中医药的基础与临床研究提供借鉴。

编者

2020年3月27日

目　　录

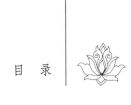

第一章　佛山中医药发展概说

佛山位于广东省中部，地处珠江三角洲腹部，全市总面积约 3800 平方千米，常住人口 800 多万人。这里地势平缓，靠近海洋，气候温和，雨量充沛，属亚热带季风性湿润气候，自古就是富饶的鱼米之乡，是中国天下四聚、古代四大名镇之一。佛山中医药是伴随着地方社会经济的发展历程，结合了地理气候环境特点而发展起来的。佛山是闻名的"武术之乡"，是中国南派武术的主要发源地，"医武同源"，独特的历史文化滋养出佛山骨伤医学的蓬勃发展。佛山的农业、手工业和商业在历史上都相当发达，社会经济的发展催生了中医药产业文化，因而佛山素有"岭南中成药的发源地""广东成药之乡"之誉。今天的佛山，正在建设"中医药强市"，其中"中医骨伤"与"中成药业"仍然是佛山中医药两张闪亮的名片。本章主要介绍佛山行政区划沿革、自然环境与医药、骨伤医学与中成药业的渊源、佛山的医药习俗等，展示佛山中医药发展的社会、历史、文化背景。

第一节　佛山行政区划沿革

佛山市现辖禅城、南海、顺德、高明和三水 5 个区，实行一市辖五区体制，其所在行政区域，历史上几经变迁。

早在新石器时代，就有百越族人在这里生活，但历史记载不多。秦平岭南，公元前 214 年设立岭南三郡，其中就有南海郡（今天广东省的大部分地方属于南海郡），郡下设县。南海郡郡治在番禺县（今广东省广州市市区）。番禺县辖包括现今佛山市的禅城、南海、顺德、三水 4 个区的区域。

秦末，南海尉赵佗兼并桂林郡、南海郡和象郡，公元前 204 年建立南越国，佛山归南越国辖。公元前 111 年，汉武帝灭南越，设置 9 郡，佛山归南海郡番禺县辖。

三国时期，吴国于黄武五年（226）在交州东部地区设置广州，直至南北朝。佛山属南海郡番禺县。

晋代佛山称季华乡，属南海郡番禺县。现在的高明区在东晋属于新宁郡，晋末从高要县分出，设为平兴县。

到了隋开皇年间，首次撤销南海郡，公元 590 年以原南海郡郡治中心番禺县改名为南海县，属广州府辖下。601 年改广州为番州，佛山归番州的南海县所辖。大业三年（607），又罢番州之名，恢复为南海郡，佛山隶属于南海郡的南海县。

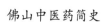

唐朝始有佛山之名。据传东晋隆安二年（398），曾有僧人达毗耶舍在南海县的季华乡传教，到唐朝贞观二年（628），有乡人在塔坡岗掘得 3 尊铜佛像，时人认为这是佛家之地，在此地建起塔坡寺庙，安放 3 尊铜佛像，并在寺前立刻有"佛山"二字的石榜以示纪念，佛山因此得名。唐代中后期，广州正式开始成为郡名或府名，南海成为其中的属县。而现在的高明区当时为平兴县，属端州或高要郡管辖。

五代南汉乾亨元年（917）析南海为常康、咸宁二县及永丰、重合二场，佛山叫永丰场，与今顺德区域隶属于南汉兴王府的咸宁县。

北宋开宝三年（970），设立佛山镇，属南海县。开宝四年（971），潘美平南汉。开宝五年（972），撤销常康、咸宁二县与永丰、重合二场，恢复南海县，番禺、四会县并入南海县。佛山堡（今祖庙一带）归南海县管辖。稍后，平兴县并入高要县。

元至元十五年（1278），置广东道，隶属江西行省，佛山堡归广东道的南海县管辖。至元二十年（1283），重置广州，佛山堡仍归南海县管辖。

明洪武元年（1368），置广东行省，佛山堡归广东行省的南海县管辖。明成化十一年（1475），高明从高要县分出，置高明县。景泰三年（1452），由于佛山梁广等乡绅组织地方武装"忠义营"参与镇压南海县冲鹤堡人黄萧养农民起义有功，朝廷册封梁广等人为"忠义官"，将佛山赐为"忠义乡"。同年，朝廷划出南海县东涌、马宁、鼎安、西淋四都三十七堡及新会县白藤堡，设顺德县。1526 年，又新设三水县，三水县因西江、北江、绥江在境内汇流而得名。至此，高明、顺德和三水独立设县。明朝以前，佛山不论称乡、称堡等，都不是政区，为南海县内仅次于县城（广州）的一个城镇。

清朝佛山称堡（乡），也称镇。雍正十年（1732），佛山镇从南海县划出，设"佛山直隶厅"，直隶广州府。次年易名为"广州府佛山分府"，由广州与南海县共同管辖。高明县在明清时则属肇庆府。

民国元年（1912），撤销广州府，南海县署开始从广州迁到佛山大湾旧都司署（原址在今佛山市红路街），佛山改镇制，隶属于南海县第四区，约年余，回迁广州原址。1920 年，划定广州市区，原南海"捕属"之地域划入广州市区范围。南海县（含佛山）、高明县、三水县、顺德县属广东省粤海道。1925 年，佛山从南海县分出，成立佛山市，设立佛山市政厅，直属于广东省政府管辖。1927 年，国民政府撤销了佛山市建制，重新把佛山划为南海县属的一个镇，为便于行政，县署于佛山升平街山陕会馆（在今升平邮电所址）设立行署。1937 年，南海县署再从广州迁至佛山福宁路黄祥华生祠，从此以佛山镇为新的县城。1941 年，佛山被列为南海县署直属的"佛山特别区"，1945 年后，属广东省政府直接管辖。1946 年 9 月 1 日，南海县政府以民治 2116 号训令，批准佛山 3 镇（汾文、富福、佛山）合并，重组佛山镇。南海没有县城，但县署仍在广州。

新中国成立后，设立珠江区。1949 年 10 月，广东省军事管制委员会佛山分会成立，佛山设市建制，成立佛山市人民政府，属军管会管辖。1950 年 1 月，经中央人民政府政务院批准，佛山升为地级市，由广东省人民政府和珠江专署（1950 年 3 月成立）实行双重领导。1950 年 2 月 15 日，成立三水县人民政府。3 月 1 日，成立南海县人民政府。3 月 20 日，成立顺德县人民政府。1950 年 7 月，佛山改市为镇，重新划归南海县管辖，称"南海县佛山镇"，佛山市政府改为佛山镇公所。1951 年 6 月，佛山正式改镇建市，成立佛山市人民政府。1952 年，置粤中行政区、粤中行署，由原珠江专区与西江专区合并而成。1954 年，中共粤中区党委、粤中行署由江门市迁入佛山市。1956 年 2 月，粤中行署改制，成立中共佛山地委、佛山专区。1958 年 11 月后，佛山专区曾短暂改称为广州专区，1959 年 1 月复名为"佛山专区"。1966 年，佛山升为地级市，由广东省、佛山专区实行双重领导。1970 年，佛山专区更名为佛山地区。佛山市先后成为粤中行署、佛山专区、佛山地区的中心，顺德县、南海县、三水县、高明县均属于上述行署、专区、地区管辖范围。

1983 年 6 月，撤销佛山地区建制，佛山市改为地级市，实行市领导县体制，辖中山、南海、顺德、高明、三水 5 县。1984 年 6 月，设立汾江（后改名为城区）、石湾 2 个县级市辖区。1988 年 1 月，中山从佛山划出。1992—1994 年，顺德、南海、三水、高明先后撤县设市（县级），由佛山代管。

2002 年 12 月，国务院批复同意撤销原佛山辖区的城区、石湾区及县级南海市、顺德市、三水市和高明市，同意设立佛山市禅城（含城区、石湾、南庄）、顺德、南海、三水、高明 5 区，佛山市实行一市辖五区体制。

由于"佛山"一名在不同时期有不同内涵，书中在统称"佛山"时是概指现佛山市行政区所属地区，如系提到历史时期中的佛山、南海、顺德等名称时，则尽量加以说明。

第二节　自然环境与医药

不管是历史上还是今天佛山所辖区域，均位于广东省中南部，珠江三角洲腹地，具有典型的岭南地域与气候环境特点。岭南地势较低，南边濒临南海，北枕五岭山脉，水汽容易积聚于此，且不易散去。今日之佛山市域东距西、南距北均约 103 千米，大致呈"人"字形，总面积约为 3797 平方千米，境内地势平缓，冲积平原占总面积的 82.3%；北部间有低丘及台地，西南部河道纵横交错，多桑基鱼塘。西江从西部边境流过，北江干流（东平水道）斜贯市境，河渠纵横，鱼塘密布，土地肥沃，临近海洋，温暖多雨，四季常绿。全境位于北纬 22°38′～23°34′、东经 112°22′～113°23′，属亚热带季风性湿润气候，冬季平均气温在 14℃ 左右，春季平均气温在 21℃ 左右，夏季平均气温在 28℃ 以上，秋季平均气温为 23℃ 左右。极端高温达 39℃，极端低温到过 −2℃。年均降雨量 1630 毫米。全年日照时长在 1800 小时左右，无霜期达 350 天以上。佛山市内低山丘陵多为发育红壤、赤红壤，有少量黄壤，平原则为水稻土、堆叠土；自然矿产资源主要有煤、石油、油页岩、铝锌矿、铁矿、重晶石、石灰石、陶瓷土、玻璃砂、稀有金属；粮食作物主要是水稻，经济作物主要有西瓜、花生、粉葛、木薯、莲藕、生姜、甘蔗、茶叶、蚕桑等，还有品种繁多的水果、

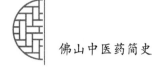

花卉、江河水产资源等。

佛山这种地势低下的地理环境及多雨多湿气候，易发岭南地区常见疾病。清何梦瑶在《医碥》中曾表述："岭南地卑土薄，土薄则阳气易泄，人居其地，腠理汗出，气多上壅。地卑则潮湿特盛，晨夕昏雾，春夏淫雨，人多中湿。"《岭南卫生方》则谓"岭南既号炎方，而又濒海，地卑而土薄。炎方土薄，故阳燠之气常泄；濒海地卑，故阴湿之气常盛"，指出岭南地区多发湿、热之邪导致的病变，古代称为"瘴病"。在宋代及以前，广东的疾病流行记载以"瘴病"为多，瘴病主要包括现代医学中的各型疟疾。宋代以前，广东人口主要分布在粤北地区，南海一带人口不多，疟疾的流行情况相对较轻。到元代，随着珠江三角洲的发展，珠江三角洲、潮汕平原取代粤北成为广东人口分布的重心。明、清两代至今，珠江三角洲大规模开发，人口增长速度进一步加快，珠江三角洲成为全国人口最稠密的地区之一。人口的密集与流动是传染病暴发与流行的温床，虽然在新中国成立初期的统计中，佛山地区的疟疾发病率与死亡率在全省属较低水平，仅高于广州市。[①] 但其他虫媒传染病也常有发病，像晋朝葛洪描述的"沙虱"，即现代医学所说的恙虫病。据20世纪50年代的调查，南海、顺德等地杂草丛生的地方都有恙虫繁殖，传染源较多，佛山市恙虫病在5—10月间均有发病。[②] 历年来佛山市都有恙虫病病例报道。另一种虫媒传染病是登革热，1978年在佛山地区暴发，发病人数多达22297人。此后该病仍经常有局部的季节流行。2002年，佛山发现第一例非典型肺炎病例，后来证实是SARS冠状病毒引起的呼吸道急性传染病。佛山中医药，在当地自然环境和卫生条件的影响下，在为民众解除疾病、解决健康问题的过程中繁荣发展。

一方水土也产一方药，在这样的自然环境中，佛山拥有丰富的岭南生草药资源，这些资源成为佛山医药发展的重要物质基础。民国时期，南海人萧步丹编撰了药学名著《岭南采药录》，首版时即整理记载482种岭南草药，如罗汉果、山百合、水翁花、凤眼果等。佛山南海西樵山生态环境美、资源品位高，被授予国家级风景名胜区、国家森林公园和省级旅游度假区。据调研，西樵山分布的中草药常见品种有200多种，包括健脾化湿、舒筋活络、行气化痰的五指毛桃，清热利湿、止血、止痢的地锦草，清热解毒、祛湿止痒的飞扬草，清肝明目、消积治疳的珍珠草，舒筋活血、收敛止血的白背叶，清肺热、化痰止咳的枇杷叶、龙脷叶，祛湿通络、消肿、拔毒的蓖麻，补肾固精、涩肠止泻的金樱子，解肌退湿、生津止渴、透疹止泻的野葛根、野葛花，清热解毒、祛风利湿的葫芦茶，活血通脉、清热解毒的毛冬青，行气止痛、活血散瘀的九里香，散瘀消肿、解毒止痛的两面针，清热解毒、祛风除湿、行气止痛的三桠苦，清热解毒、凉血、利尿的积雪草，清热利湿、润肺止咳的鸡蛋花，清热利湿、解毒消肿的半边莲、半枝莲、灯笼草，清热解毒、利湿消滞、消疳积的疳积草，续筋接骨、消肿止痛的接骨草，疏风散热、化湿消滞、平喘的牡荆，还有金毛狗脊、凤尾草、贯众、石韦、海金沙、侧柏叶、石楠藤、鱼腥草、辛夷、威灵仙、汉防己、草珊

① 参见骆雄才、黄祺林、李建中主编《广东省疟疾流行与控制》，中山大学出版社2007年版，第2页。

② 参见《流行病学资料汇编（恙虫病）》，广东省卫生厅卫生防疫局1959年版，第3、47页。

瑚、马齿苋、土人参、何首乌、水蓼、火炭母、杠板归、羊蹄、商陆、土荆芥、土牛膝、石榴、了哥王、瓜蒌、仙人掌、布渣叶、番石榴、木棉、地稔、使君子、广东土牛膝、络石藤、白花蛇舌草、鸡矢藤、毛鸡矢藤、广东络石藤、五月艾、鹅不食草、千里光、大风艾、车前草、山银花、紫苏、鸡冠紫苏、益母草、泽兰、鸭跖草、菝葜、广东狼毒、野山药、黄药子、红孩儿、淡竹叶、水蜈蚣等。佛山具有祛湿清热的中草药资源众多，显示了浓郁的地域医学特色。①

第三节　习武传统与骨伤医术

佛山有习武的传统，是中国南派武术的主要发源地，是闻名的"武术之乡"，《南海九江乡志》载："乡濒海，易为绿林出没之区。"为了保卫家园，人们纷纷习武，九江乡的《守望乡约》提出："凡子弟膂力方刚者，暇日或月夜不妨教习武艺，若有械不能用，与空手同。"②

明初，佛山武术已相当普及。1614年，进士出身的佛山人李待问提议创办地方自治武装机构"忠义营"，组织乡民训练武艺。明代科举又分文科和武科，有许多佛山练武之士通过武科获得功名。如顺德人朱可贞成为明崇祯元年（1628）武状元，康熙《南海县志》载明代有武举人共25人。清代武科人士数量增加较多，康熙《南海县志》记载清代武进士2人，武举人共54人；清代道光《南海县志》载武举人36人；宣统《南海县志》载清代有武进士4人，武举人27人；嘉庆二十四年《三水县志》载清代有武进士1人，武举人32人。南海姚大宁是嘉庆六年（1801）武状元。武科制度促进了民间习武的风气，而部分武科人士还参与建立善堂等慈善组织，为穷人施医赠药，如清光绪甲午年，南海官窑人刘凤翔成为武科进士，1898年其与乡贤黄梓林合作于官窑建立同人善堂。

明清时期，多种武术流派汇聚佛山。像岭南洪、刘、蔡、李、莫五大名拳在佛山均有传承。清末民初，佛山武术流派纷呈，涌现出一批有国际影响的武术名家和武术组织，佛山成为岭南南派武术的中兴之地。清中期，广东新会人陈亨创蔡李佛拳，其弟子陈典犹、陈典桓先后到当时的南海和佛山开设蔡李佛拳馆分馆，其中佛山分馆后来改名为佛山鸿胜馆。鸿胜馆于1851年创办，在陈盛当馆长时，成员逾万人，成为全国最大的武馆之一。1909年，霍元甲等在上海始创"精武体操会"（后改名为"精武体育会"），得到全国各地热爱武术人士的响应。1921年7月10日，佛山精武会成立，秉承上海中央精武会的办会宗旨，提倡德智体并重，会员一度达300余人，

---

① 参见彭余开、冯雅丽《佛山南海西樵山常见中草药资源调查》，见《第三届中国中药商品学术年会暨首届中药葛根国际产业发展研讨会论文集》，中国商品学会2012年版，第11页。

② 顺治《九江乡志》卷五，见《中国地方志集成·乡镇志专辑》（第31册），江苏古籍出版社1992年影印本，第305页。

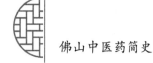

开展办学、办报刊、赠医施药等社会活动。20世纪二三十年代，佛山精武会设立精武救护养成所，何炎武担任会医，赠医施药，医药经费主要靠董事会和会员赞助。何炎武还组织成立了志愿救援队，传授急救、包扎等救护常识。①

黄飞鸿、叶问、李小龙、林世荣、李佩弦等近现代武术名家对中国武术文化的传播起到了重要的作用。

佛山有许多鲜活的岭南民俗文化也与武术有关。逢年过节，迎神赛会，众多的手工业或商业行会的师傅诞，以及舞龙狮、扒龙船、抢花炮、贺中秋、演大戏等，都是年年皆有的民俗文化活动，其中以每年中秋前后举行的"出秋色"最具代表性。在这些民俗活动中，醒狮表演、武术表演是节庆神诞中最受欢迎的热闹节目。武术除能强身自卫外，还有娱乐功能，所以在各种娱乐活动中总少不了武术表演。醒狮表演，又称舞狮或狮子舞，明代时起源于南海县，脱胎于唐代宫廷狮子舞，是融武术、舞蹈、音乐等为一体的文化活动。其中，醒狮人的步伐多为南拳马步，有"采青""高台饮水"等多种套路，这些高难度的动作均需要扎实的武术功底作为根基。粤剧与武术有着深厚的渊源关系，佛山是粤剧的发源地之一，明嘉靖年间成立了戏行会馆——琼花（粤剧的别称）会馆。清嘉庆时南海人梁序镛的《汾江竹枝词》提到红船停泊琼花会馆，万人观看梨园歌舞的盛况。到了清代，佛山戏剧改用粤语演唱，还融入了南派武术，广泛吸收南方洪拳、咏春拳、蔡李佛拳、铁线拳等拳种的招式、套路，受到当地人的喜爱。粤剧演员有4种基本功——唱、念、做、打，其中"打"就是指"武功"，粤剧南派武打艺术是粤剧艺术自身的鲜明特色之一。

然而，练武和舞龙狮、扒龙船、抢花炮等活动过程中，擦伤、扭伤甚至骨折的情况时有发生，由此人们对医疗的需求增加，以诊治刀火伤、跌打伤的伤科正骨诊所因此应运而生。俗语说"未学功夫，先学跌打"，自古武医不分家，许多武术名家在设馆授徒之时，亦开诊行医，成立医馆。练武之人外易有跌打筋伤之患，内易因锻炼不当气血逆乱受伤，因此习武者一般也同时学习跌打医治，几乎所有开武馆者都通晓跌打伤科医治。② 因此，佛山不少武术家同时又是跌打医生，如咏春拳一代宗师梁赞，他精通医术，有"佛山赞先生"之誉，在佛山升平路筷子街就设有中草药店"荣生堂"，作为坐诊行医、教习拳术之地。洪拳一代宗师黄飞鸿家承武医二道，16岁前随父奔波于广州、佛山卖武兼售跌打药，16岁开始设馆授徒，广泛传授武艺、南狮技艺，30岁在广州开设他一生为之珍视的跌打医馆"宝芝林"，并在跌打医馆内授徒。鸿胜馆馆主陈盛留下的一纸跌打药方，也证明了他在跌打医术上有较高的造诣。据蔡李佛拳传人黄镇江介绍，像这样的医方昔日有很多，以前的鸿胜馆弟子大都学会了跌打疗法，如他的师傅何义，经常义务开药方替街坊治伤。还有少林南拳的梁细苏、龙形拳的林耀桂、咏春拳的黎叶篪……无一不是既习武又行医。

同样，跌打医生与武术也有着不解之缘。医术高明的跌打医生必须有强健的体魄，尤其是施行手法推拿正骨术的跌打医生，要有相当的耐力和爆发力才能施治。因

① 参见张雪莲《佛山精武体育会》，广东人民出版社2009年版，第107页。
② 参见马梓能主编《佛山武术文化》（内部资料），2001年。

此，练武也就成为跌打医生的必修课，许多跌打名医同时也是一名武林高手。例如，清嘉庆年间的佛山跌打名医梁财信在学医之前，因长于技击，曾在乡间兼任教练，成名之后，他除了设置私塾教习子孙学习文化知识外，还专门延聘佛山著名的武术师傅前来教习拳术，为子孙后代继承跌打医术打下了坚实的基础。

佛山这种独特的武林文化，成就了佛山骨伤医学的辉煌。岭南骨伤流派的五大分支中的梁氏（梁财信）、李氏（李广海）、管氏（管镇乾）、何氏（何竹林）均来自佛山。除了上述的梁财信，佛山李氏骨伤的李才干及李广海皆为医武合一的人才。李才干少好武术，为人豪爽，32岁拜从浙江金山寺南来广东的智明和尚为师，得智明传跌打医术，学有真传，善治筋骨损伤、枪炮弹伤、刀火烫伤。其子李广海曾拜佛山鸿胜馆名师陈盛学习蔡李佛拳，担任佛山鸿胜馆理事，医术高明，被称为"骨科圣手"。李广海创立佛山市中医院骨科，李氏骨伤经过几代传承，产生了李家达、陈渭良、钟广玲、元日成、陈志维、徐志强等广东名医。佛山市中医院骨科2008年被中华中医药学会骨伤科分会授予"中医名科"称号，2009年被评为"广东省中医名科"，2018年"中医正骨疗法（佛山伤科正骨）"入选省级非物质文化遗产代表性项目名录扩展项目。何氏伤科流派原属少林洪门，何良显是南海九江镇河清乡人，精武技及伤科医术，其子何竹林是何氏骨伤核心人物，8岁时拜广州光孝寺少林派老和尚觉云禅师习武学医，后又随武林高手番禺大岭下胡贤拳师学技，通武精医，全国高等中医药院校教材《中医骨伤科各家学说》将其列为现代骨伤流派有贡献的全国十大名家之一。

第四节　经济发展与中成药业

佛山位于珠江三角洲，自然地理条件优越，河网纵横，物产丰富，又位处岭南腹地，交通来往较为便利，农业、手工业和商业在历史上都相当发达。

历史上由于交通阻隔，岭南的物产不易转输内地。唐代开通梅岭古道后，中原与岭南的贸易往来得到加强。岭南本土出产及海外转输的货物不断运到内地，当时的南海县佛山镇是重要的商业镇。宋代以来大批江南移民来到岭南，他们筑堤围垦，使土地面积不断扩大，水稻成为主要的农作物，荔枝、甘蔗、龙眼等经济作物也被广泛种植，形成有特色的桑基鱼塘、果基鱼塘。南海县及周边地区不断发展，明代时成立了三水、顺德等县。

明清时期，佛山手工业等经济蓬勃发展，广东佛山与湖北汉口镇、江西景德镇、河南朱仙镇并称为我国"四大名镇"，同时又与北京、苏州、武汉并称为商业繁盛的"天下四聚"。由于人口激增和商品经济的发展，现属佛山的顺德县进行了大规模的筑堤围垦，仅清朝年间就新垦沙田30万亩，成为珠江三角洲修筑堤围最多的地区，其花卉和水果生产具有相当规模。清乾隆年间（1736—1795），广州、佛山、陈村（属顺德县）和石龙（属东莞）并称广东"四大聚"，又称广东"四大名镇"。历史上的顺德自南海分出时，就属于富庶之地，清朝咸丰年间的《顺德县志》称："顺德割南海三都膏腴，人民富庶，水乡为多，聚族以处，烟火稠集……"在近现代，顺德陈村的花卉业尤其出名。岭南的花卉文化自汉代以来就很有传统，宋代即形成规模不小的产业。明朝中期以后，顺德陈村成为珠江三角洲地区的花卉果木种植发展中心。屈大均的《广东新语》载："尝担负诸种花木分贩之，近者数十里，远则二三百里。他处欲种花木，及荔枝、龙眼、橄榄之属，率就陈村买秧，又必使其人手种搏接，其树乃生且茂，其法甚秘。故广州场师，以陈村人为最。"清代中后期至民国时，陈村周边的佛滘的花木业也兴起，咸丰《顺德县志》称："种植萩花今盛于佛滘。去陈村仅数里，场圃迤遍一村。"花木业的兴起带动了周边地区的经济发展。

晚清时，道光《南海县志》载佛山的盛况说："连乡接畛，沃衍四达，漓郁之所经于其北，四方商贾之至粤者，率以是为归。河面广逾十寻，而舸舶之停泊者，鳞砌而蚁附。中流行舟之道至不盈数武。桡楫交击，争沸喧腾，声越四五里，有为郡会之所不及者。沿岸而上，屋宇森覆，弥望莫及。其中若纵若横，为衢为衖，几以千数。阛阓层列，百货山积，凡希觏之物，会城所未备者，无不取给于此。往来驿络，骈踵摩肩，廛肆居民，楹逾十万……"

佛山在历史上最有名的行业包括纺织、陶瓷、铸造和医药等。明代佛山镇盛产各种丝绸，纺织品在国内外市场上占有重要地位，丝织品有去青乌、京青布、土布，丝绸有牛郎绸、花绫贡绸、金银缎和香云纱等。顺德县龙山出产的象眼绸、玉阶、柳叶等丝织品也被列为广东的贡品。20世纪初，顺德、佛山均大力发展缫丝业，尤其是顺德县，其桑地面积占广东全省桑地总面积的45.2%，蚕茧年产量占广东全省年总产量的48.4%。

佛山陶瓷业历史久远，在石湾东面大帽岗一带发现有新石器时代晚期制作陶器的遗址。至唐代，石湾已形成制陶手工业，成为著名的石湾窑。宋代石湾窑生产品种、施釉技术与工艺均有很大发展。明清时期，石湾制陶业达到了历史上的鼎盛时期，生产的品种有日用陶瓷、建筑陶瓷、手工业陶瓷、丧葬陶器及美术陶瓷五大类。清代屈大均在《广东新语》中记述："石湾之陶遍二广，旁及海外之国。谚曰：石湾缸瓦，胜于天下。"

佛山冶铸业同样源远流长，在五代南汉时，这里是专门生产铁器及其他手工业品的永丰场的所在地，是南汉重要的冶铸生产基地。到宋代，佛山已成为以冶铁为中心的手工业城镇。明清两代是冶铸的辉煌时期，粤桂两省的铁矿石大部分集中到佛山冶炼生铁及铸造铁器，佛山成为南中国的冶铸基地。

佛山早期的化学工业发达，可生产制药用的线丹（四氧化三铅）、密陀僧（一氧化铅）、三仙丹或称红粉（氧化汞）、银朱（硫化汞）等化工产品。

佛山药材业也较兴盛，《广州文史资料》记载："西土药重点原在佛山，1860年后才逐步转移到广州。"由于商贸的便利，许多名贵药材在佛山较为容易采购到。这些都为佛山中成药业的发展创造了条件。

此外，历史上的佛山镇还有着发展良好的染色纸、五金加工、金属制箔、木版年画、碾朱、竹木藤器、爆竹、漆器、乐器、文化用品、纸伞、牙刷、宗教用品、手工艺品、食品酿造，以及其他用品等手工业。到清道光十八年（1838），佛山镇已有220 多行手工业，70 多行商业及服务业，全国 18 个省和海外 22 个国家在佛山设立会馆、商馆。

经济的发展与良好的商业环境，兴盛的药材业加上化工业基础，以及不断增长的人口基数引发的医药需求，使得佛山中成药业应运而生。中成药因适用面广、药效明确、易保存携带及服用方便等优点，很快就为人们所信任和乐用。而佛山武术与骨伤医学的兴盛，也与中成药业息息相关，很多武馆医馆都有自己"看家"的中成药，故佛山中成药中，以跌打损伤类最为突出。

佛山中成药最早出现在明代，崛起于明清时期，兴盛于近代，佛山素有"岭南成药发祥地""广东成药之乡"的美称。佛山中成药产品种类齐全，有药膏、药丹、药丸、药散、药油、药酒、药茶 7 种。始创于 1573 年的佛山梁仲弘蜡丸馆是中国最早的中成药厂之一，还有"黄祥华"如意油、"马百良"七厘散、"冯了性"药酒、"源吉林"甘和茶、"李众胜堂"保济丸等一批中成药老字号，以及梁财信跌打丸、李广海跌打药酒等名药，多数流传至今。中成药业的兴盛时期，有厂店近百家，出售中成药数百种，从业人员逾千，产品不但畅销国内，还远销国外。

1911 年，广三铁路建成，民国二十五年（1936），粤汉铁路通车。以往由西江、北江、东江经佛山输往广州及外省的货物可以直输广州，佛山原有工商业也大量向广州转移，佛山镇作为广东商业中心的地位始有所下降。佛山的中成药业逐渐向外发展，由佛山延伸至广州、香港，再延伸至东南亚等地。现在，港澳和东南亚等地很多传统的中成药，它们均发源于佛山。如近代佛山起源的黄祥华、保滋堂、黄慎昌、黄世昌、李众胜堂、芝兰轩、源吉林、庶和堂、黄仁广、迁善堂、梁谦益堂、利群轩等。今天，这些华商联号在香港尚存的有马百良、保滋堂潘务庵、唐拾义、李众胜、何明性堂、迁善堂、源吉林、黄祥华等。

第五节　生活习俗与医药信仰

一、气候与医药节俗

中国古代属于农耕社会，生活习俗受到环境气候的深刻影响。中医也特别重视导致疾病的外界因素，如中医所说的疾病外因风、寒、暑、湿、燥、火，其来源就是气候的变化。也正因为如此，晋、唐时期人们发现来到岭南的人会得一些北方少见的疾病，他们认为这与岭南丘陵起伏、湿气弥漫的气候环境有关，所以给这种疾病起了一个新的名字叫"瘴气"。"瘴"来源于"障"，即屏障阻隔的意思。

但是到了明清时期，肥沃富饶的珠江三角洲逐渐堆积成形，这里的生活环境与山区有很大变化。正如《九江儒林乡志》所说："不近大山免发潦之患，不近客籍免仇杀之患。"① 更重要的是，三角洲地区地属平原，空气流通，疾病发生情况较山区为轻。前人都注意到了这一点。如《高明县志》说："郡之各县，或有岚瘴，而本邑山川清秀，人物熙泰，异于他邑焉。"② 《九江儒林乡志》说："南海等属，壤地夷旷，山川平远，气舒而无瘴疠。"③ 南海《九江乡志》说："近海平阳，烟瘴不作。"④

当然，佛山毕竟地处南方沿海区域，经常受到亚热带季风气候的影响，人们在生活中仍要多加注意，南海《九江乡志》中说："地近大海，气候不齐，顷刻间乍冷乍热，珍摄不周，疾起感冒，三、十两月为最。俗云：急脱急着胜服药。实养生要诀也。"⑤ 所谓"急脱急着"，意思是一天内随着天气变化，要多备一件衣服，一觉得凉就马上穿上，一觉得热就马上脱掉，不可大意。这是从宋代就流传下来的在岭南生活的诀窍。

在平时的节日中，岭南民众既传承中原文化的风俗，也有地方特色，其中不少风俗与健康相关。例如：

立春日，南海九江一带人"食生菜以挹生气"⑥；顺德人也一样，"啖生菜春饼以迎生气"⑦。所谓"生气"，即指春季生机发育的气息，按照天人相应的理论，人体生机也得以兴旺。

人日，"人日妇女斋素，乡俗以开年余鸡蒸姜醋，祀家堂，取象人口初生之义"⑧。食姜醋鸡或姜醋蛋是广府地区民众的生育习俗，尤其产妇产后必服。姜有助于温散，醋有助于收敛阴气，而鸡或鸡蛋则有丰富的营养，有利于产后恢复。此外，这里的人们在有喜庆事的时候还喜欢饮姜酒。《九江儒林乡志》说，上元节时，"凡前一岁生儿及娶妇之家，以姜酒、酸葡萄往祭（庙社）"⑨，也包含类似的道理。不过，姜酒通常是生儿子时才用。

四月八日，高明习俗："农家祀牛王及田神，采香藤取叶，杂糖米舂粉作糕饼，以藤挂门楣，以辟疫气。香藤有二种，一名皆治藤，一名白面藤，俱已风疾，止冷

① 光绪《九江儒林乡志》卷3《舆地略》，见《中国地方志集成·乡镇志专辑》（第31册），江苏古籍出版社1992年影印本，第370页。

② 光绪《高明县志》卷1《气候》，见《中国方志丛书·华南地方》（第186号），成文出版社1974年影印本，第59页。

③ 光绪《九江儒林乡志》卷3《舆地略》，见《中国地方志集成·乡镇志专辑》（第31册），江苏古籍出版社1992年影印本，第369页。

④ 顺治《九江乡志》卷1《气候》，见《中国地方志集成·乡镇志专辑》（第31册），江苏古籍出版社1992年影印本，第231页。

⑤ 顺治《九江乡志》卷1《气候》，见《中国地方志集成·乡镇志专辑》（第31册），江苏古籍出版社1992年影印本，第231页。

⑥ 光绪《九江儒林乡志》卷3《舆地略》，见《中国地方志集成·乡镇志专辑》（第31册），江苏古籍出版社1992年影印本，第374页。

⑦ 咸丰《顺德县志》卷3《舆地略·风俗》，见《中国方志丛书·华南地方》（第187号），成文出版社1974年影印本，第302页。

⑧ 光绪《九江儒林乡志》卷3《舆地略》，见《中国地方志集成·乡镇志专辑》（第31册），江苏古籍出版社1992年影印本，第374页。

⑨ 光绪《九江儒林乡志》卷3《舆地略》，见《中国地方志集成·乡镇志专辑》（第31册），江苏古籍出版社1992年影印本，第374页。

汗，辟疫气。"①

端午时，人们"午时用朱砂涂小儿女之顶，饮艾酒"②，或"端午饮菖蒲艾酒，食麻蛋角黍……朱书符及艾蒲贴门楣，妇女以朱砂、生铁、苍术杂蒲艾诸香屑，用布帛作香包，面书古祥语，俾小儿佩以辟不祥"③。顺德龙山乡则自五月初一直至初五，均"以粽心草系黍，卷以柊叶，以象阴阳包裹，饮菖蒲雄黄醴以辟不祥"④。农历四月和五月天气开始炎热，流行病增多，人们用各种与药物有关的节俗习惯来表达祛除疫病的愿望。

夏至时，《九江儒林乡志》载人们"夏至擘荔枝，磔犬吃犬肉"⑤，顺德地区"擘荔荐祖考，磔犬以辟阴气"⑥；《高明县志》载"夏至烹狗以压阴气"⑦。夏至食荔枝、烹狗肉的传统当时在这一带普遍存在，这是因为传统文化认为夏至"一阴生"，及时进食温热的狗肉可以增强体质。

十月朔日，《九江儒林乡志》载人们"以酸三敛炒芥菜食，辟寒气"⑧。三敛即阳桃，性甘味酸。

冬至，《高明县志》载人们"食鱼脍压阳气"⑨，鱼脍即生鱼片。旧谚"冬至鱼生，夏至狗肉"，是珠三角较常见的习俗，体现人体适应天时阴阳交接时刻的养护思想。

这些节庆礼俗都体现着传统医学的观念。

二、医药信仰与崇拜

古代就有"越人尚鬼"之说，在生产条件落后的情况下，人们寄望于神灵庇佑，是常见的现象。包括面对疾病的危害时，人们自然也希望有神灵来祛除病魔。理论上，对任何神灵都可以祈求祛病，但在佛山地区有不少"专业"的医药或生命类神

① 光绪《高明县志》卷2《风俗》，见《中国方志丛书·华南地方》（第186号），成文出版社1974年影印本，第105－106页。

② 光绪《九江儒林乡志》卷3《舆地略》，见《中国地方志集成·乡镇志专辑》（第31册），江苏古籍出版社1992年影印本，第370页。

③ 光绪《高明县志》卷2《风俗》，见《中国方志丛书·华南地方》（第186号），成文出版社1974年影印本，第106页。

④ 嘉庆《龙山乡志》卷3《岁时》，见《中国地方志集成·乡镇志专辑》（第31册），江苏古籍出版社1992年影印本，第127页。

⑤ 光绪《九江儒林乡志》卷3《舆地略》，见《中国地方志集成·乡镇志专辑》（第31册），江苏古籍出版社1992年影印本，第374页。

⑥ 咸丰《顺德县志》卷3《舆地略·风俗》，见《中国方志丛书·华南地方》（第187号），成文出版社1974年影印本，第302页。

⑦ 光绪《高明县志》卷2《风俗》，见《中国方志丛书·华南地方》（第186号），成文出版社1974年影印本，第106页。

⑧ 光绪《九江儒林乡志》卷3《舆地略》，见《中国地方志集成·乡镇志专辑》（第31册），江苏古籍出版社1992年影印本，第375页。

⑨ 光绪《高明县志》卷2《风俗》，见《中国方志丛书·华南地方》（第186号），成文出版社1974年影印本，第107页。

祗，反映人们对生命健康的特别需求。

（一）华佗崇拜

说到对古代名医的崇拜，在北方最多见的是供奉孙思邈的药王庙，而岭南则喜欢供奉华佗，建华佗庙或华先师庙。就方志所见，明清时期佛山地区供奉华佗的部分庙宇见表1-1。

表1-1 明清时期佛山部分华佗庙一览

庙名	地址	出处
华佗庙	南海奇山	道光《南海县志》
华先师庙	南海龙涌	道光《南海县志》
（祀华佗）庙	佛山突岐	道光《南海县志》
华佗庙	南海河清堡河清乡	宣统《南海县志》
华佗庙	南海沙丸堡甘蕉乡	宣统《南海县志》
华佗庙	在佛山山紫铺田边观音庙侧	宣统《南海县志》
华佗庙	顺德喜涌	咸丰《顺德县志》
华佗庙	顺德良村	咸丰《顺德县志》
华佗庙	顺德龙江西社	民国《顺德县志》
华佗庙	顺德龙山凤塘埠	嘉庆《顺德龙山乡志》

南海九江的华先师庙，文人胡调德所撰的《华先师庙碑记》有相关记载，文章中介绍了华佗的生平：

> 予考《后汉书》，华先师名佗，字元华，一名旉，沛国谯人，游学徐土，兼通数经，晓养生之术，年且百岁，犹有壮容，人以为仙。沛相陈珪举孝廉，太尉黄琬荐辟皆不就，精于方药，多奇效，卒忤曹操而自火其书，独弟子吴普、彭阿传其业。夫惟学问气节，卓尔若此。故虽身没千七百余年，而英灵不可磨灭，丐其余绪，犹足以拯群生疾苦，抱沉疴环而待命者比比也。①

碑记认为华佗不独医术高明，而且有气节，所以深得民众敬仰。传说华先师庙"其灵最著，庙以内并祀慈悲大士先蚕西陵氏及土地之神，远近人士以疾病来祷者每

---

① 光绪《九江儒林乡志》卷4，见《中国地方志集成·乡镇志专辑》（第31册），江苏古籍出版社1992年影印本，第414页。

昧爽至于日中……得其匙药勺水，病无不立愈者"①。佛山突岐铺供奉华佗的社庙，也是"入庙磬折者趾相错，盖病而祈，病已而报者，司祝所入积金至数百"②。崇拜华佗，体现着民众对医药学家的尊重和对健康的渴求。现佛山市南海区桂城保存的华佗古庙见图1-1。

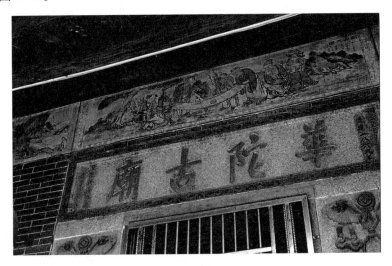

图1-1　现佛山市南海区桂城保存的华佗古庙

（二）金花崇拜

古代人认为"多子多福"，生儿育女被视为神圣的使命。通常在祈求子嗣方面，很多地方都是崇拜观音菩萨。而岭南地区还诞生了一个本土的生育神灵，即金花夫人。

金花夫人的来历，有两个不同的说法，均见于清代黄芝《粤小志》记载：

> 吾郡金花夫人遗迹，各传其说，兹并录之以俟稽考。《笔记》谓："金花者，神之讳也。本巫女，五月观竞渡，溺于湖，尸旁有香木偶，宛肖神像，因祀之月泉侧，名其地曰惠福，湖曰仙湖。"或曰神本处女，有巡按夫人方娩，数日不下，几殆。梦神告曰："请金花女至则产矣。"密访得之。甫至署，夫人果诞子。由此无敢昏神者，神羞之，遂投湖死。粤人肖像以祀。神姓金名花，当时人呼为金花小娘，以其能佑人生子，不当在处女之列，故称夫人云。③

---

①　光绪《九江儒林乡志》卷4，见《中国地方志集成·乡镇志专辑》（第31册），江苏古籍出版社1992年影印本，第414页。

②　同治《南海县志》卷25《杂录上》，见《中国方志丛书》（第50号），成文出版社1967年影印本，第425页。

③　〔清〕黄芝：《粤小记》，见吴绮等撰，林子雄点校《清代广东笔记五种》，广东人民出版社2006年版，第392页。

虽不知哪一种说法是真正起因，但此后岭南各地祀奉金花夫人的祠庙大量出现，其中广州珠江南岸的金花庙会最热闹。佛山各地也有类似庙会，如顺德《龙山乡志》载："（四月）十七日金花夫人神诞，祈子者率为金花会。"① 明清时期佛山各地旧日金花庙甚多，现列为表1－2以见其大概。

表1－2　明清时期佛山祀奉金花娘娘的庙宇一览

庙名	地址	出处
金花庙	南海九江堡南方凤山尾	宣统《南海县志》
金花庙	南海九江北方沙嘴北约古猛水滘旁	宣统《南海县志》
金花庙	南海九江西方贤和约大围外	宣统《南海县志》
金花庙	佛山魁冈堡沙冈乡	宣统《南海县志》
金花庙	佛山魁冈堡澜石乡	宣统《南海县志》
西福庙	南海九江乐只约蜗山旁（奉祀蚕姑、金花夫人）	《九江儒林乡志》
金花夫人庙	顺德龙山金紫阁	咸丰《顺德县志》、嘉庆《龙山乡志》
金花庙	顺德龙江西海	民国《顺德县志》
金花庙	旧在高明县东郊外，嘉庆二年迁建在天后宫左南向	光绪《高明县志》

（三）医灵庙

岭南各地还有许多医灵庙。医灵指医灵大帝，道教神祇之一，一说即神农。明清时期佛山各地医灵庙的存在同样非常普遍，现列为表1－3。

表1－3　明清时期佛山医灵庙一览

庙名	地址	出处
医灵庙	南海九江堡东方和边约大围基上	宣统《南海县志》
医灵庙	南海民乐市	宣统《南海县志》
医帝庙	南海九江洲水埠	顺治《九江乡志》
医灵祖庙	南海九江万寿约	光绪《九江儒林乡志》
医灵庙	顺德城南莘村	咸丰《顺德县志》
医灵庙	顺德林头	咸丰《顺德县志》

---

① 嘉庆《龙山乡志》卷3《岁时》，见《中国地方志集成·乡镇志专辑》（第31册），江苏古籍出版社1992年影印本，第127页。

续上表

庙名	地址	出处
医灵庙	顺德良村	咸丰《顺德县志》
医灵庙	顺德龙江镇冈	民国《龙江乡志》
医灵庙	顺德龙山大陈涌龙头社	嘉庆《龙山乡志》
医灵庙	顺德龙山井涌	嘉庆《龙山乡志》

道光《佛山忠义乡志》载有顺德赵鸣玉所撰《修医灵庙记》说：

> 自神农啜草辨性，保物济用，以补救夫天地阴阳乖沴之气，两之以九窍之变，参之以九脏之动，而医肇焉。由是人得是物理者扁鹊、秦和，神得是物理者有医灵万寿帝。然人之道绝续无常，帝之道久弥光远弥彰，盖于今为烈云。……帝之香火遍界功及生民，无往不在，然在禅山之华村里有帝庙为灵更著，里之人祈赛者肩摩于道。[1]

文中说，医理通天地阴阳之理，古代通晓此理的扁鹊、医和成了人间名医，而医灵万寿帝则是通晓医理的神祇，故能保佑人们，并赞誉佛山华村里的医灵庙尤其灵验。现佛山市顺德区的医灵庙如图1-2所示。

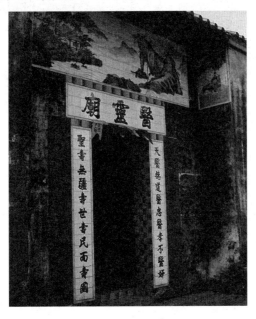

图1-2 现佛山市顺德区的医灵庙

---

① 道光《佛山忠义乡志》卷12《金石》，见《中国地方志集成·乡镇志专辑》（第30册），江苏古籍出版社1992年影印本，第485页。

（四）其他崇拜

其他如清代佛山社亭铺猪仔市有药王庙，山紫铺社地有痘母庙等，它们也是与医药信仰有关的祠庙。此外还有一些不知名的崇拜，如《九江儒林乡志》载："妇人佞神，有事辄掷珓祈签以占休咎，信之唯谨。寻常有病，则以酒饭鸡卵置竹箕上，当门巷而祭曰：拜路头神，作纸马纸船以送鬼，作纸人以代病者，曰代人，亦曰贵人禄马。"① 可谓随时求拜。

光是拜神许愿肯定不能完全令疾病消除。另有一种祈神风俗则是将信仰与医药结合起来，即拜神摇签求医方。宣统《南海县志》记载南海西樵山白云洞就有这种习俗：

> 祈仙求药者，多奉吕纯阳为祖师。西樵白云洞其最著也……白云洞吕祖药签尤为平急，每方一二味至四五味，每味四五分至四五钱而止。又分别男科、女科或幼科、眼科各类。方不离宗，药无偏重，病以渐除，鲜有败事。②

这实际也是求医的一种特殊方式，那些医方等于固定的验方。佛山西樵山有供奉吕洞宾的云泉仙馆（如图1-3所示）。

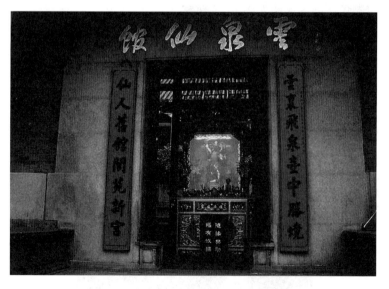

图1-3　西樵山供奉吕洞宾的云泉仙馆

---

① 光绪《九江儒林乡志》卷3，见《中国地方志集成·乡镇志专辑》（第31册），江苏古籍出版社1992年影印本，第375页。

② 宣统《南海县志》卷21，见《中国方志丛书·华南地方》（第181号），成文出版社1974年影印本，第2052页。

第二章 古代的佛山中医药（上古至 1840 年）

自有人类以来，即有疾病卫生问题，因而有着对医药的需求。医药从早期的萌芽、经验积累到后来的成行成业的发展，是与社会文化的发展程度相适应的。古代的中医药属于高度分散的个体行业，除了宫廷医生外，民间医生多以个体行医为主，医学的主要传承方式是家世传承与师徒传承。药业之间尚有松散的行业组织，医生之间除了本门的师传之外，很少有联系。对于佛山一地来说尤其如此，因此佛山古代的医药史主要是人物史、成就史。

广州名医吴粤昌编著的《岭南医征略》中记述"岭南医学"的时限从晋代开始，但不等于说岭南自晋代才有医药，晋代以前的岭南医药也有丰富蕴藏，但史料阙如。清代以前，今日佛山所辖区域，属于南海郡或南海县，史料中凡涉及南海而明确非今日佛山所辖区域范围的，不纳入记述范围或予以说明，对于只写南海而无法明确具体地理位置的，仍纳入记述。

南海周代即有神仙方士的传说，虽然无法确认这些方士是否到过今日佛山所在地，但佛山的丹灶镇、仙岗村等地均有晋代葛洪留下的遗迹。

晋、唐时期，中原医学传入岭南，唐代开通梅岭古道后，中原与岭南的贸易往来得到加强，佛山医药也有了初步发展。葛洪即为从中原来到岭南的医家，他原籍江苏，因长期居住岭南而为岭南名医。著有《肘后方》《抱朴子》等，对蛊毒、沙虱（恙虫病）、疟疾等传染病有了解认识，其妻鲍姑擅长艾灸，是医学史上第一位女灸家，二人行医修道，对整个岭南医药卫生均产生了深远的影响。

宋、金、元时期是我国古代科学技术发展的高峰期，活字印刷术的发明是人类印刷史上的一次飞跃，大量医学著作得以刊印发行，使得医家有机会阅读大量医籍。宋元时期，理学思潮兴起，人们开始重视研究儒家经典著作。北宋初年南海人陈昭遇担任御医，参与官修《开宝本草》和《太平圣惠方》的编撰，青史留名。

明清时期，佛山医药学在宋元时期奠定的基础上，迎来了大发展，主要体现为医学机构的出现、医学著作的出版、中成药业的崛起。明朝，现属佛山的当时各县相继设立医学官职；活字印刷的普及使得明朝佛山刻书事业十分发达，刻印了不少医学著作，促进了医学的传播；这一时期佛山手工业等经济的发展与良好的商业环境，以及兴盛的药材业和化工业基础，催生了佛山中成药业，出现了梁仲弘、马百良、冯了性、陈李济、黄恒庵、何明性、保滋堂等诸多中成药店，佛山成为岭南成药发源地。元代开始的医户制度，造就了明清两代佛山医学世家的兴盛，这也是古代中医传承的主要方式之一。明代及清代早期，医家群体呈现多样化发展，有儒医、僧医、道医、女医等。对全国有较大影响的医家何梦瑶，被誉为"南海明珠"，著有《医碥》等，

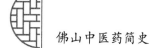
在中医理论、外感热病与传染病、内科杂病、妇科、儿科和方剂药物等方面均有成就，是清代佛山医家的代表人物。清代广东对外开放，中国人于明代发明的人痘接种术，在流传到英国后，英国医生贞纳将其改良为更加安全的牛痘接种术。1803 年左右，一个叫郑崇谦的南海洋行商人，刊印《种痘奇书》，积极提倡传习牛痘接种术。南海人邱熺主持种痘，撰写了《引痘略》，在他的推动下，牛痘接种术得到了广泛传播，为近代西方医学的传入打下了基础。

第一节　佛山医药的起源与萌芽

前人云："昔者五岭以南，皆大海耳，渐为洲岛，渐成乡井，民亦蕃焉。"① 确实，在珠江三角洲形成以前，现今佛山市的许多地区尚为入海口。秦晋时期，佛山属于南海郡番禺县，南海郡是岭南三郡之一，人口稀少，尚未形成系统的医药文明，但岭南物种丰富，已经引起不少采药修道的方士的注意。

传说周代就已有方士浮邱公来到南海。《羊城古钞》引《广东通志》云："南海县有浮邱山，为罗浮朱明之门户。相传浮邱丈人于此得道。后人指其地建浮邱社，塑像祀之，匾为'罗浮门户'。"② 这里的浮邱山，又名浮丘，如丘浮在水中而得名，指的是广州西门外的石岗街上的这片石岗，今天已成为中山七路马路面。③ 可见这里的南海县并不只是今日佛山所辖之南海。所谓"得道"，属于古代神仙家的说法。《汉书·艺文志》中记载，汉以前"方技"有 4 类，即医经、经方、神仙与房中。其中，"神仙者，所以保性命之真，而游求于其外者也。聊以荡意平心，同死生之域，而无怵惕于胸中"，神仙家的著作有《黄帝岐伯按摩》《黄帝杂子步引》《黄帝杂子芝菌》等，可见其理念类似于今之养生保健，手段有推拿按摩、气功导引与药饵服食等，故神仙家在古人心目中与医经、经方等同属于"生生之具"，所以也属于医学卫生范畴。当然，《汉书》也指出这类人"或者专以为务，则诞欺怪迂之文弥以益多，非圣王之所以教也"④，这种情况在后世道教方士中更为明显。但总体来说，神仙方士对生命的探索对医药卫生是有一定贡献的，尤其在医药学尚落后的时期，方士们往往也从事某些医疗工作。

对岭南影响最大的道教方士应属晋朝时的葛洪。葛洪，字稚川，著有《肘后救卒方》和《抱朴子》等医药养生名著。他南来岭南，在今博罗县罗浮山修道炼丹，传说其足迹也曾到达今日佛山市所辖区域。现南海区丹灶镇据说是葛洪结灶炼丹之地，其中仙岗村还保留有据说是葛洪炼丹的丹钵，丹钵钵高 40 毫米，最大直径 86 毫

① 咸丰《顺德县志》卷 3《舆地略·风俗》，见《中国方志丛书·华南地方》（第 187 号），成文出版社 1974 年影印本，第 294 页。

② 〔清〕仇巨川纂，陈宪猷校注：《羊城古钞》，广东人民出版社 1993 年版，第 548 页。

③ 参见曾昭璇《广州历史地理》，广东人民出版社 1991 年版，第 406 页。

④ 〔汉〕班固：《汉书》，中州古籍出版社 1996 年版，第 606 页。

米，村中还有仙井、仙岗、仙祠、仙井坊等景点。现顺德区则有葛岸乡，旧时还有葛仙洞。咸丰《顺德县志》载："初，有葛道人游卜炼药，施病者立愈。数年去，题诗于柱云：'罗浮山下策枯藜，琪树琼林属品题。两腋天风何处去，锦岩西更碧云西。'乃疑为葛稚川。今丹井尚存，遇风雨有云气。"①

葛洪的妻子鲍姑，名潜光，是南海太守鲍靓之女。当时南海郡治在番禺县（今广州），太守应当在郡治所在地。鲍姑随父定居南海，自幼随父学习医术。鲍靓将女儿鲍姑许配给弟子葛洪，鲍姑又随夫学医炼丹，最终学有所成，尤擅灸术，是中国第一位女灸学家。她喜用野生的红脚艾，《南海县志》中记载："越冈天产之艾，（鲍姑）以灸人身赘瘤，以灼即消除无有。历年久而所惠多。"② 这里的越冈即今日之广州越秀山。《太平广记》卷三十四中记载鲍姑"多行灸道于南海"③。此处南海可能也包括今日佛山所辖区域，鲍姑一生行医采药的足迹遍布今南海、番禺、广州、惠阳、博罗等地，在各地县志、府志中均有记载。

《太平广记》中还载有一个名叫崔炜的人向鲍姑学习艾灸之事。唐代贞元年间，崔炜曾救助一老妪，老妪说："吾善灸赘疣。今有越井冈艾少许奉子，每遇疣赘，只一炷耳，不独愈苦，兼获美艳。"崔炜"游海光寺，遇老僧赘于耳。炜因出艾试灸之，而如其说"。其后又为任翁治疗，"一蒸而愈"。后来得知当年的老妪为鲍姑，"鲍靓女，葛洪妻也。多行灸于南海"。崔炜"居南海十余载，遂散金破产，栖心道门，乃挈室往罗浮，访鲍姑。后竟不知所适"。

类似的道家方士事迹不少见，南海的西樵山常被方士们选为隐居之地。康熙《南海县志》卷十三载，修仙之士木邓子、紫姑、乌利道人等隐居于此："木邓子，不知何许人，绝粒修炼于西樵山之金钗岭，世传其白日冲举，今丹井尚存。后有称紫姑、乌利道人者，金修炼此山，遗迹在焉。"④

紫姑全名紫梦霞仙姑，也是唐朝人，阮元《广东通志·山川略二》记载："紫姑井在西樵九龙洞崖子坑上，世传紫姑仙炼丹于此。井凡二，各深五尺，不溢不涸，汲以祷雨辄应，其旁有丹灶旧址。"⑤

乌利道人则是南汉人，《南汉书》载："乌利道人，不知何许人，时称之曰乌利游方。至西樵山，耽喷玉岩之胜，构屋栖焉。辟谷食，能用禁咒。于所居侧辟园，遍植茶株。晚喜烧炼。岩下有丹井二，泉水赤、白各一。丹成，遂羽化。"⑥ 乌利道人留下的丹井又叫金银井，井水"浴之可疗痼疾云"⑦。另外，西樵山上还有云泉仙馆，

① 咸丰《顺德县志》卷 3《舆地略·风俗》，见《中国方志丛书·华南地方》（第 187 号），成文出版社 1974 年影印本，第 1501 页。

② 〔清〕郑荣等修，桂坫等纂：《广东省南海县志》，成文出版社 1974 年版，第 1306 - 1307 页。

③ 〔宋〕李昉等编：《太平广记》，中华书局 1961 年版，第 220 页。

④ 康熙《南海县志》卷 13，见《日本藏中国罕见地方志丛刊》，书目文献出版社 1992 年影印本，第 260 页。

⑤ 道光《广东通志》，商务印书馆 1934 年版，第 1946 页。

⑥ 〔清〕梁廷枏著，林梓宗校点：《南汉书》，广东人民出版社 1981 年版，第 93 页。

⑦ 道光《广东通志》，商务印书馆 1934 年版，第 1946 页。

旧祀唐代神仙吕洞宾，馆内"下有长生丹井，甘洌异常，饮之者痼疾皆愈"① （《鼎建云泉仙馆碑》）。南海丹灶还有纪念葛洪的丹井（如图2-1所示）。这些都反映出神仙方士是古代民众祈病禳福的一种寄托。

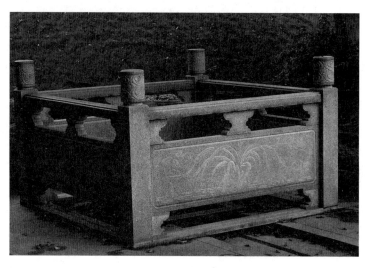

图2-1　南海丹灶纪念葛洪的丹井

第二节　中原医学的传入与佛山医药的初步发展

在汉晋唐宋时代，岭南地区往往因"瘴气""瘴疫"而闻名。岭南"瘴疫"的最早文献记载见于《后汉书》，东汉建武十七年（41），伏波将军马援南征交趾，"土多瘴气，援与妻子生诀，无悔吝之心"，战事虽然得胜，但是"军吏经瘴疫死者十四五"，幸而马援应用中药薏苡御瘴，才得以全身而还。《后汉书》称："援在交趾，常饵薏苡实，用能轻身省欲，以胜瘴气。"② 此后文献中对岭南"瘴气"的危害经常有各种令人害怕的记载。现代认为，所谓瘴疫，主要是指疟疾等南方高发的流行病。尤其唐宋以前珠江三角洲尚未成形，岭南人口较多集中在粤北山林地带，蚊虫等传染病媒介多，疾病更易传播。相对而言，宋代的南海县一带并非瘴气最严重的地区。

佛山地区的气候对人体的影响也受到重视。《三水县志》引宋代李西美《摄生论》说："岭南濒海，地卑土薄，阳燠之气常泄，阴湿之气常盛。"③ 岭南的炎热潮湿也是佛山地区的气候特点，这种气候容易令人身体不适，出现胸闷、腹泻、纳呆等湿热之证。

---

① 南海县地方志编纂委员会办公室、南海县西樵山风景区管理处编：《西樵山志》，广东人民出版社1992年版，第190页。

② 〔南朝宋〕范晔撰，〔唐〕李贤等注：《后汉书》，中华书局1965年版，第846-847页。

③ 民国《三水县志》卷1《气候》，见《中国方志丛书》（第8号），成文出版社1966年影印本，第23页。

随着中原医学的不断传入，佛山的医药业开始得到一定的发展。人们逐渐注意到一些中草药的产地，宋代的部分医书及本草书中，载有一些佛山产的南方中草药。宋代也出现了一些佛山本地医家。

晚唐迄五代有南方本草的专著《南海药谱》，其目见于北宋皇祐（1049—1054）的《崇文书目》；南宋时期郑樵《通志略·艺文略》亦载有《南海药谱》七卷，不著撰人。掌禹锡说："《南海药谱》两卷，不著撰人名氏。杂记南方药物所产郡县及疗疾之功验，颇无伦次。似唐末人所作，凡二卷。"原书不存，但宋代唐慎微《证类本草》有引用，如"卢会"（芦荟）条云："《南海药谱》云树脂也。本草不细委之，谓是象胆，殊非也。"龙脑香，引《南海药谱》云："龙脑油，性温，未（味）苦，本出佛誓国，此油从树中取，摩一切风。"①

《本草图经》是北宋嘉祐年间（1056—1063）官方编纂的本草著作。为编撰此书，政府向各地产药区征集药物标本，配以文字说明和药图，对海外传入的药材也要求向市舶客商征询，最后将这些资料由著名学者苏颂主持编修成书。可见此书是一次全国性药物普查的成果，其中记载有许多岭南药材，如使君子、藿香、诃梨勒（又名诃黎勒）、益智子等，部分注明岭南州郡皆有，说明这些药材在当时佛山也已出现。如载使君子，生交、广等州，今岭南州郡皆有之；藿香，旧附五香条，不着所出州土，今岭南郡多有之，人家亦多种植；诃梨勒，生交、爱州，今岭南皆有；益智子，生昆仑国，今岭南州郡往往有之；椰子，出安南，今岭南州郡皆有之；胡黄连，生胡国，今南海及秦陇间亦有之；龙脑香，出婆律国，今唯南海番舶贾客货之；石蟹"出南海，今岭南近海州郡皆有之……醋磨敷痈肿，亦解金石毒。采无时"……《本草图经》还曾载南海有婆娑石，"胡人尤珍贵之，以金装饰作指驱带之。每欲食及食罢，辄含吮数四，以防毒"②。

宋代出现了较高水平的医生。南海县（今佛山南海区）人陈昭遇可以说是岭南籍的第一位名医。他在北宋初期到汴京担任御医，参与了政府组织的两种重要医药著作——《开宝本草》和《太平圣惠方》的编撰，医史留名（详见本章第六节医学人物及其成就）；宋代时还有一位见于地方志记载的南海籍医家李鸿，他与北宋著名文人邹浩留下了一段故事。《宋承德郎始祖考祠记》中记载，北宋元符年间，官居右正言的邹浩得罪了权相章惇而被贬岭南新州（今广东新兴），经过南海时不幸得了重病，他想起岭南"瘴乡"的说法，感叹说："岭海之外，果能死人哉！"朋友们请来沙水村（今佛山市南海区沙水村）的李鸿为他治疗，十天左右，邹浩的病就好了。可见当时岭南民间不乏有水平的医生。邹浩痊愈后，送给李鸿白金二大锭作为感谢，但李鸿拒绝接受，他认为邹浩是忠臣，不幸流落岭南，无人照顾，帮他治病是应当的，并提出将女儿许配给邹浩，邹浩接纳了，并带上她一起去新州，还生了一个儿子叫邹相。1100 年，宋徽宗即位后，罢斥章惇，召邹浩回朝。经过南海时，李鸿与妻子谭氏见女儿将要北上，十分伤心，不忍别离。邹浩见状说："一家人天性相依，不

---

① 〔宋〕唐慎微：《证类本草》，华夏出版社 1993 年版，第 20、262、380 - 381 页。

② 〔宋〕苏颂：《本草图经》，安徽科学技术出版社 1994 年版，第 49 页。

佛山中医药简史

应分离。我还有个长子邹柄在京师可以照顾我，让相儿和母亲留在沙水村照顾两位老人吧。等老人百年之后，再北上团聚。"后人称赞说"父子之伦，外姻之爱，毕竟两全"①。这些事件反映出佛山在宋代时与内地的人员交流并不少见，在某种程度上也促进了医药的进一步发展。

宋元时期，岭南地区也开始出现一些医药设施，主要集中在广州。例如，元大德《南海志》载广州路有"惠济军民药局，在南濠街"②。但此时，尚未见有佛山医药卫生机构与设施的记载。

第三节　医药机构的设立与医学著作的出版

一、医药机构的设立

明朝非常重视医药事业。洪武十七年（1384），朱元璋诏天下普设"医学"，即推广医学的机构，由专职人员负责，《明太祖实录》载："置府州县医学、阴阳学。……县置医学训科一人。"③ 现属佛山的当时各县相继设立的医学官职，如高明县（设置时间不详）、顺德县（明景泰三年即1452年设立）均有记载，唯南海县未见独立设置，可能是与广州府合并设立。

不过，由于缺乏完善的发展政策，明朝地方医学机构的"医学"很大程度上流于形式。嘉靖《广州志》指出："今本府州县虽设医学，然官不知医，药不预储。"④ 明朝知识分子吕坤《实政录》卷二说："自有司不重医道，每将医官责令听事直月，保勘狱囚，既费药资，又耽干系，又不得便宜行术。故明医抵死不掌医学，乃今市民顶医生名色，看守医印。"⑤ 官府的"医学"负责人员要值班巡视监狱因犯，但待遇不高，因此医生都不肯任职。明朝南海即有一例，当地人陈骐（字梦祥）"少为医生，有司使视重囚，入狱中，秽不能忍，耻之，乃学举子业，领景泰丙子乡荐，连登进士，拜大理寺评事"⑥。陈骐后来为官也常以医术救济百姓。

随着时间的推移，到明代后期，政府的地方医学机构基本都废弃了。不过这并没有影响岭南中医药的发展。随着经济和社会的发展，社会上知晓医学的知识分子增多，专职医生水平不断提高，医药业也有了较大的发展。

---

① 同治《南海县志》卷11《金石略一》，见《中国方志丛书》（第50号），成文出版社1967年影印本，第195－196页。

② 广州市地方志编纂委员会办公室编：《元大德南海志残本（附辑佚）》，广东人民出版社1991年版，第90页。

③ 《明太祖实录》洪武十七年六月甲申。

④ 嘉靖《广州志》卷15《沟恤》，广东中山图书馆藏抄本。

⑤ 〔明〕吕坤：《实政录》，见张希清、王秀梅主编《官典》（第3册），吉林人民出版社1998年版，第94－95页。

⑥ 康熙《南海县志》卷11，见《日本藏中国罕见地方志丛刊》，书目文献出版社1992年影印本，第179页。

二、医学著作出版

医学著作是历代医家的知识和经验传承的载体。明清时期南海、顺德等县医家的医学著作不少，在地方志中记载的有：

《保产备要》，〔清〕冯秉枢
《引痘略》，〔清〕邱熺
《景岳新方歌诀》一卷，〔清〕邹锡恩
《幼幼集成评》一卷，〔清〕邹锡恩
《蜑家小儿五痈良方记》一卷，〔清〕邹锡恩
（以上收录在同治《南海县志》）

《医方》，〔明〕曾仕鉴
《医方》四卷，〔明〕曾仕慎
《医方集要》，〔明〕曾居渐
《伤寒杂气辨论》二卷，〔清〕关文炳
《脚科风痰鹤膝标本论》一卷，〔清〕关文炳
《经验医方》一卷，〔清〕黎景垣
《验方备考》二卷，〔清〕谭瑀
《妇科微旨》，〔清〕萧绍端
《救疫全生篇》，〔清〕梁国珩
《喉科大全订正》二卷，〔清〕潘大纪
《南北喉症辨异》一卷，〔清〕潘大纪
（以上收录在宣统《南海县志》）

《医卜星历》四卷，〔明〕曾俊撰
（以上收录在《九江乡儒林志》）

《诗骚本草通》十二卷，〔明〕黄圣年撰，黎忠愍集
《医书》，〔明〕林逢春
《广嗣篇》，〔清〕潘景旸
《群芳谱医方杂钞》，〔清〕罗在思
（以上收录在咸丰《顺德县志》）

《医门守约》，〔清〕周兆璋
《同证辨异》，〔清〕周兆璋
《治痘歌诀》，〔清〕关履端

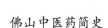

《伤寒论真解》九卷，〔清〕罗佐廷

《伤寒分证》三卷，〔清〕罗佐廷

《温病证治》三卷，〔清〕罗佐廷

《咳嗽集成》一集，〔清〕罗佐廷

《业医要言》四卷，〔清〕罗佐廷

《运气图旨》一卷，〔清〕罗佐廷

《活人医案》一卷，〔清〕罗佐廷

（以上收录在民国《顺德县志》）

《药性全书》，〔清〕张辑

（以上收录在顺德《龙江乡志》）

以上医书，除了邱熺的《引痘略》，其余大部分没有留存下来。目前传世的明清南海籍医家的著作有陈楚瑜《痘疹秘要》、何梦瑶《医碥》《三方辑要》《人子须知》、郭治《脉如》《伤寒论》等，见于本章第六节医学人物及其成就。

此外，明清时南海（包括佛山镇）、顺德的刻书业颇为发达，佛山与广州、潮州一道，成为广东三大刻书中心。另外，根据咸丰《顺德县志》记载，清中后期广东顺德的马冈成为全国知名的刻书中心："今马冈镂刻书板几遍艺林，妇孺皆能为之。男子但依墨迹刻画界线，余并女工，故值廉而行远。近日苏州书贾往往携书入粤售于坊肆，得值则就马冈刻所欲刻之板，刻成未下墨刷印，即携旋江南，以江纸印装分售海内，见者以为苏版矣。"①

以刻印图书作为商品流传，民间书坊大量涌现，形成了清中晚期至民国时期佛山印刷业兴旺繁荣的局面，清代后期佛山书坊达37家。有名的书坊颇多，主要有占经楼、同义堂、宝华阁、天宝楼、芹香阁、吴文堂、华文阁、翰宝楼、文光楼、元吉轩、华文局、文林阁、翰文堂、天禄阁、金玉楼、三元堂、文盛堂、会元楼等。其中，佛山翰文堂、天宝楼、天禄阁、文光楼、元吉轩、宝华阁等书局刻印了不少医书，促进了医学的传播。

佛山翰文堂（1858—1898），又名翰文堂书局，书坊出版时间在清光绪六年到十年（1880—1884），以史书、医书为主，内容广泛，出版过的医学书籍有《金匮要略浅注》《神农本草经读》《寿世保元》《金匮歌括》《医学入门》《医学心悟》《本草求真》《眼科大全》等。

天宝楼（1862—1910），清同治元年（1862），该书坊刻刊的医学书籍有《寿山保元》《赤水玄珠》等。

天禄阁（1863—1896），在绒线街。以出版医书为主，如《达生遂生福幼合编》《济人良方》《广嗣金丹》等。

① 咸丰《顺德县志》卷3《舆地略·风俗》，见《中国方志丛书·华南地方》（第187号），成文出版社1974年影印本，第323页。

文光楼（1887—约 1915），在禅山福禄里。民国年间，改称文光楼书局，地址在福禄大街。清光绪十三年（1887），文光楼出版《食物本草》一书，以后多刻刊小说，如《反唐演义》等。

　　此外，林子雄在《古版新语：广东古籍文献研究文集》中记载清代佛山书坊出版过的医书尚有：元吉轩，位于佛山，清光绪十八年（1892）专门出版过医书；（梁）承志堂，位于南海，清光绪二十四年（1898）出版过医书；天宝楼，位于佛山，清光绪二十五年到宣统二年（1899—1910）间，出版过医书、字书、小说；宝华阁，位于佛山，清光绪二十七年（1901）出版过医书。① 清朝佛山会元楼藏版的《增注备载食物本草》如图 2 - 2 所示。

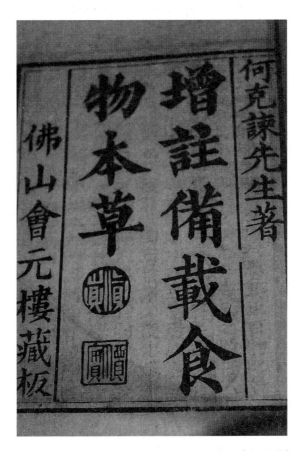

图 2 - 2　清朝佛山会元楼藏版的《增注备载食物本草》

　　① 　参见林子雄《古版新语：广东古籍文献研究文集》，广州出版社 2018 年版，第 301、358 - 360 页。

佛山中医药简史

第四节　医人群体的多样化发展

在明朝和鸦片战争前的清朝，现佛山市行政区所属各县涌现了不少有水平的医家或通医士人，主要集中在较发达的南海与顺德两县。见于地方志记载的医家，就有表2-1中的多位。

表2-1　明清时期地方志收录的医家

地区	明代	清代（1840年以前）
南海县	陈体全、阮遂松、黄子健、余宗礼妻冼氏、陈善谋	陈恒峰、郑宝、何梦瑶、郭元峰、梁财信、邱熺、黄敬礼、傅时泰、何侯宗、陈献周、张国沧、冼嘉徵、岑宗远（字澹云）吴仁康、余石泉
顺德县	苏才御、谢廷侯、倪清涟、喻达观	钟南、释幻鉴、康汝良、罗佐廷、简翠蝉、谭楷、邓传章、邓邦锡、周士京、邓全璧、温谦祉、黎复长

其中，何梦瑶、郭元峰、邱熺等人的事迹在本章第六节医学人物及其成就中有专门论述。古代的医生根据其出身、经历和身份等不同，又有儒医、僧医、道医、女医等不同类别。

一、儒医

宋代范仲淹曾说"不为良相，当为良医"，认为良相与良医都是儒家知识分子济世的途径。这种思想对后世文人影响颇大。明清时期的岭南医家，有些就是从儒生身份转而成为医家的，这些通常被称为"儒医"。

如明代佛山医家陈善谋（字贻永），科举考试"连不得志于有司"，于是转而以医为生。其医术高明，"他医不能治者，善谋治之，无不活，脱不活，辄先以死日时告"，既善治疾病，又能准确判断疾病预后。他有自己的医学理论作为指导，道光《佛山忠义乡志》载其言论说："人以元气为本，元气不足故病，补其不足，病乃有瘳。他医不究其本，以病治病，是以弗效也。若元气既索，虽扁鹊安能为哉？"① 可见其重视人体元气、善于温补的医学特色。要说明的是，陈善谋有关"人以元气为本"的这段话也见于嘉庆年间顺德《龙山乡志》中邓邦锡的传记中，几乎相同，可

---

① 道光《佛山忠义乡志》卷9《人物·方伎》，见《中国地方志集成·乡镇志专辑》（第30册），江苏古籍出版社1992年影印本，第109页。

26

能传抄所致。但邓邦锡的事迹更令人瞩目，他是当时的儒生，"究心岐黄，壮游京师，考取太医院吏目，然性恬淡不乐仕进，未就职即弃归"①，能够考进京师的太医院，可见其医学水平非同一般。只是他未曾在太医院任职，而是返回家乡当了一个普通的医生。

还有清代南海县佛山镇人黄敬礼（字勿庵），他因科举不第，因而业医。据称他"胆大心细，穷幽洞微"，医术非常高明。道光《南海县志》记载了他的几件事迹。例如，有一个富家子弟，患了缩阳症，即阴茎、睾丸和阴囊等收缩，伴有疼痛。一些医家认为是房劳过度，导致肾阳不足，于是用了很多补肾壮阳的药，但并没有效果。黄敬礼去看了之后指出，如果是阳虚，就不能变硬，病人能变硬却内缩，显然不是阳虚，应改用滋阴降火的药物。按他的方法治疗果然痊愈了。黄敬礼还注重地方疾病的诊治，例如一些杂症属于山林瘴气，在广东多发，他对此也能正确辨别和治疗，可惜没有著作流传。

另一位清代医家傅时泰，南海大桐人，同样是少时习儒，但多次参加科举不就，由于家族中不少人都是医生，于是转而学医。他对医学道理也有深刻见解。曾经有一个年老患重病的病人，其他医家认为他已是风烛残年，需要补充元气，开了不少人参、附子之类的处方，但是全不见效，病情越来越重。傅时泰去看后说，这应该用泻法，不能用补法，开了清泻内热的药，大概一个月病人转危为安。别人问他用泻法的原因，傅时泰说："平时调养，当问其人强弱，有病则不然，有极衰弱人不得不泻者，若执成见，误人多矣！"② 意思是说，一般的调理用药，要看病人体质强弱用药，但在有病邪的情况下，就不能完全依体质来用药。有病邪就要用通泻药物祛邪，才不会误诊。还有一个病人，小便色红并伴有疼痛，别的医生开了不少清热利尿的药，但一直治不好。请傅时泰去看，他说："不用开方，找些上好的肉桂，用开水焗并饮用，每天用一钱，五日就可以好了。"果如其言。别人询问时，傅时泰说："病人虽然有内热，但光用凉药不行，要用点温热药来作药引。就像官兵用捕盗匪，最好有内线通报信息一样。"

黄子健，清代南海县平地村人，字江皋，初为生员，光绪《广州府志》称其"为制义文，不染时习"，但"久困场屋"，即科举不第，于是致力于医。他尤其重视经典，"尝谓世人不读黄帝、张仲景书而自命为医，是草菅人命也。取《内经》及《伤寒论》《金匮要略》，殚思研虑者二十年，遂精其术"③。

何侯宗，字克公，清代南海县镇涌堡人。始业儒，寻弃儒为吏，弃吏归医，精研方书，能辨药品良窳兼工于制炼。适有名医朱鹰扬者，自京来粤，与侯宗谈医，成密契，尽出囊中丸散秘方授之，侯宗拣妙药，手自炮制，故治病辄应，声名远闻。然侯宗虽隐于岐黄而耽嗜风雅，所以游者，如郑际泰、李朝鼎、彭演、韩海，方外成鹫皆

① 嘉庆《龙山乡志》卷9《人物志·方伎》，见《中国地方志集成·乡镇志专辑》（第31册），江苏古籍出版社1992年影印本，第127页。
② 同治《南海县志》卷20《列传·艺术》，见《中国方志丛书》（第50号），成文出版社1967年影印本，第328页。
③ 光绪《广州府志》卷139，见《中国方志丛书》第1号，成文出版社1966年影印本，第450页。

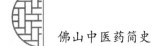
一时名隽，臬司王令尤敬重之，为颜其居曰"仁寿堂"。康熙乙亥（1695），城中大火，前后左右，尽为灰烬，火越所居而过，至今二百余年，巍然无恙，子孙林立，科名不绝。同治《南海县志》为其立传。

陈善谋、黄敬礼、傅时泰和黄子健、何侯宗等的学医经历，正是古人所说的儒医，表现为重视经典，医理水平高。正如道光《南海县志》称赞傅时泰所说，"所言具有名理"。

二、世医

"医不三世，不服其药"，就是说医生要在家传三代以上，他的医术才值得信赖。中国古代的医生家世传承非常普遍。元代以行医为业的人户称为"医户"，明代沿元制，规定一入医户，子孙就必须世代业医，这一制度造就了不少医学世家，清代世医也多，佛山在明清时期就有不少为人称道的医学世家。

嘉庆《龙山乡志》记载有一位邓全璧，字宝门，"世以医传，治病多验"，到他这一代与其兄弟海门、越门一家，都以良医著称。还有一位黎兆灿，字光盈，博学精医，"晨起户外屦常满，日发百剂，无不应者"，特别善治伤寒，"他医不能治者辄延治之，皆活"①。后来他的儿子也继承家业，同样成为名医。

光绪《广州府志》记载医生阮遂松，字嵩阳，号大生子，其家族世居南海官窑，五世为医，阮遂松幼失怙恃，依两兄成立。博览好学，遇父母讳辰，号哭竟日不饮食。为诸生时年四十，未有嗣。遂谢青襟，搜家传，究医术，精太素。性仁厚，貌清癯，晚年耽仙术，喜修炼。"治病多奇效。以利济为心，造门求治者无虚日。"他还编写了不少医学著作，如《大生方论》《三元秘录》《七发真言》《玉枕记》《锡类篇》《惠阳行草》诸书。顺治丁亥（1647）无病沐浴就寝而卒，年九十四。子解由，岁荐任训导。②道光《南海县志》亦有其传。

《九江儒林乡志》记载有南海县九江乡北方梅圳人吴仁康，名贤官，晚号寿山，"祖、父皆能医，仁康世其业，设药肆于大范乡市，名噪一时"。曾经有一个病人患上痢疾，每天拉肚子几十次，腹痛欲死。吴仁康来诊治时说："病人是热隔在胃。"不但没有用止泻药，反而开了一剂泻下药，结果病人服后大泻一通，反而好了。由此可见吴仁康医疗经验之丰富。而且他医德高尚，"尤有医品，求无不至，亦为较量酬谢，远近仰慕，虽妇人孺子莫不知有吴仁康先生。岁入千余金。然性豪侠仗义，轻财竟无余积"③，为乡人所称赞。

民国《佛山忠义乡志》记载清中期佛山镇的罗润灿，号恕斋，"性任侠，精医，娴技击"，创办的罗恕斋堂药号名闻中外。罗润灿活到90岁才去世，"子端意，号履

①　嘉庆《龙山乡志》卷9《人物志·方伎》，见《中国地方志集成·乡镇志专辑》（第31册），江苏古籍出版社1992年影印本，第127页。

②　光绪《广州府志》卷139，见《中国方志丛书》（第1号），成文出版社1966年影印本，第450页。

③　光绪《九江儒林乡志》卷16《列传·方伎》，见《中国地方志集成·乡镇志专辑》（第31册），江苏古籍出版社1992年影印本，第617页。

阶，亦能以医世其家"①，由儿子罗端意继承医业。

这些医学世家，均造福一方，也反映了佛山明清时期深厚的医学传统。

三、女医

古代封建社会里，女性地位低下，很少人能从事职业工作。但是，明清时期的南海和顺德出现了一些女性医生。

余宗礼妻冼氏，是清代南海县下金瓯堡人。她的母亲精通儿科。冼氏从小跟从母亲学医，得其精髓，于是决心行医以济世，专业从事儿科。道光《南海县志》记载，她"应中辄愈，而不索谢步钱，但取丸散赀，承其馈家"，接受邀请出诊多远也立即前往，但以济世为怀，只收配制药丸药散的成本，不收诊金。据说她"各乡治病，计前后全活童幼，指不胜屈"，后来她活到了 97 岁。

清代顺德女性简翠蝉，生下来就有残疾，右手没有手掌。她父亲简岸是个读书人，十分疼爱女儿，在她 7 岁时就教她读《孝经》，12 岁开始教她读医书，15 岁又教会她占卜。长大后到了嫁人的年纪，她家人想给她找个婆家，但翠蝉说："家里贫穷，两个姐姐又都出嫁了。我再嫁人的话，谁来奉养父亲？"于是决心不出嫁，以给人看病和占卜来挣钱供养父母。

四、僧医与道医

古代的佛教与道教各有其医术。部分僧人或道士也兼在民间行医，可分别称之为僧医和道医。这两类医生见于文献的也不少。

如道光《佛山忠义乡志》载有僧医释幻鉴的事迹：

> 释幻鉴，顺德龙山左氏子，为僧于罗浮。屡来佛山，为人治病，有神术，暑月行道中见死者，谛视之曰：此可活也。令移死者阴处，徐出一丸纳口中，须臾而甦。有患大痛者请治，曰是不必药，强其人拜起十余次，痛便消缩。时比之扁鹊。②

清代南海籍的眼科医家邓雄勋，其医术也是向一位僧人学来的，其在著作《眼科启明》序文中说：

> 迨家姊目患痔伤，延医甚多，服药不少，两载未愈。幸先严之友荐一僧来，

① 民国《佛山忠义乡志》卷 14《人物志八·艺术》，见《中国地方志集成·乡镇志专辑》（第 30 册），江苏古籍出版社 1992 年影印本，第 619 页。

② 道光《佛山忠义乡志》卷 9《人物·方伎》，见《中国地方志集成·乡镇志专辑》（第 30 册），江苏古籍出版社 1992 年影印本，第 109 页。

视余家姊之目，曰：此疳伤症也，若早遇某，不消三五剂则愈。今前医医坏了，半月始能全愈。但左眼可能依旧光明，其右眼仅能四五成而无后患。果如僧言。家严酬谢之，他分文不受，曰：吾僧人到处有饭吃，又无妻子待养，要钱何用？家严见其术如此灵验，遂命余拜他为师，僧亦允诺，乃曰：吾今只有法存，而无书传，汝可牢牢紧记……惟针灸刀割之法，余未之学也。……后间遇亲朋患目疾，余以师传之法试之，无不立瘥。①

道医方面，则有清代的尹羽人，其事迹颇有神异色彩。《顺德龙江乡志》载他游历北方，遇到异人传授法术，回到南方后，"不眠不食，好为人诵经禳疾，日唯饮水，啖柏叶少许，夜坐一胡床，经年不倦"②。著名学者罗天尺曾作《尹羽人歌》说："羽人劝我餐白云，白云入袖何缤纷。羽人不眠复不食，羽人无见更无闻。访蓟门，归庾岭，传秘要，活乡井……"所谓不眠不食，在道家多是指以打坐代替常人的睡觉，以吃少量植物代替日常饮食；"传秘要，活乡井"则是说他为乡人医治疾病。

五、祝由医

有一些僧道或民间医生，用的治病方法带有迷信色彩，这在古代通常统称为祝由术，现代认为可能是心理因素起到一定的治疗效果。不过有些巫祝事例，可能有一定的医疗方法作为基础。

道光《南海县志》记载有一位陈献周，是清朝南海九江人，以符咒治金疮，独著神效。一次有个姓李的女子，被丈夫用刀割伤颈喉，幸而未断，其他医者都觉难治，而陈献周祷神之后，书一道符烧成灰，让其外敷内饮，一个多月后治愈了。同治元年（1862），九江建震亨书院时，一个木工被大槌槌烂五指，"血肉淋漓。登时晕绝于地"，陈献周到了之后，口念咒语，遣人取符水来给病人饮用，并以符纸敷手，后来病人康复了。尽管如此神奇，但陈献周自称并不是治鬼神，只是一种特别的技术，据说是年轻时从广西少数民族处学来，传授者告诫说"吾术宁不传于后，不可授非其人"③。后来陈献周未将此术传下，便失传了。

还有民国《顺德县志》记载的刘干净，顺德陈村人，在广西梧州赌博无钱，被屋主逐出，冬天在一个寺庙门外冻昏，被寺僧救起，寺僧对他说："你赌博不过为了钱，我有一门技术教给你，足可生活，但不能凭此赚大钱。"于是传授他治惊风、治颠、治疮3种方法，都是用符箓来治疗，属于祝由科。后来刘干净回到家乡，果然靠此而出名。碧江曾有一个姓梁的小孩惊风昏迷，人们以为快死了。刘干净来到说，还可以治疗，于是他摆好香案，取符焚在水碗里，用符水灌小孩，并按揉小孩身体，过

---

① 〔清〕邓雄勋著，和中浚、杨鸿校注：《眼科启明》，中国中医药出版社2015年版，"自序"。

② 民国《顺德龙江乡志》卷4《杂志上》，见《中国方志丛书》（第51号），成文出版社1967年影印本，第321页。

③ 同治《南海县志》卷20《列传·艺术》，见《中国方志丛书》（第50号），成文出版社1967年影印本，第329页。

了一会，小孩哭出声来了。刘干净说病还没有好，但小孩母亲急于抱走，果然当晚病又复发，刘干净重新用同样的方法治疗，并且让小孩留在身边，"与小儿同卧起者三昼夜"①，彻底好了才将小孩送回家。最后仅收三百文钱。

六、侠医

古代很少有"侠医"这个说法。不过，在佛山这个武术之乡，还真有一些兼通武术、行侠仗义的医生，值得专门介绍。

民国《佛山忠义乡志》载有罗润灿，号恕斋，"性任侠，精医，娴技击"。他怎样行侠呢？一是施赠药物，"里有贫者求诊，必赠以药，年施数百金为恒"，这一点不少医生都能做到。而另一个事迹则很特别，据载："与同里侠士冼戴光友善，闻不平事，必两相秘密代报，每多大快人心事，虽受祸者亦不知侠义何来，里中豪恶，一时为之敛迹。"② 这真的是侠客所为了。他开设的药号叫罗恕斋堂，售卖的宝蜡膏最畅销。

另一位尚武任侠的医生叫黄殿中，原籍三水，随父亲来到佛山镇开设药铺，他"性任侠，尝学技术于潘某，潘死为之丧葬，赡其妻、子，岁以为常"③。著有《医案》及《治验书》，其药铺黄慎堂号在后来发展也很壮大。

民国《顺德县志》载，道光年间在顺德星槎乡，有一位叫何伦中的医家。他"喜技击术，去村二里许辟一草堂，环以松竹，名曰野人庄，延名技师为教授，历十余年，技成，师辞去，出跌打秘方授之"，但师傅临走时告诉他不可显露武术，"故伦中一生不敢以技自豪"④。不过有一次，一些朋友来到庄里，非要看看他的本事。何伦中让他们买一筐橙来，他舞剑，让朋友一起将橙往他身上扔，如果有一只不破他就认输。结果舞完，地下的橙没有一个完好的。大家都非常叹服。后来何伦中传授医术，"野人庄跌打方"一直流行于世。

七、通医士人

古代还有一些通晓医学的读书人，由于成功走上官场，故并非以医为业，算不上医生。但是，他们往往亦在为官之余继续研究医学甚至兼职行医，有的还颇有影响。

黄士俊是顺德历史上首位状元，于明万历三十五年（1607）获殿试第一，崇祯年间出任礼部尚书一职，负责管理太医院。这一年太医院考选御医，以前这种考试都被东厂、西厂和锦衣卫把持，黄士俊不受其影响，坚持认真选拔，赢得"清正黄尚

---

① 民国《顺德县志》卷20《列传》，见《中国方志丛书》（第4号），成文出版社1966年影印本，第251页。
② 民国《佛山忠义乡志》卷9《人物·方伎》，见《中国地方志集成·乡镇志专辑》（第30册），江苏古籍出版社1992年影印本，第109页。
③ 民国《佛山忠义乡志》卷9《人物·方伎》，见《中国地方志集成·乡镇志专辑》（第30册），江苏古籍出版社1992年影印本，第109页。
④ 民国《顺德县志》卷24《杂志》，见《中国方志丛书》（第4号），成文出版社1966年影印本，第287页。

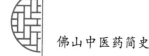

书"的名声。①

明朝天顺年间，顺德龙山人张善昭中举，后来考吏部获第一名，曾任四川按察司金事迁凤阳通判、临江府通判、朝列大夫等职。他在国子监时，曾碰到同舍的同学赵兰生染上瘟疫，病情严重，没人敢去看望。只有张善昭不怕被传染，几次上门察看，赵兰生感动地说："不要传染连累你，你还是别来了。"但张善昭仍然来察看。有一次他发觉赵兰生已经倒在地上没有呼吸，张善昭摸他心口还是温热的，于是认为："是为泥丸宫气行，周而堨坼，鼓触弗泄者，法当生。"② 大意是说他体内气机周流不畅发生运行错乱，但还没有漏泄，应当能救活。于是将他扶回床上，开了汤药，过了几天就痊愈了。可见张善昭的医术颇有一定功底。

其他还有如《九江儒林乡志》记载的黎国琛，曾任连山厅教谕、肇庆府教授，但是"究心医术，居官十余年，上官同僚沉疴，多赖以起，督学殷寿彭以'不愧三世医'称之"③。南海《九江乡志》记载的郑宝，"名游太学"，"参订医学以济人"④。这些都说明，宋代以来知识分子重视医学的传统在岭南也得到延续。

第五节　牛痘术初传

烈性传染病天花的流行，给儿童的生命带来严重威胁。中国在明代就发明了人痘接种术，可以使健康儿童获得对天花的免疫力。后来人痘接种术传到国外，1796年英国医生贞纳将其改良为更加安全的牛痘接种术，为后来全球消灭天花奠定了基础。

牛痘接种术的良好效果，在欧洲得到肯定后，很快传入中国，首先就传到唯一开放对外贸易的广东，借助善于接受新鲜事物的洋行商人，在中国扎下根来。同治《南海县志》载："洋行旧设种洋痘局在会馆，后迁丛桂里三界祖庙……乾隆间英吉利领事亦曾传种至粤，以无经费遂辍。嘉庆初乃仍之，洵善举也。"⑤

据医史学家王吉民和伍连德所言，1803年在中国的英国东印度公司就收到了印度总督寄来的牛痘苗，但是由于保存不善，收到时痘苗已失效。同治《南海县志》则记载为"乾隆间"就曾传到广东，如果属实，则时间更早。但乾隆皇帝于1795年退位，而当时贞纳还未发明牛痘术，所以这里说的"乾隆间"可能包括乾隆退位后的时间。即使以乾隆去世的1799年来算，离贞纳发明牛痘术也只不过3年，这种新

① 参见咸丰《顺德县志》卷23《列传》，见《中国方志丛书·华南地方》（第187号），成文出版社1974年影印本，第2259页。

② 咸丰《顺德县志》卷23《列传》，见《中国方志丛书·华南地方》（第187号），成文出版社1974年影印本，第2102页。

③ 光绪《九江儒林乡志》卷14《列传》，见《中国地方志集成·乡镇志专辑》（第31册），江苏古籍出版社1992年影印本，第601页。

④ 顺治《九江乡志》卷4，见《中国地方志集成·乡镇志专辑》（第31册），江苏古籍出版社1992年影印本，第283页。

⑤ 同治《南海县志》卷26，见《中国方志丛书》（第50号），成文出版社1967年影印本，第444页。

技术假如在当时已传入中国，其传播可谓相当迅速了。

不过根据史料，英国牛痘术传入其殖民地印度是在 1802 年，然后始有人从孟买传来中国，但未传开。这是已知史料中记载的最早的牛痘传入中国的时间，上述县志所说"乾隆间"英国领事传种之事暂无佐证。文中提到"嘉庆初"的再次传入，则有不少中外史料证实。根据记载，1805 年葡萄牙商人许威（Hewit）带"活牛痘苗"到澳门，英国东印度公司外科医生皮尔逊（Alexander Pearson，1780—1874）凭此在澳门开始推广接种牛痘，并招收了一些中国人来学习种痘术。道光《南海县志》对此记载说："牛痘之方，英吉利蕃商哆琳呅于嘉庆十年携至粤东……时洋行商人刊《种痘奇书》一卷，募人习之。同时习者四人：梁辉、邱熺、张尧、谭国，而粤人未大信，其种逐失传。洋行商人伍敦元、潘有度、卢观恒合捐数千金于洋行会馆，属邱谭二人传种之，寒暑之交有不愿种者反给以赀。活婴无算。"① 里面的邱熺是广东南海（今佛山市南海区）人，著《引痘略》，刊行于嘉庆二十二年（1817）冬。

文中的哆琳呅英文名为 James Drummond，为英国东印度公司大班，刊印《种痘奇书》的洋行商人叫郑崇谦，南海人，是会隆洋行的商人，该书为啵臣（即皮尔逊）撰写，经译员翻译后由郑崇谦刊行。但正如县志所述，由于当时相信牛痘的人不多，缺乏接受种痘者依次传种，此次传播中断了。

嘉庆十五年（1810），英国东印度公司再度从南洋向中国传入牛痘苗，并在洋行商人支持下设馆传播。光绪《广州府志》载："嘉庆辛未，蕃商刺佛复由小吕宋携小夷数十，沿途种之。比至粤，即以其小儿痘浆传种中国人。洋商潘有度、卢观恒两都转、伍秉鉴方伯，共捐银三千两，发商生息，以垂永久。"②

潘有度为番禺人，卢观恒为新会人，而当时最有实力的行商伍秉鉴为广州人。他们捐资后，由南海人邱熺主持种痘，对推广牛痘起了关键作用，详见本章第六节医学人物及其成就。

此外，当时还有南海人黄安怀，于 1815 年著《西洋种痘论》，宣传种牛痘的好处，他指出，"思乎种痘者，又何为得乎万全之法也。而西洋之种痘则万全矣"。以前的人痘接种术种于鼻孔，"不能保其万全"，"因肺开窍于鼻，肺为华盖，朝百脉而覆脏腑，气一感之，则五脏六腑之火，一齐并发，毒有浅深，痘有疏密，偶一失调，故间有不救"，而种牛痘"独出一颗，而奏万全之效也"，相比之下安全得多。又解释为何用牛痘，指出"因牛性属土，毒逢土则解，借牛之土性，以解痘之火毒耳"。他大力赞扬牛痘术"不伤财，不劳民，至简至易，万举万全，法至善也，术至仁也。惟愿缙绅君子，慈淑仁人，坚其信焉，远为播焉，则广种福田，同登寿域，岂不乐哉"。③

由此可见，由于清代广东对外开放，当时南海一带的人们思想比较开放，勇于接

---

① 道光《南海县志》卷 44《杂录》，清道光十五年（1835）刊本，第 30 页。

② 光绪《广州府志》卷 163《杂录》，见《中国方志丛书》（第 1 号），成文出版社 1966 年影印本，第 867 页。

③〔清〕鲍相璈纂辑，梅启照增辑：《验方新编》（上册），人民卫生出版社 2007 年版，第 495－496 页。

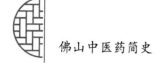

受新事物，这促进了医学技术的交流与传播。

<h2 style="text-align:center">第六节　医学人物及其成就</h2>

　　清代中叶以前，佛山医家有著述存世而又可阅者，有陈昭遇、陈楚瑜、郭元峰、何梦瑶、邱熺等。另据吴粤昌《岭南医征略》统计，明代南海医家还有陈鹤、易弟明、冼嘉征、陈楚瑜、陈骐、陈昌浩、梁永叔、陈善谋、曾士鉴、曾士慎，清代佛山医家有南海陈体全、顺德苏才御、南海阮遂松、南海黄子健、南海余宗礼妻冼氏、南海何侯宗、佛山黄敬礼、南海傅时泰、顺德谭楷、顺德谢廷侯、顺德倪清涟、顺德喻达观、顺德邓传章；明代佛山医学文献，据地方志及其他史书有关记载，有顺德林逢春《医书》、南海曾仕鉴《医方》4卷、南海易弟明《太素脉理》1卷。部分医学人物在本章第四节已有介绍，本节主要介绍有著作存世者。

一、陈昭遇与《开宝本草》《太平圣惠方》

（一）生平简介

　　陈昭遇，南海县（今佛山南海）人，宋代御医，生卒年不详。《宋史》中未专门为他立传，其事迹只杂见于《宋史》的"刘翰传"和"王怀隐传"中。宋代以来，一些著作如《历代名医蒙求》《宋朝事实类苑》《广州人物传》和岭南地方志中有其事迹记载。

　　《宋朝事实类苑》载："陈昭遇者，岭南人，善医，随刘铱归朝，后为翰林医官。"①

　　康熙《南海县志》载："陈昭遇，南海人，世为名医，昭遇尤著。开宝初，至京师，为所知者荐拔授翰林医官，遂留家开封。初为医，领温水主簿，后加光禄寺丞，赐金紫。"② 这两条资料交代了陈昭遇的身世。宋初，广东的经济文化虽有所发展，但医药的传播还处于起步阶段。陈昭遇的家庭"世为名医"，他的家族可能是供奉南汉王朝的医官。唐代末年，军阀割据，长期镇守岭南多年的刘氏家族在广州称帝，成立南汉国。赵匡胤建立北宋后，于开宝三年（970）派遣宋大将潘美领军南下，在第二年攻陷广州，南汉王刘铱投降，被召到北宋首都汴京（今开封），陈昭遇就是这时随行北上"归朝"并"留家开封"的。由于医术高明，陈昭遇到了开封很快就被推荐到北宋朝廷为医官。《宋朝事实类苑》曾记载陈昭遇的自述说："我初来都下，持

---

　　① 〔宋〕江少虞：《宋朝事实类苑》，上海古籍出版社 1981 年版，第 637 页。

　　② 康熙《南海县志》卷 13，见《日本藏中国罕见地方志丛刊》，书目文献出版社 1992 年影印本，第 263 页。

药囊，抵军垒中，日阅数百人，其风劳冷气之候，皆默识之，然后视其老幼虚实，按古方用汤剂，鲜不愈者。"① 为军士治病神效，这或许就是他得到宋朝官员赏识的原因。

宋朝初年的医官是通过举荐来任命的，那时的医官还没有专门的职位名称，所以他被封为温水主簿、光禄寺丞等，主要是指享受这一级别的待遇，而非真正去任此类官职。同时，医官中还要进行再考核，确实水平高的，才能被派到内廷为皇家服务，这种医官会获得"赐金紫"的待遇，被称为"金紫医官"。陈昭遇靠其过硬的医术，成为享这种最高荣誉的医官。康熙《南海县志》记载："昭遇于医术无所不究，著述皆精博可传。往来公卿视病，对证多奇验。性又谦慎，以此被眷宠不衰。"② 可见上至皇帝，下至公卿，都非常赏识陈昭遇。因此，后来他被任命参与《太平圣惠方》与《开宝本草》的编纂。

陈昭遇对学医还有着独到的见解，他曾说："今之医者皆言口传心记，历多达妙，反非好医学者，虽明方书，不会医病，岂胜我哉？夫穷习方书而治病未愈者，历少而未达应验，但不误命，何足怪哉？其不习方书而善治者，因医失多而得悟其要也。故兵法曰'不知用兵之害，不得用兵之利'者，譬如斯也。"③ 即认为学医应在实践中学习和提高，仅背诵医书未必会医病。

（二）参编《开宝本草》

康熙《南海县志》还记载说，陈昭遇"又尝被召，与医官刘翰、道士马志等详定唐本草，既成书，新旧药凡九百八十三种，并目录二十一卷上之"④，所编的这本书叫《开宝本草》。"本草"，是中药的代称，因为药物中大部分是植物类药而得名。自秦汉时《神农本草经》成书以来，历代都有不断增修本草书的传统，例如南朝陶弘景的《本草经集注》、唐朝苏敬的《新修本草》（又名《唐本草》）等。重视医药的北宋皇帝，开国不久就将修订本草事项提上日程。宋太祖开宝五年（972），尚药奉御刘翰与道士马志奉诏详定《唐本草》。唐代《新修本草》是在唐太宗李世民时期，集全国之力，收集药物标本，认真考订编成的，质量很高。但是，随着医药学的发展，该书又需要增补了。

刘翰与马志、崔煦、张素、吴复珪、王光佑、陈昭遇等 9 人，共同商议编订。他们除以《唐本草》为蓝本外，还广泛参考其他医药学家写的本草书，如《蜀本草》《本草拾遗》等，精选药物，共收载 983 种，其中比原书新增 133 种，由马志注解，翰林学士卢多逊等刊正，于开宝六年（973）成书，定名为《开宝新详定本草》。到

① 〔宋〕江少虞：《宋朝事实类苑》，上海古籍出版社 1981 年版，第 637 页。
② 康熙《南海县志》卷 13，见《日本藏中国罕见地方志丛刊》，书目文献出版社 1992 年影印本，第 264 页。
③ 〔宋〕周守忠原撰，邵冠勇、邵文、邵鸿续编注释：《历代名医蒙求》，齐鲁书社 2013 年版，第 29 页。
④ 康熙《南海县志》卷 13，见《日本藏中国罕见地方志丛刊》，书目文献出版社 1992 年影印本，第 264 页。

了开宝七年（974），鉴于该书完成仓促，尚有误谬，宋太祖复诏马志等重定，这次有翰林学士李昉、员外郎王佑和扈蒙参加详勘，成书后定名为《开宝重订本草》，共20卷，加目录一卷，分为玉石、草、本、禽兽、虫鱼、果、菜、米、有名无用9类。以上均简称为《开宝本草》。此书编成后，同样雕版印行，因而成为我国第一部雕版印刷的官颁本草，具有很高的学术价值和历史意义。不过，随着后来新的本草书不断出现，《开宝本草》没有再度重印。由于数量少，目前已经佚失。陈昭遇参与编修此书，说明他对药物有深入的认识。

（三）参与编修《太平圣惠方》

《太平圣惠方》是一本宋代医药巨著，由宋太宗亲自下令编修。《太平圣惠方》书前宋太宗所作的"御制太平圣惠方序"称："朕昔自潜邸，求集名方，异术玄针，皆得其要。兼收得妙方千余首，无非亲验，并有准绳，贵在救民，去除疾苦。并遍于翰林医官院，各取到经乎家传应效药方，合万余道。"[1]

康熙《南海县志》有类似记载："太宗在藩邸，暇日多留意医术，藏名方万余首，皆有验。及即位，诏翰林医官院各具家传验方以献，又万余首，命昭遇与王怀隐等参对，编类成一百卷，御制序，名曰《太平圣惠方》，镂板颁行天下。"[2]

宋太宗即北宋第二位皇帝赵光义。他未当皇帝时就特别留心医学，喜欢收集名医验方。他即位后，更是要求翰林医官们都要将有效验方献出，通过这种方式，又收集到一万多首有效的中药方剂。为了将其公之于世，宋太宗命陈昭遇等负责整理编纂。据史书记载，负责编纂的共有四人，分别是翰林医官院使王怀隐、副使王佑和郑奇、医官陈昭遇。院使即医官院的一把手，副使是其副手，亦即上面所提到的四人当中，前三位分别是翰林医官院的院长和副院长，只有陈昭遇的身份是普通医官。这就可见陈昭遇在当时的翰林医官院医生中，显然是学识精深、被推崇的一位，在《太平圣惠方》的编纂中应该是起到重要作用的。

宋太宗在序言中说："令尚药奉御王怀隐等四人，校勘编类。凡诸论证，并该其中；品药功效，悉载其内。凡候疾之深浅，先辨虚实，次察表理，然后依方用药，则无不愈也。"[3]即要求将一万多首验方与疾病对应起来，使读者既能了解如何辨证，又能从中选方治疗。这是一个浩大的工程。幸好隋代太医巢元方编过《诸病源候论》一书，列举临床证候非常详尽，只是有论述而无药方。于是陈昭遇等主要参考了《诸病源候论》，将验方归到各个证候中，最终编成100卷，分1679门，共有方剂16834首，卷一为论脉诊，卷二为用药法则，卷三以后按类论述各科病症的源候。

淳化三年（992），《太平圣惠方》全书正式编成，宋太宗"令雕刻印版，遍施华夷"。前面编修工程大，其实雕版印行的工夫也不小。我国的雕版印刷术是在隋唐时

---

① 〔宋〕王怀隐、陈昭遇等编：《太平圣惠方》（上册），人民卫生出版社1958年版，"序"第1页。
② 康熙《南海县志》卷13，见《日本藏中国罕见地方志丛刊》，书目文献出版社1992年影印本，第263页。
③ 〔宋〕王怀隐、陈昭遇等编：《太平圣惠方》（上册），人民卫生出版社1958年版，"序"第1页。

期出现的，宋朝很快利用了这一先进技术来发展文化事业。但是，将100卷的《太平圣惠方》全部雕成木版再来印行，也只有皇家才有这样的实力。为了不让这一巨著束之高阁，宋太宗在书印行后，向全国每个州都下发一套，并要求各州聘"医博士"一人，专门掌管此书，并向地方上的医生讲解。在北宋太医局的医学考试中，规定部分考题从此书中出题。因此，这本书具有统一教材的意义。近年考古学家在陕西省韩城市发掘了一座保存完好的珍稀宋代壁画墓，壁画正中为草书的立屏风，屏风前男墓主端坐于木椅上。其画像左侧有一个方桌，桌面上放置着大大小小的瓶瓶罐罐，桌后有两个男子，其中一人双手分别托着写有中药名大黄和白术的两袋中药，并注视着旁边一位正在翻看《太平圣惠方》的男子。这幅图真实地反映了《太平圣惠方》的流传和应用情况。

《太平圣惠方》还曾被赐给高丽，流传到了国外。

由于《太平圣惠方》篇幅浩大，目前记载仅有北宋和南宋时有刻本，但均已不存于世。现代流传的只有国内以及日本的多种抄本，基本能反映原书的全貌，在新中国成立后得到了重新整理和出版，至今仍然在为中医药研究与临床服务。

二、陈楚瑜与《痘疹秘要》

陈楚瑜，明代南海县人，生平不详，大约生活在明万历至天启年间，曾在天启四年（1624）参加科举考试。

现存有他辑集的医学著作《亡名氏痘疹秘要》一册。据书前序言记载，该书是陈楚瑜父亲在江西虔州任职时，遇到一位江西泰和人萧某，"此君久以治痘，驰名海内，知先君子留心此道，暇日乃出其师所辑痘证一编相授。先君子得之，大加叹异。自后凡遇遭斯证者，以之疗治，多获奇验"[1]。即陈楚瑜父亲从萧某处学来治疗痘疹的方法，效果十分突出。后来陈楚瑜父亲转任到宜阳任职，曾计划将此书刻印刊行，但不久因病被免官，第二年就去世了，未能完成这一工作。

1624年，陈楚瑜科举不第后，闲居无事，发现父亲收藏的这本医书还在，于是将之进行订正，取名为《痘疹秘要》，于天启五年（1625）成书刊行（《中国医籍考》中载序言写于天启乙卯年，但天启年间并无乙卯年，只有乙丑年，即1625年，《岭南医征略》中载成书于天启五年，《中国中医古籍总目》中直接记载成书于1625年）。由于陈楚瑜并非该书真正的创作者，书中内容是其父亲得自萧某，而萧某又得自其师，真实姓名不详，因此他非常客观地在书名前加上"亡名氏"三字，以示不掠前人之美。

痘疹，在古代主要指天花、麻疹等传染病，由于幼儿常常感染，严重者导致夭亡，其治疗在古代一直是个难题。尤其是天花，危害性更大。对于这些疾病，在古代条件下人们还难以预防，在其发生之时合理用药，可促进痘疮、疹点从发作到消退的自然过程，减轻或消除可能出现的发热、惊风、烦躁等并发症，使其痊愈康复。但正

---

① ［日］丹波元胤编：《中国医籍考》，见《聿修堂医书选》，人民卫生出版社1956年版，第1068页。

如陈楚瑜在《痘疹秘要》序言中所说："治痘方书，古今传授，毋虑百家，求其剀切中程者，恒不易得。"① 在当时缺少真正切中病情且运用有效的著作。而陈楚瑜目睹父亲运用该书治疗的疗效，故十分重视该书。

　　该书首列"验五脏始发痘疹歌诀"，即根据痘疹开始发生的形状与部位，推断人体五脏哪一个脏腑先得病，从而进行针对性的治疗。继列加减药性赋，介绍治疗痘疹常用药物。然后为痘疹辨论，主要讨论痘疹的病因与病机。关于人为什么会出痘疹，古代有一种"胎毒"的说法，认为胎儿在母体内时，如果母亲进食辛热食物过多或感染其他病邪，胎儿也会受到影响，积热潜藏于胎儿体内，在出生后的某个阶段如果感受外界气候变化影响，就可能引起这种胎毒发作。中医认为，胎毒从内透发出体外是好事，用药主要是防止病情过重，而不能压制胎毒的外发，否则留在体内更加危险。陈楚瑜所编的《痘疹秘要》，既注重遵循胎毒之说，也更强调"淫火之论"，即认为引发这种胎毒的往往是热性的病邪，有些医生为了帮助痘疹透发，会用辛热性质的发散药，这就会加重热毒，所以主张应当适当清热以清"淫火"。至于如何判断病情的轻重，书中注重"看舌法"，认为"舌乃心之苗，五脏之吉凶系焉"，根据舌诊可以辨别其轻重。此外，此书针对痘疹初出、不吉之症、保养之方、妇人痘疹及麻疹等都有专篇论述。书的后面有"治痘"篇，搜集诸家经验之方，提倡在顾护正气的同时，透发内毒，使邪气得以发散。

　　《痘疹秘要》的这些观点反映了明代中医儿科学的学术水平。在预防卫生条件落后的古代社会，传统医疗不能完全达到现代卫生防疫手段的效果，但在治疗传染性疾病、降低婴幼儿死亡率方面发挥了积极的作用。

三、郭元峰与《脉如》《伤寒论》

（一）生平简介

　　郭元峰，名治，元峰为其字，南海县人，贡生出身，生于清代康乾盛世。其先人郭冠厓，名标，乡邑名儒，廪贡生员，为官粤西，"历署武宣县及柳州、象州知州，卓有政声。自冠崖伯祖而下六传，皆补邑博士弟子员世，其书香不绝"。元峰之学，得之庭训，自幼习儒学医，"读书过目辄不忘，壮岁为邑名诸生，其为文熔经铸史，气象峥嵘，识学过人远甚"②。又据同治《广东通志·郭治传》记载，其精于医术，曾用熏蒸外治法治愈一例清远县水肿病人，名声大噪。郭元峰现存著述有《脉如》《伤寒论》两书。

　　① 〔日〕丹波元胤编：《中国医籍考》，见《聿修堂医书选》，人民卫生出版社1956年版，第1067–1068页。
　　② 〔清〕郭治：《脉如》，清道光丁亥年（1827）冼沂刊本，"郭麟标序"。本书引自此书者均据此本，不具注。

（二）《脉如》

《脉如》全书上下两卷，上卷论脉，列浮、沉、迟、数、滑、涩、虚、实、缓、洪、细、长、短等 28 种脉象，就其形态、主病做提要钩元之简述；又列各种脉象之鉴别要点，类而析之，条而贯之，使学者了于目了于心，易于传习。下卷列临床各病证所见脉候，对一些特殊的脉象如反关脉、无脉候、妊娠脉、七情脉、六淫脉等做分析说理。末附望、闻、问三诊要点，教人临证宜四诊合参，切不可下三指于寸口以为神奇。后人谓《脉如》可与李时珍《濒湖脉学》媲美，而元峰凡所治者无不立痊，神明变化震之者，拟诸元化（华佗字元化）复出。《脉如》现存有道光丁亥年（1827）冼沂刊本，2 册。

郭元峰《脉如》开篇即论中医脉学之原理："脉者，血之府，精气之源，神之用，水谷为宗，盖脉不自行，随五脏元真变化于经隧之间，显见于气口阴阳之蕴也。"郭元峰论中医脉学之原理，除引述《内经》曰营行脉中、卫行脉外、肺朝百脉等语外，对 28 种脉象均给予形、势、位、主病的论述，继承前人脉之阴阳分类法，将二十八脉以阴阳属性加以归类。又根据自己的实践经验，认为人面五官无异，及细察之千人万人，从未有一雷同者，此则二十八脉之形象全在乎活泼变通，慎勿按图索骥，以失病机可也。

郭元峰《脉如》一书，"脉如"二字如何解释？今人马小兰[1]研究认为，《脉如》专门列举出真假疑似之脉，明确提出"如脉"之名，深入辨析脉象之真假疑似及其主病，这种思路实际上是一种辩证的思维方法，它使医者不仅要注意脉在一般病理情况下的形象及主病，更要注意异常或特殊情况下的脉象表现及主病，因而是辩证思维方法在脉象诊断方面生动而具体的应用，也使辩证思想在中医诊断学领域得到了更进一步的贯彻。《脉如》的如脉类，多是正脉脉象兼上其他脉象，因此在一些诊断学书籍中被列为"相兼脉"范畴，它的如脉主病多处被引用作为"兼脉主病"的内容。《脉如》对真假疑似脉的辨析及其主病对后世学者确实有一定的影响，它大大丰富了中医脉学的内容，在启发中医者的思维认识上有着深刻的意义，在中医诊断学领域理应有它的一席之地。

郭元峰《脉如》，将真假疑似之脉特称为"如脉"，共论述了 13 种脉象的如脉类脉象及主病，它们是数、浮、沉、迟、滑、实、弦、洪、细、长、紧、伏、促脉。数脉主热，然脉数非皆热，郭元峰就举数脉为例，对"如"字进行解释："来如弹石者，其至坚强，营之太过也；去如数者，动止疾促，营之不及也。盖数本属热，而此真阴亏损之脉，亦必急数。然愈数则愈虚，愈虚则愈数，而非阳强实热之数，故不曰数，而曰如数，则辨析之意深矣。此而一差，生死反掌。愚以为何独数脉有相似者，即浮、沉、迟、缓、滑、涩、洪、实、弦、紧诸脉，亦皆有相似也。又非惟脉然也，至证如疟、如痰、如喘、如风、如淋等病，设非素娴审辨，临事最撼心目，故庸浅者

---

① 马小兰：《岭南医家郭元峰〈脉如〉学术思想诠释》，载《中医药学刊》2005 年第 4 期，第 676－678 页。

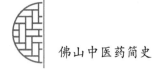
只知现在，精妙者疑似独明，为医之难，正此关头矣。吾故曰：脉故易辨，如数之脉则最难辨也。"

脉理精微，其体难辨，在心易了，指下难明。用"如"比喻难辨之脉，反映临证数候俱现时之复杂脉象，最恰当不过。

（三）《伤寒论》

《伤寒论》为东汉名医张仲景所著，是中医四大经典之一，被尊为"方书之祖"。晋代王叔和整理了《伤寒论》，历代医家注解者甚多，唐宋以后，仲景被尊为"医圣"，明清时期，已形成错简重订派、维护旧论派、辨证论治派的伤寒学派学术争鸣。岭南弘扬仲景学术者，不乏其人，郭元峰与何梦瑶两人都是岭南地区尊信刘（元素）、朱（丹溪）学说议合者，都著有伤寒方面的学术论著。郭元峰整理注解《伤寒论》，何梦瑶著《伤寒论近言》，反映他们对岭南伤寒外感的认识。

郭元峰《伤寒论》极少仲景原文，其与一般医家随仲景原文衍释注解不同，反而有不少暑病、温病、发斑、衄血、战汗、辨舌、发颐、余热咳嗽以及杂病的论述。现存版本未注明刊行年代。一卷一册，南海郭治元峰著，族侄轵城、郭麟标编辑，郭麟书校注。郭元峰认为："伤寒乃感冒之重者，感冒乃伤寒之轻者，在西北则多伤寒，在东南则多感冒，在三冬为正伤寒，在春夏秋为时行感冒，于外为阳证，传经伤寒；伤寒于里为阴证，不传经伤寒；元气素虚，为挟虚伤寒；烦劳力作，为劳力伤寒；无表热有里寒，为直中伤寒；外作热内受寒，为夹阴伤寒；犯色因而冲寒冒风咳冷，为房劳伤寒……伤寒一十六种，三百九十七法，一百三十三方，方法浩繁，不可胜纪，又有虚烦食积，痰饮脚气，及风温伤暑，湿暍与内伤杂证为类伤寒。是伤寒者，乃包括四方四时阴阳表里而统言之也。"① 可见郭氏之伤寒，包括四方四时阴阳表里之证，而以感冒等时行外感病为主。

伤寒之传变。郭元峰读伤寒叙例，认为春温夏暑秋湿冬寒，此自四时正气之病，而仲景独详于伤寒者，以其为病独烈也。

伤寒的合并病。郭元峰临证诊治伤寒病，发现合并病居多，疾病相关性临床客观存在。他说："虽然余自临证以来，初未见有单经挨次相传者，亦未见有表证悉罢只存里证者，必欲依经如式求证，则未见有如式之病，而方治可相符者，所以令人疑惑，愈难下手，是在不知合病并病之义耳，况又加以失治误治之变证百出哉。今之伤寒，大抵合并病居多，识得此意，头绪井然矣。"郭氏不愧岭南临床家，告诫读者今之伤寒，大抵合并病居多，加以失治误治之变证百出，欲按仲景书依经如式求证，则未见有如式之病，有方治可相符者。所以，郭氏将伤寒六经本证，以及合病并病列于前，且一病之中，又分攻补两途，以便业是科者之得心应手，而伤寒毫无遗义也。

伤寒的治法。郭元峰博考群书，认为独有仲景为群方之祖，证分六经，而以太阳为之首；治立三法，而以发汗为之先，但东南炎方对辛热药尊之而不敢用。何故？郭

---

① 〔清〕郭元峰：《伤寒论》，广东科技出版社 2009 年版。本节引此书均据此本，不具注。

氏分析："夫第太阳一经，分风伤卫，寒伤营，与夫营卫两伤之三证，而立麻黄汤桂枝汤大青龙汤，以为诸方之冠，后世尊之而不敢用。缘北方风烈寒凝，或堪用此猛剂，而东南炎方未免诛伐太过也。至于汗吐下三法，未始不善，然东南风气异弱，虽有可汗可吐可下之证，宜从清解，超绳墨于规矩之外，而获不汗不吐不下之妙，且以完其氤氲清纯之元气，不致浪剂潜促天年，而保全人甚大矣。所谓师古之法，而不泥古人之方，亦仍不失古人之意，而人多不知也。"

伤寒的用药。《伤寒论》里有关郭元峰处方用药内容不多，郭氏强调，医者，意也，智也，医率以意治注重岭南地势与人群体质，以清解、清凉之法及药物诊治伤寒时病；注意伤寒时病之合并病兼夹症，灵活处方，师古之法，而不泥古人之方，不失古人之意，是郭元峰《伤寒论》的学术精髓。

四、何梦瑶与《医碥》《伤寒论近言》等

（一）生平简介

何梦瑶（1692—1764）（如图 2 - 3 所示），字报之，号西池，晚年自号研农，南海云津堡人。自幼聪颖，十岁能文，十三工诗，即应童子试。及长，博学多通，不仅对文史、音律、算术、历法等有研究，而且于医学颇感兴趣，日喜诵岐黄家言，认为"文以载道，医虽小道，亦道也，则医书亦载道之车也"。康熙辛丑年（1721），何梦瑶 29 岁，遇长州天牧惠公（惠士奇，康熙进士）督学广东，于羊城九耀官署（今广州教育路南方剧院）检考郡邑诸生。惠士奇倡导经学，粤人师从研习者众，何氏为"入室弟子，亲受业焉"，与南海劳考兴，顺德吴世忠、罗天尺、苏珥、陈世和、陈海六及番禺吴秋等一时并起，故有"惠门八子"之称。雍正甲辰年（1724），大学使惠士奇再督粤学，何梦瑶文名籍甚，举优行特免何梦瑶检试，且曰："何生文行并优，吾所素悉"，并赞誉何梦瑶为"南海明珠"。这当然是很高的评价，就他以后对岭南医学所做的贡献来看，实当之无愧。

何梦瑶于雍正己酉年（1729）科试，庚戌年（1730）科试联捷，荣登进士榜，官历广西义宁、阳朔、岑溪、思恩县宰，奉天辽阳州牧。他为官造福一方，据道光《南海县志》卷 39 记载：何梦瑶治狱明慎，宿弊革除，六任州县，刁悍敛迹，有神君之称；他博学多通，任岑溪县宰修撰地方志书，又创办书院义学，师生修脯膏火田自何氏始；他关心民众疾苦，思恩县发生瘟疫，即立方救疗，多所全活；他为官清廉，二十年仍两袖清风，不名一钱归而悬壶自给。若论何氏一生之贡献，则在于医而不在于政。

乾隆庚午年（1750），何梦瑶自辽阳弃官归，主任广州粤秀书院、越华书院、肇庆端溪书院讲席。书院是古代官府或私人设立，旨在供人讲学、读书、藏书的机构与处所。岭南地区真正意义的书院是从南宋开始的，兴于明朝，清代达到高峰。康乾时期，广州逐渐形成由包括禺山、穗城、濂溪、粤秀、莲峰、越华等书院组成的书院

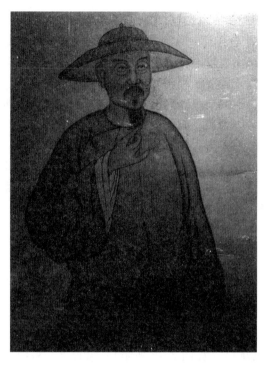

图 2-3　何梦瑶（1692—1764）

群，尤以粤秀书院为首，越华书院其次。何梦瑶在粤秀书院、越华书院执教四年余，其后在肇庆端溪书院执教九年，他热心教育，编写教材，留意医学，学生众多。何梦瑶次子何之蛟曾汇其遗作《四诊韵语》等，取名为《乐只堂人子须知》并作序，曾孙何清臣保存了《人子须知》文稿并将其刊行传世。

何梦瑶主要医学教育活动如下：

何梦瑶医学教育活动

- → 乾隆戊午年（1738），为南海名医郭元峰鉴定《脉如》（郭元峰：《脉如·何序》）
- → 在广西思恩县，以《医碥》第五卷"四诊"作为教材，给乡邑医者讲课（何梦瑶：《医碥·凡例》）
- → 新会陈国栋，字一隅，精于医，幼师南海何梦瑶（《新会县志》卷十一）
- → 郁南庞遇圣 → 钟时炯，两人为该县名医（《旧西宁县志》卷二十三）
- → 私淑弟子，番禺后学潘湛深（何梦瑶：《三科辑要·潘序》）
- → 儿子何之蛟 → 曾孙何清臣 → 何氏家族，传至九代，至今仍有人行医
- → 粤东白云寺僧 → 中山黄培芳（何梦瑶：《神效脚气方·黄跋》）
- → 受业门人番禺崔锟士、广府陈简在等47人（何梦瑶：《菊芳园诗钞》）
- → 联平何淙（何梦瑶：《庚和录·何跋》）
- → 南海孔继让、番禺唐良臣、香山黄培芳（《皇极经世易知·唐序》）

（二）著作

何梦瑶传世之作颇丰，据笔者在广东省内的几个图书馆调查，计有《医碥》7卷、《人子须知》4卷、《三科辑要》2卷、《伤寒论近言》、《医方全书》、《皇极经世易知》8卷、《算迪》8卷、《庚和录》2卷、《匊芳园诗钞》8卷、《岑溪县志》4卷、《肇庆府志》。前五部为医学著作，其中尤以《医碥》为反映何梦瑶医学思想的代表作。

（1）《医碥》。《医碥》7卷，为何氏宦游粤西服官辽左时所著，成书于乾隆十六年（1751）。广东现存有乾隆年间同文堂刊本（如图 2 - 4 所示），6 册；1918 年两广图书馆刊本，7 册。《医碥》是何氏医学代表作，目前研究何氏学术思想主要以此为读本，继 1982 年上海科技出版社据同文堂刊本排印后，1995 年人民卫生出版社邓铁涛教授点校本出版。何梦瑶医学宗王肯堂，称王肯堂《证治准绳》是当时医书之冠，但考虑到《证治准绳》深奥难读，所以凝练其学术观点写了《医碥》。何梦瑶将书名定为《医碥》，"碥"者，上马石也，寓意初学医学的人学习该书，如踏碥石得以登门入室，足见其谦虚。《医碥》内容富有特色，为当时医界所重。陆以湉《冷庐医话》记载："南海何西池（梦瑶）《医碥》，余遍求之苏杭书坊，不可得。丁巳冬日，从严兼三借录一部。"阅读后他评价说："书中时出创解，颇有裨于医学。"①

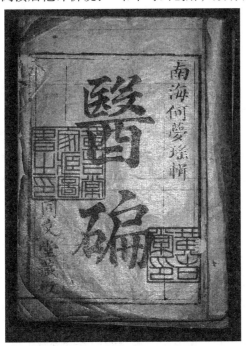

图 2 - 4　何梦瑶《医碥》

---

① 〔清〕陆以湉撰，吕志连点校：《冷庐医话》，中医古籍出版社 1999 年版，第 61 页。

（2）《伤寒论近言》。《伤寒论》是东汉名医张仲景的传世名著，是一部阐述外感病治疗规律的专著，对后世中医学的影响极其深远。《伤寒论近言》是何梦瑶注解《伤寒论》的专著。何梦瑶的《伤寒论近言》在注解伤寒的同时，用了较长篇幅阐述他对时病、温病的认识，并基本构建了岭南温病的理论框架，其对温病的重视程度在历代《伤寒论》的注本中是极为罕见的。这从侧面反映何梦瑶对于外感时病、热病的重视，借注解《伤寒论》之名发扬温热学说。《伤寒论近言》作为岭南地区成书较早的《伤寒论》全注本，在伤寒及温病两方面的研究均有建树，代表了清朝初期岭南地区在伤寒及温病研究所达到的水平。

（3）《人子须知》。《人子须知》4卷。何氏遗稿，佛山僧互禅校订。何梦瑶认为"为人子者，不可以不知医，知医者远而寿世，近而事亲"，故是书名曰《人子须知》，内容包括四诊韵语、本草韵语、汤头歌诀等中医入门基础知识。现存光绪乙酉年（1885）佛山福禄大街华文局刊本，2册。

（4）《三科辑要》。《三科辑要》2卷。三科者，婴科、痘科、妇科。主要辑录《医宗金鉴》中相关内容而成。现存有光绪二十一年（1895）广州拾芥园刻本，2册。

（5）《医方全书》。《医方全书》12册，1918年两广图书馆刊行。全书汇合何梦瑶《医碥》《幼科良方》《妇科良方》《追痨仙方》《痘疹良方》《神效脚气方》共6部著作。

（三）医学成就

何梦瑶医学推崇金元四大家的刘完素、朱丹溪之说。刘完素主张"火热论"，认为"六气皆能化火"，临床喜欢用寒凉药物，被后世称为"寒凉派"。朱丹溪是刘完素的三传弟子，认为"阳常由余，阴常不足"，主张"相火论"，临床喜欢养阴清热，被后世称为"滋阴派"。何梦瑶虽然承袭二者学说，但于寒温攻补无所偏倚，而其代表作《医碥》则以金坛王肯堂的《证治准绳》为蓝本，有学者认为可与之相媲美。对中医理论、外感热病与传染病（岭南温病）、内科杂病、妇科、儿科，以及方剂药物等无不涉猎，学术上有很深造诣。

（1）首论脏腑，提出五脏互相关涉。《医碥》开篇首论脏腑，用简括之笔叙述五脏六腑生理功能及其解剖位置，说得具体清楚而大致不差，二三百年前能做如此描述实属难得。而更重要的是，其对五脏与五行的关系，对五脏之间互相关联性的认识，论述非常精辟，为历代医家少有。何梦瑶提出"五脏互相关涉"，中医五脏生克的关系，不能单纯依靠五行生克推衍，而必须从临证经验中总结；五脏相生之气机，五脏相克之病情，若徒作五行套语，可能导致临床诊断错误。何梦瑶能够认识到哲学抽象的五行观念、五行性能不能合理说明脏腑功能，五行关系不能很好地反映实践中发现的五脏系统之间的关联性。因此，五脏互相关涉是何氏学术经验之一。

（2）对岭南温病的贡献。何梦瑶生于广东，久居南方。岭南地卑土薄，气候炎热，春夏淫雨，秋冬无雪，在长期的医疗实践中，他仔细观察研究热带、亚热带地理气候条件下，人体病变尤其是时病的发生与传变规律。就岭南地区而言，何梦瑶是首位广泛吸收中原温病理论并系统归纳整理的医家，在他之前的岭南医家未见在温病领域有如此集大成者。他对岭南温病学术的贡献有二：构建了岭南温病学术的基本框架，并使岭南医家得以认识当时温病学术的概貌及最新进展；力倡温热学说，反对当时岭南医家崇尚温补之风，开岭南医学学术争鸣之先河。何梦瑶温病学术思想的成就并不在于他提出了什么创见，乃在于他通过学术传承提高了岭南地区治疗温病的水平，促进了岭南温病乃至整个岭南医学的发展。

　　何梦瑶针对误用桂附之害，在其序言、凡例及内文中多次痛陈，在论火时更是直言不讳，说："夫人非寒则热，非实则虚耳，今寒热虚实皆能生火，然则凡病多属火，河间、丹溪之言，岂不信哉。"并逐步批驳温补派的观点："或曰：虚火既不可用寒凉，是有火之名，无火之实，故景岳诸公直谓之非火，子何訾之乎？曰：虚火不可用寒凉，谓苦寒之味耳。若甘寒之品，何可废乎？盖虚火有二，其一可用温热，如内寒外热，下寒上热等证是也，目为非火犹可也。其一宜用甘寒，水虚火炎者是也，目为非实火则可，竟目非火可乎？""桂、附引火归元，此为下寒上热者言之，若水涸火炎之证，上下皆热，不知用此引火引归何处？今日医者动用桂、附，动云引火归元，杀人如麻，可叹也。"① 他在书中尤为重视火热证的治疗，指出火有数种：一是祖述元代医家朱丹溪之论，认为气有余便是火，此为实火；二是发挥金代医家李东垣"阳虚发热"之机理，指出"气不足亦郁而成火"。此外，还讨论了"外感风寒湿气闭郁表气成热""内伤饮食生冷之物致火被遏愈怒"等情况，全面地阐释了临床火热证的多样性。这些论述受到江南名医王学权的赞许，王学权在《重庆堂随笔》中全文引述，并评介说："人之火病独多者，以风寒燥湿悉能化火，五志过动无不生火，何报之先生论之甚详。"②

　　何梦瑶基于岭南土薄地卑、气候潮湿、濒海炎热、人多湿病的特点，对冒雨卧湿、岚瘴熏蒸之外感湿病和脾虚而致的内伤湿病做了精湛的论述。其论"中湿"篇，分外湿与内湿，得之冒雨卧湿、岚瘴熏蒸，为外感湿气，"雨露本乎天，清阳也，故伤于上，止犯皮毛（汗多衣湿不换，致湿气返入于内者同之）；泥水本乎下，浊阴也，故伤于下，侵及骨肉。二者皆自外入"。内湿，属内伤湿病，主要是饮食伤脾，脾失健运而生湿，病从里发。何氏曰："饮食之湿，脾土所生之湿本乎人，皆自内出。"③ 然而，外湿侵犯人体每可影响脏腑功能失调，导致水湿运化障碍；内湿的病态体质，亦可成为外湿侵袭机体易发湿病的内在因素。因此，何梦瑶把湿病病机归纳为气血流通阻滞。何氏认为，气血流行，不容少有阻滞，湿入不论多少，但能阻碍正气，则郁滞不行，因此，其致病轻者为痹为痿，重者逆入攻心，则昏迷沉重矣。湿邪致病，无论外湿内湿，必积久乃然。湿邪侵犯人体的部位，范围相当广泛，上下中外，无处不到，肌表、内脏均可累及，在上则头重，胸满呕吐；在中则腹胀痞塞；在

　　① 〔清〕何梦瑶：《医碥》，上海科学技术出版社 1982 年版，第 111 – 112 页。
　　② 〔清〕王学权：《重庆堂随笔》，江苏科学技术出版社 1986 年版，第 10 – 11 页。
　　③ 〔清〕何梦瑶：《医碥》，上海科学技术出版社 1982 年版，第 67 页。

下则足胫腑肿；在外则身肿重，骨节痛。岭南湿病，具有广泛性、兼夹性、季节性、重浊性、病程长的特点，湿邪致病病位与脾关系密切，湿邪在不同部位致病，其证候表现各有不同。何梦瑶认为，夹风则为风湿，夹火则为热湿，夹寒则为寒湿，若感寒又感风者，所谓风寒湿合而痹也。何梦瑶运用祛湿药物的方法：以苍术、茯苓、猪苓、木通等为通用药，湿病在上加防风；在中倍苍术；在两臂加桑枝、威灵仙；在周身加羌活、乌药；在足加牛七、萆薢、防己；湿而兼血虚必加当归；寒温加虎骨、官桂等。此用药体现何梦瑶合理运用理脾祛湿之法治疗各种湿病的经验。

（3）临床各科诊治经验。何梦瑶校辑《神效脚气方》四卷。以风引汤方，治脚气痹挛风毒攻注腰脚疼痛；以牛膝汤方，治脚气手足缓弱腰膝痹痛，上热下冷，或心闷，或呕逆。何梦瑶对晋唐以来岭南医家诊治脚气病经验进行总结与发扬。他辑录《追痨仙方》上下两卷，为近代医家治疗肺痨病提供参考资料。对于慢性消耗性虚损性疾病的治疗，何梦瑶归纳为五脏之伤肾为最重，大纲须分气血阴阳，所谓阴阳，皆指肾言，善用滋阴降火，填精养血诸法。

何梦瑶《妇科辑要》，又名《妇科良方》，以《医宗金鉴·妇科心法要诀》为蓝本，分为经期、胎前、临产、产后、乳证、前阴诸证、种子论、诸方八门，先简述理论，然后分证细讲，最后汇集前面所用方剂，简洁明了，易于掌握。第一门经期，先简述月经生理及辨证要点，然后分述经行各证、闭经、崩漏、带下等共十九证。第二门胎前，先简述妊娠诊断及孕期用药注意事项，然后分述恶阻、胞阻、子肿、子烦、子悬、子痫等共二十证。第三门临产，先简述临产诊断、难产原因及待产方法，然后分述难产九证。第四门产后，先分述产后血晕、腹痛、胁痛、腰痛、恶露不绝等二十八证，然后总述产后治法。第五门乳证，分述乳不行、乳痈、乳岩、乳悬等七证。第六门前阴诸证，分述阴肿、阴中痛、阴痒等八证。第七门种子论，先阐述何氏自己的见解，再引用前人之论述。第八门诸方，将前面所用方剂按先后顺序汇总，说明药物组成、分量、制法、服法、宜忌等。其妇科学术经验，渊源于明代王肯堂《证治准绳·女科》，立论大多比较平正。何梦瑶《痘科辑要》，又名《痘科良方》，描述儿科水痘发病全过程及其各种并发症。

（4）方药学贡献。何梦瑶总结自《神农本草经》以来的中药理论并予以归纳，指出："药有青赤黄白黑五色，酸甘苦辛咸五味，膻焦香腥腐五气，温热平凉寒五性。按五行子母相生，则亦相通，故入肝者，并入心肾，心为肝子，肾为肝母，余效此。又有以形质相同而入者，如连翘形似心而入心，荔枝核似睾丸而入肾，药之枝入肢，皮行皮，红花苏木汁红似血而入血之类。"[1]他重视服药的方法，将服药法详细分为急服、缓服、冷服、热服、温服、空心服、食后服、临卧服、浓煎服、一二滚服、百十滚服、巳午未初服等不同服法。如"空心服，有五更空心服病在肾，宜使其再睡一番，药入肝肾，有早起空心服补下治下者宜"。何氏对临床方剂按功效进行归类，分为补益之剂、发表之剂等，他收录前人方剂，同时也自拟有效方子，如柴常汤治疗岭南地区的瘴疟。

---

① 〔清〕何梦瑶：《人子须知》，佛山福禄大街华文局光绪乙酉年（1885）刊本，第5页。

何梦瑶对岭南医学贡献巨大，广东人民为纪念这位"粤东医界古今第一国手"，在鸟瞰广州市的越秀山顶镇海楼广州博物馆内和广州中医药大学广东省中医药博物馆内，都尊放着他的肖像及《医碥》木刻本，供后人瞻仰。《清代粤人传》极赞何梦瑶，称"国朝二百年来，粤人论撰之富，博极群书，精通艺术，未有逾梦瑶者"①。

五、邱熺与《引痘略》

（一）生平简介

邱熺（1774—1851）（如图 2 - 5 所示），字浩川，广东南海（今佛山）人。少有异资，素善鼓琴，他的老师见而器重之，谓此子他年必有所成。邱熺科场失意，前往澳门谋生被东印度公司聘为买办。1805 年 5 月啤道路滑商船抵达澳门之时，邱熺正在澳门，据他自述种痘经历云："嘉庆十年四月，由小吕宋舟载婴儿，递传其种，以至澳门。予时操业在澳，闻其事不劳而有效甚大也。适予未出天花，身试果验。泊行之家人戚友，亦无不验者。于是洋行好善诸公，以予悉此，属（嘱）于会馆专司其事，历十数寒暑，凡间途接踵而至者，累百盈千，无有损失。"

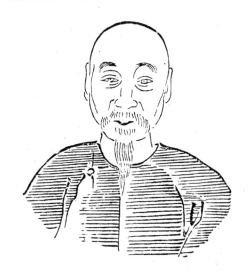

图 2 - 5　邱熺

牛痘术初传入中国之时，并未为人所信，而是"忌之者有人，疑之者有人"，忌者是"忌其术之行而显夺其利"，疑者是"疑其术之伪而险受其害"，故受到阻力，流传不广，甚或据说一度失传。而邱熺时操业在澳，正好未出天花，遂让洋医为其种痘果验，泊行之家人戚友，亦无不验者。于是他肯定了牛痘术预防天花的确切效果，

---

① 〔清〕佚名辑：《清代粤人传》，全国图书馆文献缩微复制中心 2001 年版，第 1485 页。

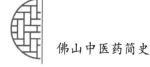
佛山中医药简史

认真学习掌握种痘的技术，其时邱熺 32 岁。

邱熺从事牛痘术的传种后，声名远播，当时权贵如曾国荃（晚清湘军重要将领）、阮元（1820 年在粤创立学海堂书院）等均延请其入署施种，曾国荃并赠"勿药有喜"匾额一块。两广总督阮元，在邱熺为其裔孙种痘之后赠诗曰："阿芙蓉毒流中国，力禁犹愁禁未全，若把此丹传各省，稍将儿寿补人年。"可见牛痘术在中国的传播影响之深远，也涉及颇为复杂的社会民族心理。

邱熺从事种痘事业近半个世纪，并希望为父母者深信勿疑，与同志者广为传布。咸丰元年（1851），邱熺去世。因邱熺敢为人先，《引痘略》敢笔之于书，牛痘术终于得到了世人的认可，牛痘术遍传国内，邱熺毕生努力终如所愿。

（二）著作

《引痘略》不分卷，一册，成书于嘉庆二十二年（1817）。邱熺在序言中曰："此法予既得之最先，且行之无误，用敢笔之于书，以质之于世。爰取其法之历验者条述之，并绘为图，都为一帙，仁人君子，知有此法。"① 可见邱熺著《引痘略》，是得种痘术之最先，行之无误，敢笔之于书，以质之于世。《引痘略》成为记述牛痘的第一本专著。以后关于此书的各种版本一版再版，正如邱熺儿子邱昶所言："迄今各直省广种牛痘，皆祖是书也。"

邱熺的《引痘略》传世，其在各地出版的过程也就成为研究牛痘术传播过程的资料。如后人所言，牛痘之传各省，虽不能尽悉其年月，然据邱氏所著《引痘略》各序，可稍知其梗概。大致是先由广东乳源人廖凤池传入邻省湖南，后曾望颜传入京师，颜叙功传入福建，包祥麟传苏皖，刘子方传江西，陈北崖传四川等。引进种牛痘术正当我国天花猖獗之时，各地纷纷响应，反复翻刻《种痘奇书》与《引痘略》，并多次派人来粤学习，社会贤达捐资，举办牛痘局，引痘苗回乡，广施其术。

牛痘于中国之传播自广东始，广东人士也是传播牛痘的主力军。邱熺父子、廖凤池等人固不待言，据时人记述，在京都"粤之宦于京者，以此为济世之举，同乡友人携幼以叩门者接踵"。曾望颜的京师牛痘局，设在北京南海会馆。由于邱熺及其后继者的努力，牛痘术得以在广东乃至中国普及，邱熺作为第一个在中国学习和传播牛痘接种法的医家，可以说功勋卓著。其成功同时也与近代广东思想开明并有经济实力的洋行行商群体大力斥资和支持是分不开的。通过他们和各地医生的努力，5 年间牛痘术得以遍传中国。在全世界已彻底消灭天花的今日，邱熺的高尚医德和历史功绩永远值得后人铭记和怀念。

---

① 〔清〕邱熺：《引痘略·邱熺序》，清道光丁亥年（1827）奎光斋刊本。

第七节　中成药业的崛起

一、清代中叶以前中成药业概况

中成药业在广东有悠久历史。早在唐代，就记载梧州陈氏有"陈家白药子"，据载："梧州陈氏有此药，善解蛊毒，有中者即求之，前后救人多矣……广府每岁常为土贡焉。诸解毒药，功力皆不及陈家白药。"

明清时期，岭南成药品种不断增多，在当时发达的商业环境中，一些中成药产品从地方的小作坊起步，发展到行销全国。例如，明代佛山"梁仲弘祖铺"创建于1573年，是目前记载的岭南最早的中成药厂。其专治小儿腹痛、吐奶的"抱龙丸"受到欢迎，并且其发明的以蚬壳盛药、外封以蜡的早期蜡丸，便于保存与携带，大受欢迎。清康熙初年，屈大均的《广东新语》就记载说："广中抱龙丸为天下所贵。"[1]清代李调元《南越笔记》也记载："南方草木入药者甚多，市入制丸裹蜡，俗称广丸，远方携用，颇验。"[2] 据传，该馆门前曾竖有"梁仲弘蜡丸馆"木制大招牌一块，因群众相信该馆铺抱龙丸的效验，说是其招牌之木熬水亦可治病。四乡农民偷偷刮其木屑做药用，时间一长完整无缺的大招牌居然面目全非，不堪使用。佛山成药另一著名品牌——冯了性风湿跌打药酒创制于明万历四十八年（1620），该药由冯了性的父亲冯炳阳创制，后被冯了性带到佛山镇销售。明代南海人陈体全在省城广州创立"陈李济"药店始，首创木壳蜡丸，后在佛山开设分店。

清代初期著名的字号有人和堂，该堂由潘履道堂、王勤业堂、邓光裕堂合作开办，其创始时间根据《参药行碑记》[3] 推算应当在清乾隆三十二年（1767）以前。其以经营熟药为主，兼营丸散类成药。所制成药品类颇多，祖传处方来自"大内"，主要有活络丸、镇惊丸、苏合丸等多种（如图2-6所示），以药正质高、功效显著驰名于世。

据调查，佛山创于明代及清代中叶（1840年）以前的中成药老字号见表2-2[4]。

① 〔清〕屈大均：《广东新语》，中华书局1985年版，第418页。

② 〔清〕李调元：《南越笔记》，见吴绮等撰，林子雄点校《清代广东笔记五种》，广东人民出版社2006年版，第269页。

③ 参见广东省社会科学院历史研究所中国古代史研究室等编《明清佛山碑刻文献经济资料》，广东人民出版社1987年版，第78—80页。

④ 参见广州市社会科学界联合会、广州中医药大学编《"近代广州医药与〈广州大典〉"学术交流会论文汇编》，广州中医药大学图书馆2016年版，第13页。

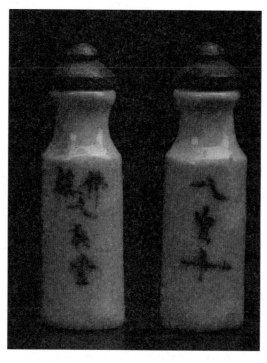

图2-6　人和堂药瓶（清代），现藏于广东中医药博物馆

表2-2　明代及清代中叶（1840年）以前佛山中成药老字号

店号	创立年代	主要产品
保滋堂	明嘉靖三年（1524），一说1713年	六味地黄丸、归脾丸、男妇八金丸
梁仲弘	明万历年间	抱龙丸
冯了性	明万历四十八年（1620）	风湿跌打药酒
黄恒庵	明天启年间	龟鹿八珍丸
刘治斋	清康熙年间	三达卫生丸
人和堂	清乾隆年间	活络丹、镇惊丸、苏合丸
梁财信	清嘉庆年间	跌打丸、跌打药酒
马百良	清道光年间	回春丹、痧气丸、七厘散、盐蛇散
甘露园	清道光十年（1830）	安宫牛黄丸、紫雪丹

二、清代中叶以前创建的中成药老字号

　　为了更好地反映中成药老字号的发展演变过程，我们记述时按创建时间分在不同时间段，但对具体某一老字号则记述其从起源一直到新中国成立后的整个演变过程，以更清晰地体现其发展脉络，在分时间段的相应版块仅介绍老字号整体变化概况。清

代中叶以前，佛山有记载的中成药老字号有 9 家，以下对其中有资料可考者进行简要介绍。

（一）梁仲弘蜡丸馆

梁仲弘蜡丸馆创立于明万历初年（1573）①，建址为广东佛山镇早市（今佛山市福贤路），创始人为梁仲弘。梁仲弘是明代佛山望族梁氏十五世长房嫡孙，陈志杰据《梁氏六世纲祖家谱》的记载，认为其族于南宋末年由番禺北亭迁居佛山朝市街，并考证推算梁仲弘的出生年代应在明嘉靖二十二年（1543）。② 梁仲弘早年不骛功名，立志习医悬壶济世，博览群书，在年纪稍长时便随多位名医学习医术，学有所成后自立门户，于佛山朝市街以蓬牖茅椽、绳床瓦灶，悬壶济世，这时还没有"梁仲弘蜡丸馆"的店名。梁仲弘以"德""精""诚"为行医宗旨，无论贫富，对患者都细心诊治，遇病不断探讨、苦心研究，治愈率很高，颇有盛名，求医者与日俱增。当时，梁仲弘发现广大手工业工人和商贩由于经济、工作条件等所限，没有多余的时间和金钱治病，且传统中药煎服耗时，携带保存极其不便，所以他在 30 岁时反复总结多年的临床经验，研制出几种成药出售，为治疗当时卫生医疗条件恶劣导致小儿死亡率甚高的惊风，对治疗小儿腹痛吐奶的"抱龙膏"进行改进，以治疗小儿风痰壅盛、高热神昏、惊风抽搐，有佳效。

为扩大经营，梁仲弘在闹市区的早市街（今佛山福贤路 178 号）兴建新医馆，命名为"梁仲弘蜡丸馆"，以制作、销售抱龙丸为主业。这是佛山最早以本人名字命名的成药店号之一。《佛山忠义乡志》记载佛山"诸宝货南北互输，以佛山为枢纽，商务益盛"，客商来往繁多。梁仲弘在膏剂基础上研发了更方便服用、保存、携带的蜡丸剂型，用蚬壳装药膏，两个蚬壳接缝处封以蜡，故又称"蚬壳膏"。因药效明确，适应性强，适用面广，疗效可靠，保存、携带、服用都极为方便，有效地解决了人们的就医问题，加之佛山作为商业交通枢纽，经来往客商使用传播，梁仲弘蜡丸便享誉全国。

至清初，梁氏第十七代子孙梁肇煌特意书写了"梁仲弘祖铺"的金漆招牌（如图 2-7 所示），一则树立信誉，二则借以宣传广开销路。清康熙、雍正、乾隆年间，佛山镇中成药业进入全盛期，梁仲弘蜡丸馆仍保持领先地位。

至 20 世纪 20 年代，因佛山城市建设，铺面被拆去近三分之二，但梁氏后人仍将仅余的后座改作铺面继续经营。日军侵华时，梁仲弘蜡丸馆被迫停业。

"公私合营"时，梁仲弘的继承人带着抱龙丸的处方、制作方法及财产，并入佛山市联合制药厂。该厂齐集了合营前各厂家的"传家宝"，因而品种繁多，质量有保证，疗效显著，生产得到迅速发展，传统的制作工艺与剂型得到改进与发扬光大。20

---

① 参见卢成棠《梁仲弘蜡丸馆——广东佛山蜡丸始祖》，见孔令仁、李德征主编《中国老字号：药业卷》（第 9 卷），高等教育出版社 1998 年版，第 448 页。

② 参见陈志杰《"梁仲弘祖铺"与佛山成药》，见中国人民政治协商会议广东省佛山市委员会文教体卫委员会编印《佛山文史资料》（第 10 辑），1990 年版，第 144 页。

世纪 60 年代，佛山市联合制药厂更名为"佛山市人民制药厂"，1972 年再定名为"佛山市制药一厂"，1999 年该厂将 49% 的产权转让给原企业内部职工组成的"佛山仲弘有限公司"，51% 产权出让给"香港快喜力有限公司"，产权双方组成"佛山冯了性药业有限公司"。有 400 多年历史的名药及蜡丸馆址一直保存至今，祖铺中现尚存"梁仲弘祖铺"木刻匾额。

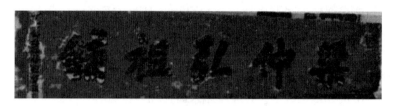

图 2-7　清初"梁仲弘祖铺"招牌，现藏于佛山冯了性药业有限公司

（二）陈李济药店

"陈李济"迄今已有 400 多年的历史，是中华老字号药业，是广东乃至全国历史最悠久的中成药品牌之一，享有"北有同仁堂，南有陈李济"的美誉，与北京同仁堂、杭州胡庆余堂并称我国三大中成药店，品牌跨越明、清、民国、新中国四代。陈李济的创始人陈体全与李升佐均为南海人。据《中华药史纪年》记载，陈李济药厂创立时间是明朝万历二十七年（1599）前后，[①] 陈李济后人陈永涓介绍说："陈李济创建于 1600 年，除史料外，有我家的家谱为证，自太公陈体全至我十一代，代代皆有记载，太公墓冢还在南海。""火兼文武调元手，药辨君臣济世心"，陈李济创业之初即以"同心济世"为宗旨，在海内外享有"古方正药"的盛誉。

陈李济的创立过程，见于地方志记载："南海河清乡人陈体全者，家贫，母病瘫，三年不愈。体全露祷西樵山，凡五十余夜，遇采药翁，出篮中草一茎，方书一卷，授之曰：'嘉子纯孝，草可疗母疾，方书习之，一生衣食勿虑也，然利济之心不可忘。'体全敬谨受教。归进草汁，母病立瘳。勤诵方书，遂精岐黄。治病多奇效，手制丸药，施济贫病，所赖存活无算。时家亦小康矣。好善挈挈，欲设肆以宏利济。尝觅伙，晨叩某甲门，闻其未起，曰：'懒者不足与谋。'归，途遇李氏子，拱立，问何往，体全语之故，李氏子原从受教，鞭笞无怨。体全察其朴诚，订盟合资设肆。榜门大书'陈李济'。李寻卒，余寡妇孤儿，体全抚恤备至……"[②] 李氏子即李升佐，南海西樵人，精通医道，在省城广州大南门己未牌坊下（即今天北京路广州陈李济药厂原址）开设了一间中草药店。他与陈体全的相遇，传说比方志描述得更为细致。据说当日陈体全不小心遗落货款于船上，货款被同船的李升佐拾获，李升佐为人忠厚，在码头等候失主来认领。陈体全回到家中，发现货银丢失，连忙出门一路寻找，

　　① 参见陈新谦编著《中华药史纪年》，中国医药科技出版社 1994 年版，第 152 页。
　　② 宣统《番禺县续志》卷 12《实业志》，见《中国方志丛书》（第 49 号），成文出版社 1967 年影印本，第 189-190 页。

找到码头时，李升佐把拾到的银圆分文不少交还给他。陈体全有感其诚，将李升佐接到家中，欲重金酬谢，被李升佐婉拒。交谈中陈体全知道李升佐经营药店缺少本钱，便坚持拿出一半货银投资李升佐经营的中药店，李升佐谦辞再三后答应下来，当即用红柬写成合伙文书，取陈李二姓，再突出一个"济"字，曰"本钱各出，利益均占，同心济世，长发其祥"，店名"陈李济"由此而来。

陈李济创建后，不断发展。1650 年，陈李济创制乌鸡丸，该产品后来衍生出御用名药乌鸡白凤丸。

1856 年，陈李济在广州十三行开设一间批发所，作为产品输出、洋药原料输入的口岸贸易机构。光绪年间，"帝师"翁同龢为之题写"陈李济"店名，三个鎏金大字至今尚存。

1900 年，英法联军入侵广州，老铺不幸毁于炮火，后人遂将药店暂迁佛山。英法联军战事既平，即复厂广州，佛山为支店。民国初年颁布商标法，"杏和堂"被立案注册成商标，沿用至今。后人记载："当时广东士商入京，多带此丸，以代旅资，用时可以高价售出。"[1] 1922 年，广州总店派遣陈家第十代传人陈少泉和李家第九代传人李澄秋在香港成立分店。1935 年，陈李济又在上海开设支店。1937 年后，陈李济将上海支店移设到新加坡，发展对南洋群岛的业务。1942 年，陈李济在中国澳门新马路开设支店。1948 年，香港支店转往澳门开设。同年又在马来西亚筹办分厂，到中国台湾筹设支店。[2]

新中国成立后，陈李济分别在香港和广州两地发展。

1993 年，陈李济获国家首批"中华老字号"称号。2007 年，"陈李济中药文化"入选"广东省非物质文化遗产目录"。2010 年，陈李济改公司制并创吉尼斯世界纪录，被认定为"正在运作的最古老制药厂"。2013 年，该厂被广东老字号工作委员会直接认定为"广东老字号"。

几百年来，陈李济生产的中成药很多，其中著名的苏合香丸、大活络丸、益母丸、宁坤丸、附子理中丸（如图 2 - 8 所示）等都是蜡壳丸。陈李济蜡丸的生产工艺颇为独特，蜡壳是蜂蜡与木蜡混合铸成的，其制作流程有八大工序，分别是煮蜡、串原子、蘸蜡、锛壳、入丸、封口、剪蒂、盖印。大致是将蜡和油物料混合，加热熔化后，用一个带细柄的圆木球，浸入熔化的蜡料中，提出来冷却，再浸再提，反复多次，使木球形成球状蜡壳，用刀割开蜡壳取出木球，就得两个半球的蜡壳。放入药丸，蜡封，盖上药名印，即成中药蜡丸壳。清代黄佛颐所撰的《广州城坊志》写道："双门底陈李济蜡丸药肆，肇自国初。"[3] 其所载蜡丸生产的时间，在所见记载中为最早，佐证了"陈李济"药店为蜡丸工艺的发明者。1981 年，联合国教科文组织将陈李济药厂的蜡丸生产工艺作为文化遗产拍成纪录片，向世界推广。

① 杨仲绰：《天津"广帮"略记》，见中国人民政治协商会议天津市委员会文史资料研究委员会编《天津文史资料选辑》（第 27 辑），天津人民出版社 1984 年版，第 46 页。

② 参见广州市政协学习和文史资料委员会、广州市地方志编纂委员会办公室编《广州文史·广州老字号》（下册），广东人民出版社 2003 年版，第 4 页。

③ 黄佛颐编纂，钟文点注：《广州城坊志》，暨南大学出版社 1994 年版，第 114 页。

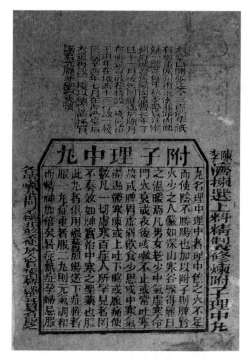

图 2-8　陈李济附子理中丸仿单

（上面列出各地分号地点，现藏于广东中医药博物馆）

（三）黄恒庵蜡丸馆

　　黄恒庵蜡丸馆创始人是黄日赓（1583—1692），字安奏，恒庵为其号，明万历十一年（1583）生于顺德，后移居佛山。少年时由于聪敏好学，他逐渐精通医药之理，便在佛山镇挂牌行医。后来看到药方制成药丸更方便百姓，就开设了黄恒庵蜡丸馆，一边行医，一边售药。① 到了清朝初年，他在黄伞铺投下巨资，建造了一座前店后厂、前铺后居的三合一大宅院，正好坐落在走马路闸门楼的第一间铺位。他先后研制出乌金丸（龟鹿八珍丸）、追风丸、坤宁丸、理中丸等成药，货真价实，疗效确切，由此销路日广，在岭南一带享有盛名。②

　　"黄恒庵"所制的几种蜡丸，以乌金丸（如图 2-9 所示）最有名。此蜡丸以龟板胶、鹿角胶为主药，配以八珍（党参、白术、茯苓、甘草、熟地、当归、川芎、白芍），外加研成粉末的鹿角炭和艾炭，以蜂蜜混合成丸，乌黑发亮，故取名为乌金丸，以示贵重。乌金丸可以提神醒脑、滋阴养气，治疗神经衰弱、腰酸头晕、精神不

---

　　① 参见曾锐峰《科场的良友——"黄恒庵"》，见中国人民政治协商会议广东省佛山市委员会文教体卫委员会编印《佛山文史资料》（第 10 辑），1990 年版，154-156 页。

　　② 参见陈志杰《佛山成药业的祖铺老号》，见中国人民政治协商会议广东省佛山市委员会文教体卫委员会编印《佛山文史资料》（第 10 辑），1990 年版，第 125-126 页。

振、夜尿频多、肾亏耳鸣等证，成为明清两朝科场中的常用药。例如，广州、潮州、嘉应州、惠州、高州、韶州、雷州等州府的试子一般都乐意服用乌金丸，以保持精神振作，即使夙兴夜寐闭门攻读，仍不觉困倦，由是乌金丸名声远播，逐渐推销到福建、江苏、浙江等省，"黄恒庵"生意盛极一时。

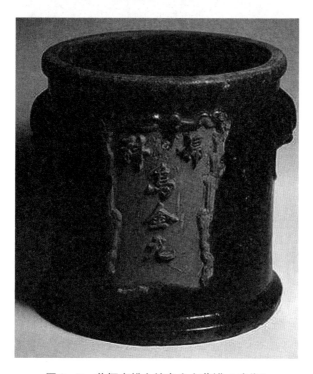

图 2-9　黄恒庵蜡丸馆乌金丸药罐（清代）

康熙三十一年（1692），黄日赓逝世。他的后人秉承他"日后虽身荣显贵，皆不可放弃，永为世业"的教导，发扬普及众生、诚实敬业的精神，坚持选料上乘、精心炮制、绝不偷工减料的宗旨，加上经营有方，使黄恒庵老字号历数百年而不衰。

至清末民初，"黄恒庵"所生产的成药销路更广，除在广州设代理外，还遍及粤北、福建以至新加坡等地。

1956 年全行业公私合营时，"黄恒庵"的经理由黄日赓曾孙黄尧担任，当时各制药行业合并为"佛山联合中药厂"，1957 年再由全行业的"三厂两店"合并为"佛山联合制药厂"。到了改革开放企业转制时，又加入冯了性药业有限公司。1954 年，乌金丸改名为"龟鹿八珍丸"（如图 2-10 所示）。1956 年开始，佛山市各药店所制的中成药都交由市药材公司统一经销，此时龟鹿八珍丸仍有一定销路。后来由于从潮汕运去福建交通不大方便，市药材公司又不派专人去推销，同时原材料供应日渐困难，龟胶、鹿胶一时难找，市药材公司只管统购统销，不管原材料供应，兼之制炼过程比其他中成药复杂，特别是要火煅鹿角、鹿骨和艾骨这一工序，工作艰巨，气味难闻，很多人不愿干，从此龟鹿八珍丸产量逐渐减少，到 1970 年完全停止生产。目前，佛山冯了性药业有限公司有产品名为"乌金丸""龟鹿二胶丸"，但其配方已不相同。

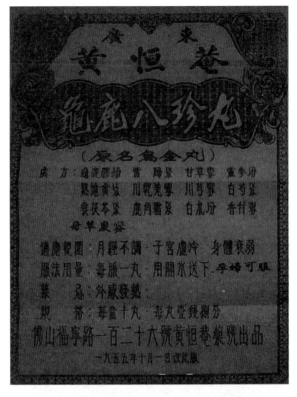

图 2-10 黄恒庵龟鹿八珍丸（乌金丸）广告纸（清代）

黄恒庵蜡丸馆祖铺在新中国成立前夕仍在原址，1930 年佛山镇开马路编为福宁路 102 号，直到 1994 年旧城区改造，祖屋才被全部拆除，遗址在今佛山市禅城区福宁路福宁粮站。

（四）马百良

关于马百良的创始时间，有几种不同的说法。据《广州工商经济史料》（第二辑）记载，马百良药厂始建于清乾隆年间，创始人为马百良，其行医并开设药材店。又制造中成药丸散等制剂，店名贵宁堂马百良。初在佛山镇豆豉巷大街开业，后于 1803—1821 年在广州双门底下街开设分店。[1]《中华药史纪年》也称清乾隆年间，广州马百良药铺开设，店主马百良为一中医，兼售中药，并制销中成药。[2]《中华百年老药铺》则记载马百良药店约创建于清同治年间，创始人为马百良，原址在佛山朝

---

① 参见梁爵文《源远流长的中成药制造业》，见广州市工商业联合会、广州市政协文史资料委员会编印《广州工商经济史料》（第 2 辑），1989 年版，第 111 页。
② 参见陈新谦编著《中华药史纪年》，中国医药科技出版社 1994 年版，第 186 页。

阳街。①《佛山文史资料》（第 10 辑）载清道光年间，马百良在佛山朝阳街开药店，并创制七厘散。② 把后两个记载连在一起看，如果马百良于道光年间就创制七厘散，其开药店的时间当早于此，应不会迟至同治年间。马百良编有《马百良药撮善录》③，成书于 1911 年，书中有清代梁耀枢等官绅所赠联额题词，梁耀枢是同治十年（1871）状元，此时马百良尚健在，故推测马百良药厂也不大可能在乾隆年间创立。综合来看，马百良创立于清道光年间是比较合理的，此时称为贵宁堂马百良。清道光二年（1822）迁往佛山朝阳街，由马松隐祖族谱第十七世马准衡（应即马百良）接任经营后，由国药店发展成为制药厂。

光绪元年（1875），广东马百良药房业务扩展至省城广州，在永汉北路（现北京路），即大南门内双门底开设第一间分店。之后马百良的第四子马可舟继承父业，因业务拓展，在佛山豆豉巷另设新店，以宝炉作商标，后改名为广东马百良药房，主营膏、丹、丸、散、茶、油、酒等，多数成药为自己厂房生产。畅销的成药有百胜珍珠散、七厘散、盐蛇散、人马平安散、参茸戒烟丸、痧气万灵丹、藿香正气丸、附桂八味丸、黎峒丸、熊胆散毒丸。④ 光绪十八年（1892），马百良药房于浆栏街（现浆栏路）开设广州第二间分店。自咸丰年间开办新店以来，"马百良"皆以门口竖立通天清花云石招牌为主要标志。

光绪二十九年（1903），马可舟之子马仲如于香港上环大马路皇后大道中 310 号独资开办分店，为香港创业之始。

宣统二年（1910），广东马百良药房参加南洋药业公会举办的药品展览会，获得医学类的"各种药品"金牌奖，产品"陈皮"则获取医学类银牌奖。宣统三年（1911），马仲如于汕头埠镇邦街开分店。此后相继于 1912 年开设新加坡大马路分店，1913 年开设暹罗（现泰国）京城聘街分店，1914 年开设荷属泗水埠嫦娥友丹街分店，1922 年开设澳门果栏街 27 号分店及工场，1927 年开设荷属八打维亚掌更案街分店，1928 年开设江门食后街分店，1931 年开设广州市太平南路分店，同年于广州花地（现芳村）日升园开设分店。1913 年，马仲如将"宝炉牌"商标在东印度荷兰属地之爪哇荷兰政府注册。1929 年，马仲如又将"宝炉牌"商标在广东进行注册，申请人为"马百良药房马仲如"。1931 年，马仲如鉴于需要与广东马百良药店出品有所区分，将其私人属下的药业改名为粤东马百良仲记药房。

抗日战争期间，据《佛山文史资料》记载，广东马百良药店和粤东马百良仲记药房因各自逃难去了香港，国内外分店皆被迫停业。马百良之子去世后，家业由孙子马仲如、马剑泉等继承。1941 年香港沦陷后，马剑泉回佛山，马仲如回广州，后两人因"宝炉牌"七厘散产生纠纷引起诉讼，结果马剑泉胜诉，"宝炉牌"商标判为佛

---

① 参见民建佛山市委员会编《佛山马百良药店》，见安冠英等编《中华百年老药铺》，中国文史出版社1993 年版，第 469 页。

② 参见梁瑞沧《"马百良"七厘散创办史》，见中国人民政治协商会议广东省佛山市委员会文教体卫委员会编印《佛山文史资料》（第 10 辑），1990 年版，第 172 页。

③ 参见《广东贵宁堂马百良丸散膏丹药酒目录》，清敬慎堂刻本 1911 年版。

④ 参见南海市地方志编纂委员会编《南海县志》，中华书局 2000 年版，第 1131 页。

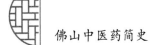

山马百良所有。广州马仲如则将其肖像与"马百良药"图案注册为"象牌"商标，沿用至今。

1949年，广东马百良和粤东马百良皆迁往香港继续经营，原佛山药厂由杨尧先生代理。

1956年公私合营期间，佛山总店与十多家药厂合并改名为佛山联合中药厂。1957年又与三联药厂和源吉林制药厂合并，改名为佛山联合制药厂。① 广州分店于1956年与两仪轩、杨桐竹林、黄体超、江伯昭、梁济时、蛇王福、叶联合、公生药厂和奇和堂成药社等十间药厂组成公私合营马百良联合制药厂，1964年改名为利群药厂，1966年再改名为广州中药四厂。1979年与广州中药一厂合并，目前的名称是广州白云山中一药业有限公司。②

1958年，粤东马百良仲记药房在香港正式注册成为马百良药厂有限公司。1988年，广东马百良药房停止营业，将其注册商标"宝炉牌"售与马百良药厂有限公司。2001年，香港马百良在广东省惠州市成立马百良保健食品（惠州）有限公司，主要研发及生产冰糖燕窝、乌鸡白凤精、传统鸡精、秋梨枇杷密等系列产品。

"七厘散"是马百良治疗小儿惊风的常用药物，创于清朝道光年间，当时，小儿患上惊风病得不到及时医治而夭折的不少。马百良在牛黄、麝香、珍珠、梅片等贵重中药中添加一些全蝎、金蜕、羌活、钩藤等祛风平价药物，药粉用乌金纸、沙纸先行包卷如香烟头大小后，放在腊壳内封固，这样的包装既轻便又可久存不变，适合百姓携带保存。它的分量只有七厘重，故名为"七厘散"。初期，马百良在店中介绍给病者使用，如遇贫困者折半价出售，甚至赠送，使用过的均称赞说疗效高、价钱公道。两三年后逐渐畅销，除佛山外，广州、广西梧州也有销售。到民国初期，马百良以"家有七厘散一盒，唔怕小儿惊风同夜哭"为宣传语，使七厘散广为传播。③

马百良曾将药铺所售各种成药之功效主治编成《马百良药撮善录》，又称《广东贵宁堂马百良丸散膏丹药酒目录》，清末由敬慎堂刻印，现存于广东省立中山图书馆（如图2-11所示）。书中梁耀枢等十位官绅在所赠之联额题词中，称马百良为"大国手"，可见马百良医术高明，常为达官贵人诊治。其中的百胜珍珠散被极力称赞，当是马百良的主要产品之一。《马百良药撮善录》中列有70余种丸、丹、膏、散、药酒及其功效，其中有一些特别的成药如深山正猴竭，书中指出猴竭一药为母猴的月经血块，可去瘀消积定痛，治女性闭经、大人跌打损伤及小孩疳积等病。此外，还有西药正奎宁（正金鸡纳霜）等。④

① 参见梁瑞沧《"马百良"七厘散创办史》，见中国人民政治协商会议广东省佛山市委员会文教体卫委员会编印《佛山文史资料》（第10辑），1990年版，第172页。

② 参见吴长海主编《中一之路》，广东科技出版社2010年版，第16页。

③ 参见梁瑞沧《"马百良"七厘散创办史》，见中国人民政治协商会议广东省佛山市委员会文教体卫委员会编印《佛山文史资料》（第10辑），1990年版，第172-174页。

④ 《广东贵宁堂马百良丸散膏丹药酒目录》，清敬慎堂刻本1911年版。

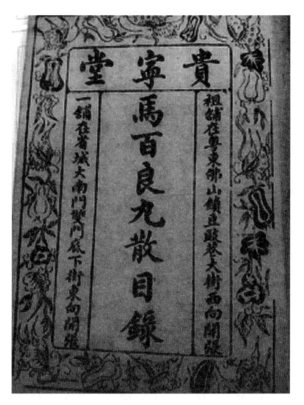

图 2-11 《广东贵宁堂马百良丸散膏丹药酒目录》书影
（清末由敬慎堂刻印，现存于广东省立中山图书馆）

（五）冯了性

冯了性的创始时间有四个说法：一是从"冯了性"正式的商号算起（1659 年）；二是从冯了性父亲冯炳阳开药铺算起，据推算是冯炳阳 35 岁时即明朝万历年间（1604 年）；三是以目前"冯了性"所涵盖的佛山最老的药店梁仲弘蜡丸馆算起（1573 年）；四是从公私合营建立佛山联合制药厂算起。[①] 由于这里说的是"冯了性"这个老字号的发展历史，而非公私合营时合并梁仲弘蜡丸馆等字号的现代冯了性，故创始时间应从冯炳阳开药铺的明朝万历年间算起。

冯了性祖籍广东省江门市新会区荷塘乡龙田村。据《始平族谱》记载，冯了性为该族协吾祖 11 世，其祖父冯瑞参，号意蓝。其父冯国琳，号炳阳，生于明万历十七年（1589）。冯国琳娶继室张氏生冯了性。冯了性，名嘉会，号了性，生于明崇祯三年（1630）九月十五日。[②] 冯国琳粗通医道和药理，在家乡新会开设药铺，凭着多

---

① 参见邬威尧主编《古今印证 佛药冯了性：佛山冯了性药业有限公司发展史》，广东科技出版社 2012 年版，第 14 页。

② 参见赵茂松、林国富《冯了性族谱惊现荷塘》，载《广东史志》2004 年第 1 期。

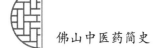

年行医实践，几经研究试验，创制了一种药酒，用于医治风湿跌打等病疾，取名"万应药酒"〔《佛山文史资料》（第 10 辑）名"发汗药酒"〕，初为自用，赠予街坊乡民，后发现疗效确切，前来购药者渐多。①

对于药铺后续的发展有两种说法：朱盛山②、辛年香③等学者认为是冯炳阳看准了佛山成药业发展的势头，遂为扩大经营，于万历年间（约 1615 年）将药铺迁至佛山；而《佛山文史资料》（第 10 辑）及《佛山人物志》则认为药铺迁往佛山是冯炳阳去世后，冯了性看准时势发展所做的决定。同样，药铺迁到佛山后都是在正埠渡头（今汾宁路一带）搭一个棚子出售药酒。

父母历来虔诚礼佛，冯了性深受影响，向往佛学。青年时，抱着慈怀济世的愿望，为进一步提高"万应药酒"的功效，他游历了不少名山古刹，遍访名医高僧，一度削发修行，既练武功又潜心求学。在修行期间，方丈赐名"了性"，故"了性"从此而来。④

经冯了性的潜心研究和临床观察，药酒的配方及制作工艺日臻完善。1659 年，冯了性主持药铺的经营后，即把万应药酒改名为"冯了性风湿跌打药酒"，将药坊定名为"冯了性药铺"，以此向赐教的佛门高僧致敬。冯了性风湿跌打药酒以祛风湿药物丁公藤为主，佐以麻黄、桂枝、泽泻、乳香、厚朴、木香、枳壳等药，用纯正白酒浸泡而成，具有祛风逐湿、消淤止痛的功效，适用于风湿骨痛、手足麻木、腰酸腿痛、跌打撞伤诸症，可口服亦可外搽。药酒有严格的制作要求，主要药物拌蒸两小时，然后全部药物浸入 45 度白酒中，夏季浸 30 天，冬季浸 45 天，然后去渣，将药酒静置澄清，反复过滤后灌装而成。清代《验方新编》曾载有饮用冯了性药酒的真实案例：有人风瘫，一身四体不能转动，百药不效，后服冯了性药酒一钱，浑身出汗，上呕下泻，半日后行动如常，用药调理，霍然痊愈，神效非常。又有一少年风瘫，先饮此酒五钱不效，后渐至一两始见功效。此少年体壮者，饮之无碍。若为体虚者及老年人，不宜多饮。此酒广东佛山镇并省城及广西省城有买，并有药单。⑤

药铺除了生产冯了性风湿跌打药酒外，还生产其他跌打药品，在当时被称为"药王"。佛山为粤剧艺人汇聚地，武馆多，训练打斗过程中容易受伤，且其冶炼业发达，工伤频发，故价格低廉的冯了性风湿跌打药酒尤其走俏。清康熙年间，冯了性在原药棚地址上设店经营，并用自己的名号"冯了性"为酒名及店号，远近驰名。道光年间达到了鼎盛时期，实行医药一体化，产品风行全国。清嘉庆五年（1800），其后人还在广州小市街（今解放南路）开设分店，接着在上海和港澳等地也设有分店，产品远销美洲及东南亚各国。至清末，随着家族的扩大，一些后人在江西、湖南、浙江、苏州等地自立门户，设厂生产、销售冯了性风湿跌打药酒，为当地人解除病痛。自此，冯了性及其药酒名声遍及中华大地，深入人心。

---

① 参见辛年香《企业档案与百年老字号》，载《科技视界》2013 年第 32 期，第 237 页。

② 参见朱盛山、聂阳《传统岭南药业简介》，见《2006 第六届中国药学会学术年会论文集》，2006 年。

③ 参见辛年香《企业档案与百年老字号》，载《科技视界》2013 年第 32 期，第 237 页。

④ 参见任流《佛山药王》，花城出版社 2003 年版。

⑤ 〔清〕鲍相璈编辑，〔清〕梅启照增辑：《验方新编》（上册），人民卫生出版社 2007 年版，第 495—496 页。

1938 年，抗日战争中日本侵略军攻占了佛山，时任冯了性药铺司理、执掌生产经营大权的冯少刍（冯了性第九代孙）眼见店铺被毁，只身逃难到香港，唯有在叙春园酒庄借一席之地继续经营冯了性风湿跌打药酒。1941 年，太平洋战争爆发，香港被日军占领，冯少刍被迫歇业，1944 年在佛山病逝。

新中国成立后，1956 年公私合营，由冯翰当家的"冯了性"药铺并入国药商店。1957 年，国药商店改名为佛山制药厂，1958 年并入佛山联合制药厂。2000 年，恢复"冯了性药铺"老字号，定名为"佛山冯了性药业有限公司"（详见第四章）。

下面图 2－12、图 2－13 是广东中医药博物馆收藏的冯了性药酒的瓶罐。

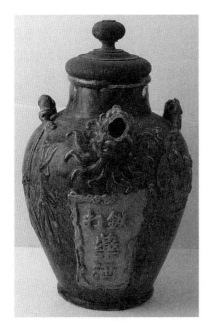

图 2－12　冯了性"跌打药酒"罐（清代），现藏于广东中医药博物馆

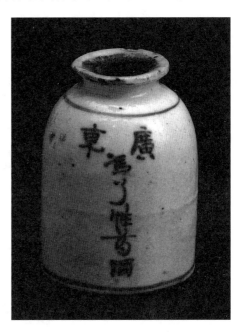

图 2－13　"广东冯了性药酒"青花药瓶（清代），现藏于广东中医药博物馆

（六）何明性堂

何明性堂创始于清初顺治八年（1651）前后，创始人是广东省南海县烟桥乡何宗玉、何君泰叔侄二人，店址在广州五仙门外直街，初期经营生草药，后增加熟药饮片。

开业不久，遭火灾烧毁，何明性堂在原址重建后改为售卖熟药饮片为主，兼制售一些丸散膏茶等中成药制剂。因为邻近珠江河畔，来往客商较多，河畔又泊有花舫妓艇，所以多有歌姬、妓女患病来寻医问药，生意日渐兴旺。针对客户对象，经过几代人的经营，何明性堂放弃了薄利的生熟药饮片，改为专业制造中成药制剂，产品中以双料神效撞红丸（小丸）最畅销，其产品商标为"李铁拐葫芦"，在中、英政府注册，行销中外。

1942年，何明性堂在香港开设分店，名为"省港何明性堂"。日军侵占广州时，迁至太平南路108号经营，名称为"粤东何明性堂"（如图2-14所示）。抗日战争结束后，迁回五仙门原址复业。其间，1953年开始，何明性堂一改从原料投产到成品包装全手工操作为制丸用电动铜缸辘丸。1955年全年总产值为5.6万元，职工10人，1956年参加全行业公私合营，并入李众胜制药厂，1965年李众胜制药厂更名为"广州中药三厂"，后于1989年5月复名为"李众胜制药厂"，现属于国药集团冯了性（佛山）药业有限公司。

何明性堂最著名的产品为"双料神效撞红丸"，其功能包括但不限于滑大肠、解热毒、去积滞、清胃热、除百毒、治撞红等。成人每日一樽。妇女妊娠、产后忌用。成分包括大黄、栀子、黄芩、车前子等。对常年生活在水边及密集的性行为所引起的各种症状有保健与治疗功效。当时旅居东南亚的华侨多以此丸为清凉药剂使用。

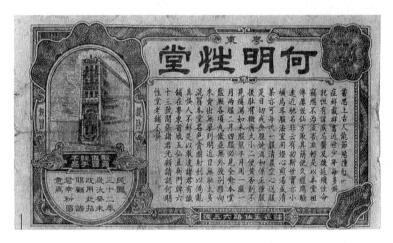

图2-14　何明性堂防伪券（1943年）

（七）保滋堂潘务庵

关于保滋堂的创办时间，有多种说法。据潘氏后人潘大山在公私合营进行企业登记时，填写的创建时间为明嘉靖三年（1524）[①]，《广东医药工业志》登载的创建时间是1713年，也有说法是清代康熙八年（1669）。这些时间均无法确切考证。

保滋堂创始人潘务庵，据说是广东番禺人，从小聪敏好学，精研医学。后来在广州双门底（又名四牌楼，即今北京南路）开办了保滋堂药店，既诊病又制售中成药。在经营过程中，潘氏注意收集民间验方，将素日所藏之治疗小儿惊跳、痰鸣、夜啼、

[①]　参见曾锐峰《潘务庵与保滋堂》，见中国人民政治协商会议广东省佛山市委员会文教体卫委员会编印《佛山文史资料》（第10辑），1990年版，第160页。

发热等症状有效的药方，根据自己以往治病的经验，以疏风清热、化痰定惊为主治，研制出保婴丹（又名通关散），所用药材包括珍珠、牛黄、冰片、麝香、琥珀、朱砂、蝉虫、天麻、天竺黄、白僵蚕、全蝎、防风、钩藤、白附子等。首创蜡壳包装散剂的方法，有效地防止药品受潮，使其便于长期保存和取用，面世以后，治疗效果良好，一时供不应求，成为当时治疗小儿急惊风的良药，在民间获得极好的口碑。

清道光二十六年（1846），为扩大经营，保滋堂由广州双门底迁到浆栏街开设总店，经营熟药饮片，兼售自产的中成药制剂。该店发展较快，迅速成为当时广州西关一带声名颇著的药材店和成药作坊。该店原是潘姓独资经营，传至第四代时，适逢清咸丰年间洪秀全领导的太平天国起义震动四方，为避免战火，1857 年保滋堂在佛山豆豉巷开设支店，聘亲戚南海人关作杰为司理，其中一房子孙把自己份额股金也转让给潘氏，自此保滋堂为潘、关两姓合伙。后来关作杰的孙子关应镛继任司理经营，佛山保滋堂业务也很兴旺。[①] 其后，保滋堂又先后在香港、梧州、潮州等地开设分店。

1932 年，部分子孙迁移至香港，继续设厂生产祖传中成药，并自置物业于皇后大道中 242 号，产品以销售东南亚市场为主。

新中国成立后，1956 年 6 月 1 日，由广州保滋堂、崇佛氏、梁财信、黄中璜、刘贻斋、卢畅修堂、杨觉庵、杏春园共 8 个私营厂合并组成公私合营保滋堂联合制药厂，同年 7 月又并入子记、祥记、泰记、宝山、杏林堂 5 个小厂。1961 年，公私合营保滋堂联合制药厂又与公私合营迁善堂联合制药厂及地方国营为群磨粉厂合并，组成了保滋堂联合制药厂，现为广州中药一厂的组成部分。而佛山保滋堂先是合并到佛山联合制药厂，现在则成为国药集团冯了性（佛山）药业有限公司的组成部分。2011 年，"保滋堂保婴丹制作技艺"被列入第三批国家级非物质文化遗产扩展项目名录中的传统医药类名录。其特点是从组方、药效、剂型乃至包装，都一丝不苟地以古法为准则，是目前唯一坚持以蜡壳进行包装的散剂成药。

香港方面，潘氏后人于 1973 年正式注册保滋堂潘务庵制药厂，厂址位于香港九龙观塘开源道 47 号。数年前，保滋堂相继结束香港和澳门的门市部，以外销为主，专注于东南亚市场。2010 年，在其第 22 代传人潘宝森掌舵下，保滋堂重返香港销售市场。八宝珠珀保婴丹产品（如图 2-15 所示）荣获香港中药业协会"2011 至爱优质百年品牌大奖"。

①　参见曾锐峰《潘务庵与保滋堂》，见中国人民政治协商会议广东省佛山市委员会文教体卫委员会编印《佛山文史资料》（第 10 辑），1990 年版，第 158 页。

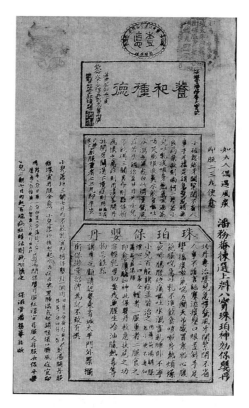

图 2-15　保滋堂潘务庵珠珀保婴丹广告，现藏于广东中医药博物馆

第三章　近代的佛山中医药（1840—1949 年）

从 1840 年鸦片战争爆发到 1949 年中华人民共和国成立之前，是中国近代历史时期。这个时期，广东的经济依然比较繁荣，尤其是香港开埠后，促进了出口贸易的发展。与此同时，西方文化开始广泛地影响中国，西方医学在广东地区逐渐立足，促使中医药产生变革，形成中西医学并存局面。更重要的是，中医药学仍然以其临床实践的有效性继续发展，成为近代佛山医学主流。

第一节　西方医学的传入与影响

一、西方医学的传入

清朝的广东作为对外通商的主要省份，较早受到西方医学的影响。一些西方传教士医师在晚清时纷纷来到广东，1840 年鸦片战争后更多，并且建立了西医医院。美国传教士医师伯驾于 1836 年在广州建立眼科医局，即后来的博济医院，也是内地最早的西医医院。

19 世纪 80 年代，英国循道公会先后派遣了多位传教士来到佛山传教。其中，既是牧师又是医师的英国传教士查尔斯·云仁（Charles Wenyon）于 1881 年 4 月来到佛山，在永兴街的福音堂展开行医工作，短短的几个月内，接诊了约 6000 个病人，并做了约 50 个手术。1881 年 10 月，云仁在佛山鹰咀沙缸瓦栏创办了广济医局。1883 年，云仁招收 7 名学员来学习西医，学生在医院要接受 3 年的培训。1890 年，广济医局迁到佛山镇太平坊，改名为循道西医院。1893 年，晏惠霖接任该院院长，继之开办了西医学堂培养学生。1908 年，医院更名为"西医院"，一直开办至今，即现在佛山市第一人民医院的前身。西医医疗与教学机构的出现，使佛山出现了中医、西医两种医学并存的局面。近代西方医学有其优势，逐渐为国人所接受，而且对中医产生了影响，民国《佛山忠义乡志》载："西医院……院内设有留医所，房屋整洁，服役亦周到，人咸称便……中医生多有从而就学者，以故镇内西医日渐推广。"[①]

---

① 民国《佛山忠义乡志》卷 7《善堂·西医院》，见《中国地方志集成·乡镇志专辑》（第 30 册），江苏古籍出版社 1992 年影印本，第 398 页。

二、关于中西医的讨论

不仅医学界，社会上也有许多关于中西医的讨论。由于有些西医傲慢自大，攻击中医，近代佛山籍著名小说家吴趼人，在其短篇笔记小说《红痧》后发表议论说：

> 西医非不可备一格……有狂悖之徒，就医学于彼族，犹未毕业，即狂吠而言曰："中医将绝于世界。"信斯言也，是中医徒杀人，而不能救人者也。不然，曷至于是？然则公之祖若宗时，为无西医之时代，公之祖若宗，胡为不皆死于医？而犹得传种以逮于公也……①

吴趼人批评这种无知之论，并举例指出中西医各有长处，如一个眼病者西医治一月不愈，中医"两剂有效，五剂而瘳"；另一例"虚怯"，中医说要治一年，而西医用药两周即愈。因此，吴趼人说："西医固未可尽诬，吾特恶夫挟西医以诬中医者耳。"这种观念在当时有一定的代表性。

甚至在地方志中也出现了关于中西医的讨论，如民国《佛山忠义乡志》编纂者在介绍西医院时评论说：

> 按医法用药，中西不同。中法用汤剂，而西法专用药水。病者以无方可稽，且虑药性猛烈，恒畏忌之而未敢尝试，是以传播日久迄不能盛行。大抵中医长于切脉，西医长于解剖。中国自华元化以矜奇取祸，解剖之法后遂失传。即有秘授而习之者寡良。由中国于五常之性，最重仁慈，虽宰割犬豕，见之尚有怵惕恻隐之心，况在人类？苟非万不得已，仍不愿以体肤行险，侥幸图存。习惯性成，骤难改变矣。
>
> 窃尝谓医学专门，各臻诣极，中医导源《灵》《素》，扁鹊之神，仲景之圣，其能以切脉洞见五脏症结，断非西医所及。而西医事事求实，不尚空谈，能以剖腹取出肝肠，洗刮而缝合之，其敏捷精微亦断非中医所及。故有时中医束手，而西医得以别法挽回之；亦有时西医不效，而中医反以常法调治之。其间长短互形，有无庸见争门户者。泰山河海同纳壤流，相辅并行，是亦中外一家之渐也。②

评论中分析了古代中医解剖学不发达的原因，并认为西医不尚空谈，外科手术精良，可补中医不足；提出不应有门户之争，中西医可以"相辅并行"。这反映了当时

---

① 〔清〕吴趼人：《红痧》，见卢叔度辑校《我佛山人短篇小说集》，花城出版社1984年版，第168－169页。

② 民国《佛山忠义乡志》卷7《善堂·西医院》，见《中国地方志集成·乡镇志专辑》（第30册），江苏古籍出版社1992年影印本，第398－399页。

社会人士对于中西医学加强合作的愿望。

三、医学制度改良与"中西医汇通"思潮

西方医学的传入，在中医界引发了三种反应。第一种是"国粹主义"，反对西医。第二种是民族虚无主义，主张全盘废除中医，接受西医，从而引起了近代"废止中医案"事件的发生。第三种，则代表了当时大多数中医界人士对西方医学的态度，希望能吸收西医之长，发展中医，从而产生了医学制度改良及"中西医汇通"思潮。

南海梁龙章了解到西式医药卫生制度的积极作用，从中比照出中国医学存在的问题。他说："西国论华医，谓中国公家无试医科大吏，无提倡、无毕业出身明文。既乏专门教育，医学固无根底。""在西国学医不同，选少年聪颖子弟，入院读医书，学人形图，究五脏生长，审六腑气化，明大经大络毛络孙络筋骨窍道气血隧道，知化学，考药石，制药水，学成乃得与试，如超拔高等，国中荣之。有毕业纸，然后挂牌医人，主权甚大。而国家即有差，分派皇家大医院、水陆师船，有兼数缺，每年薪金，多则数万，少则数千。此与中国异也。""西人真有专门之学乃敢治病，且本国多少博学之士，纵有学贯天人之才，非习专门亦不敢干预医事也。"而且西医学比较规范，"更请三五医亦同一治法，无两歧也"。相反，中国是"举国皆医"，"无论九流三教，科甲举贡生员，读书不第，涉猎医书，皆称儒医"，医生又各立门户，或称伤寒，"诊皆寒证"，或执温病，"诊皆热证"，"又有专用升散，不计已传经未传经，不知仲景谓误伤少阴、误汗亡阳之戒，竟执十余味药可称名医"，难怪西人"谓中国医学废弛，流品最杂，无专门医学"。他还认为，中国的医学研究缺乏知识产权保护，"如甲午考究疫核，古无此证，有能创出方论，继其后者改头换面，各出一方，论称为己能，遂致千百方论遍贴街衢，令病人无所适从。西医则不然，凡考一症，即将其心法布告国中，表扬其事，如创始之人未必尽善，继其后者必颂扬此人创始之心法，执其议论，是优是劣。纵后有人考究更精于前法，必择其某条善某条不善，精益求精，以续其美，不没创始之能者"。故他认为中国实在应以变政为急务，无论中外，亦有所长亦有所短，是在能取彼之所长补我之所短焉。梁龙章寄望于将来变法，即使"一时不能尽行其言"，"存此一议，安知异日不施行也"。①

晚清洋务运动所提出的"中学为体，西学为用"的思想，促进了中西医汇通思想的发展。中医人士接触、学习西医知识，比较中西医学，汇通各种各样的理念、观点、方法。佛山代表性的医家有朱沛文、谭次仲。朱沛文著《华洋脏象约纂》，通过客观比较两种医学，进一步确立了中医的价值，并阐明了中西医认知方法的异同，对中西医汇通进行深层次的思考；谭次仲则是"中医科学化"的著名倡导人之一，著《中医与科学》，主张中医应当"科学化"，以达到"理真效确"。二人学术观点详见本章第五节医学人物及其医学成就（汇通类）。

---

① 〔清〕梁龙章：《辨证求真》，广州十八甫维新印务局1905年版，第10-12页。

第二节　争取中医权利的活动

1929 年 2 月，南京国民政府卫生部第一届中央卫生委员会行政会议召开，会上由日本留学归来的西医余岩（字云岫）提出《废止旧医以扫除医事卫生之障碍案》，主旨是仿效日本，逐步废止中医。该案不但将中医贬为"旧医"，并且提出一系列具体措施，包括对"旧医"进行一次性登记注册，禁止成立"旧医"学校和禁止报刊宣传"旧医"等。由于第一届中央卫生委员会的委员全部是有西医背景的人员，因此余岩的议案在会上得以通过，并形成有关废止中医的决议案。该委员会是为卫生部出台和施行医疗卫生政策提供专业意见的机构，其决议案交到卫生部之后，很有可能会变成行政法规并落实执行。因此，此事传出，顿时引起社会各界和全国中医药界的高度关注，纷纷表示强烈抗议。广东各中医团体纷纷通电抗争，佛山中医药人士也积极行动起来。当时杂志报道说："在医界方面，固已奔走呼号，分头联络；而药界方面，因唇齿之关系，亦集行讨论以力争。"包括整个佛山商业界都表态支持中医，"一则以中药一项，系天然国产，而年中直接行销国内国外者，达数万万元，至制为丸散药品行销寰球者，为数尤巨；二则以民命所关，盖社会人民因经验历久之故，而信仰中医药者，实占国民百分之九十，故对于此案，尤多表示为中医药界不值，主张起而援助中医药界，以保国粹而挽医权者亦甚众"①。佛山中医药界组织的广东佛山中医中药联合会派代表参加了 1929 年 3 月 17 日在上海举行的全国医药团体大会，选举代表向政府请愿和抗议。在全国中医药界的力争下，南京国民政府卫生部表态不会执行废止中医的决议案。

佛山南海籍人梁慕周当时担任广东中医公会编辑部主任，即受公会之托，着手撰写了《广东中医公会、医学卫生社全体同仁为中央卫委余岩议废中医中药案宣言》，另一题为《中医药关于全国存亡生死之宣言书》，强烈地表达广东中医界的声音。全文较长，开首明义地指出："全国医药团体总联合会、全国各界同胞、海外华侨各界同胞公鉴：我国医药，开化最早，冠甲全国。汉代长沙，大成备集，后世医学，遂得其宗，亦盛至今，病人称利，对症疗治，药到皆春。何物余岩，身居公仆，中央卫委，议废中医，丧心病狂，绝伦荒谬……天地为之震怒，风雨为之呼号，全国数百万中医农工商药界为之怒发而冲冠！"继之，梁慕周一一列举近代多个中医服务社会取得良好效果的事例，又一一对比中医诊断、治病、骨伤、疫病等方面的治疗优势，强调指出："余岩援科学系统，欲以此睥中医，岂知中医有中医科学，中医有中医系统，我不能将中医科学强西医以就我，西医亦安能将西医科学强我以就西医？"斩钉截铁地立誓："我中医集合大群，宁使天可崩，地可裂，川可竭，山可颓，而我众志成城之中医，则确乎其不可拔！"并充满信心地向西医发出挑战："治病无论中西，

---

①　佚名：《佛山》，载《广东医药月报》1929 年第 3 期，第 30－31 页。

应以治愈人为归宿。西医如不服，应请同往医院，取出病人二百，中西医各治一百，本会（社）无论寅卯辰时，皆可派出中医与西医比赛，请西医先承认比赛，而后乃可驳之！"① 这份檄文，可谓 1929 年中医抗争中的最强音，大大振奋了中医界的信心，也赢得了社会人士的广泛支持。最终在全国的抗议声浪中，南京国民政府卫生部宣布不实行中央卫生委员会的该项决议案。1931 年中央国医馆成立，梁慕周被推选为广东代表之一赴南京出席了成立大会。

第三节　中医药发展的新变化

晚清民国时期，西学东渐带来了各种新生事物，而中国旧有文化则受到各种各样的冲击。中医作为传统文化的一部分，也难免受到影响。但中医作为一门实用科学，有着不容否定的实践价值，因此仍然得到国人的信赖。佛山中医与全国中医界一起，既坚决维持中医学术的传承，又不断紧跟时代步伐进行革新，如参与组建中医药社团、学校、国医馆等，实施执业考试。

一、近代中医药社团与中医学校

（一）中医药社团

古代中医多以家传方式发展，学术环境相对封闭，少有学术交流。而近代传入中国的西医，在中国建立学术团体，组织各种学术活动，社会影响不断扩大。受到新生事物的影响，中医界也认识到加强交流、组织社团对发展学术有积极意义。近代佛山组织的中医药社团有中医公会、佛山中医中药联合会、灵兰医学研究社等，近代较早的中医社团组织——医学求益社的发起者亦为佛山南海人士，且最初设址在南海，在此一并介绍。

1. 中医公会

民国时期，在政府主导下，各行业相继成立职业性团体。南海、佛山都成立了中医公会。1927 年，广东中医公会佛山分会的执行委员有吴虚谷、李明秋、明仁三、钟伯石、尹少侣、孔信儒、盛光廷、杨宜本、吴乐天、罗作舟、吴尚英 11 人，监察委员有罗梯云、吴赤云、冯德瑜 3 人，候补执行委员有马小郑、黄梓惠、何瑶溪、麦壁韶、吴荣芬等人。

抗日战争胜利后，1945 年 10 月 14 日，由李广海、陈典周、何炳楠、邓丽程、邝楚枢 5 人筹备成立南海县中医师公会，次年 1 月 24 日在佛山南擎街南擎庙正式成

① 梁慕周：《广东中医公会、医学卫生社全体同仁为中央卫委余岩议废中医中药案宣言》，1929 年，广东中医药博物馆藏。

佛山中医药简史

立，有会员 108 人，其中男 105 人，女 3 人。推选陈典周为理事长，钟伯石、何炳楠为常务理事，罗家俊、黄伟棠、朱渭中、罗海清、李君曼、罗仁伯为理事，吴满福为监事。① （如图 3-1、图 3-2 所示）

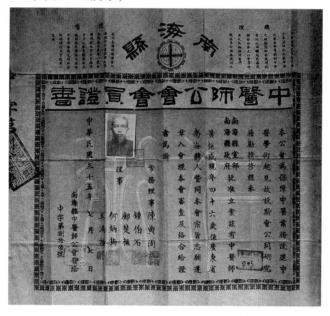

图 3-1　南海县中医师公会证书（1946 年）

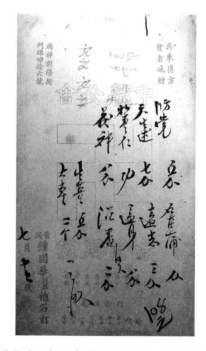

图 3-2　南海县中医师公会钟伯石处方笺，现藏于佛山市博物馆

---

① 参见佛山市卫生局编《佛山市卫生志》，佛山市卫生局 1989 年版，第 10 页。

2. 佛山中医中药联合会

1929 年，佛山中医药界为了抗争南京国民政府卫生部通过的"废止旧医案"，组织了广东佛山中医中药联合会，派代表参加了 1929 年 3 月 17 日在上海举行的全国医药团体大会，选举代表向政府请愿和抗议。

3. 灵兰医学研究社

1947 年，陈典周与吴满福、李广海、黄伟堂、钟伯石、何炳楠、吴虚谷、吴采南、罗仁伯、李君曼、邓丽程、邝楚枢等在佛山成立灵兰医学研究社，开展学术研究，并开办了一间灵兰藏书馆，提供医学书籍供人免费阅览。

4. 医学求益社

除了上述佛山社团组织，佛山南海中医人士还于 1906 年发起成立了近代较早的中医社团组织——医学求益社。该社的宗旨是"欲合中西一炉而熔铸之"，发起人黎棣初（南海县神安司江心乡人）、李珮臣（南海县神安司盐步乡人）、罗擎硕（南海县神安司横江乡人）、李耀常（南海县神安司盐步乡人）、罗熙如（南海县江浦司龙畔乡人）等，大多属南海县人，后来逐渐增加了全省各地会员。1906 年，医学求益社设址于南海横江墟，后来迁至广州仙湖街，1909 年在广州正式立案。该社"每月发题问难，借资讨论，并附赠医"①，其中不少讨论就涉及中西医的比较。其会员的讨论文章经评比后还张榜到各地，其"贴课榜处"包括南海的佛山万善堂、大沥墟与仁善堂、盐步九图会馆和顺德的乐从墟、碧江村等，可见其影响力之广泛。

（二）国医馆

1929 年，南京国民政府卫生部中央卫生委员会通过"废止旧医"的决议案，广东各中医团体纷纷抗争，最终在全国中医同人的努力下决议案被废止。为了使中医药从根本上摆脱被废止的危机，中医界有识之士认识到，必须努力争取在政府的卫生行政机构中有一席之地。在全国中医药界人士的努力下，1931 年，南京国民政府成立了中央国医馆。按照中央国医馆的组织章程，全国各地得以建立分馆、支馆等机构，广东省国医分馆及各县市支馆也相继成立。1932 年，广东省国医分馆成立，邹殿邦为馆长，后由邹尧常为代馆长。广东省国医分馆先后制定了《广东省国医分馆各县支馆组织章程》和《广东省国医分馆各县支馆董事会章程》，陆续在各县成立支馆。1932 年 10 月，顺德国医支馆成立，馆长为杨纪支，副馆长为罗朝泰。南海国医支馆则于 1936 年成立，抗日战争胜利后复办，馆长为陈典周。

不过，由于政府对中医缺乏实质性支持，各地国医分馆经费不足，难以开展实质性的工作。例如，广东国医分馆多次致函各地政府要为国医支馆提供业务经费，但多未被理会。顺德县政府一直以"地方款收入不敷甚巨，一俟收入充裕时遵拨"② 为答

---

① 宣统《南海县志》卷 6《建置略》，见《中国方志丛书·华南地方》（第 181 号），成文出版社 1974 年影印本，第 689 页。

② 《广东国医分馆联合办事处公文》，广州市档案馆藏，全宗号 10，目录号 4，案卷号 1241，第 28 – 29 页。

复，实际上始终没有拨付。顺德国医支馆为了筹设治疗所为贫病失医者治病，馆长杨纪支不得不多次到广州市向顺德同乡募捐。

国医馆是近代中医废存之争后，当时的南京国民政府为调和各方面矛盾而设置的介乎官方和民间的组织机构，尽管成就有限，但它仍然在整理中医学术和维护中医药界权益等方面做了有益的探索。

（三）中医教育

传统中医的教学以家传师承为主，在近代废科举兴学堂之后，人们逐渐认识到学校教育在培养人才方面的优势。但在1912年"中华民国"成立之后，政府在实行新的教育学制，制订各科学校规程时，在医科方面只有西医而无中医，这引起各界的关注。但是，政府教育部门面对质询，反而声称中医不科学，拒绝将中医纳入学制。这种歧视中医的做法，激起全国中医界人士的愤怒，他们开展了联合抗争。当时，广东中医药界除了派人参与集会请愿积极抗争外，还决心以实际行动来发展中医教育。

民国时期南方最大的中医学校——广东中医药专门学校①的筹办主席及首任校长卢乃潼为广东顺德人。卢乃潼（1849—1927）（如图3-3所示），字清辉，号梓川，是广东近代著名的教育家暨中医学教育家，历任广东咨议局议长，广州菊坡精舍、学海堂书院（均为广州一中前身）学长，广雅书院（广雅中学）院长，广州中学（由羊城、越华两书院合设）校长。

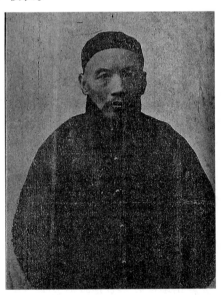

图3-3　广东中医药专门学校首任校长卢乃潼

---

① "广东中医药专科学校"原名"广东中医药专门学校"。广东中医药专门学校于1924年在广州建立，因1938年抗日战争时期广州沦陷，学校迁往香港办学，广州光复后一年，学校在广州复办，更名为"广东中医药专科学校"。1953年改制为广东省中医进修学校，1956年被广州中医学院合并。

1913 年，广州、香港等地中医药界人士集会，决议集资开办中医学校，公推卢乃潼为筹办主席。经过 11 年的艰难筹办，始建成校舍并获得政府立案，于 1924 年正式开学，卢乃潼为首任校长。他在职期间，不受薪金，全当义务。晚年卢乃潼以社会名人、著名绅士的身份积极投身中医教育，对广东中医药专门学校的创办发挥不可替代的作用。继任校长陈任枚为广东南海人。学校的主要教师都来自现在的佛山，如教务主任廖景曾、针灸学教授梁慕周、妇科学教授谢泽霖、外科赠医主任兼伤科学教授管炎威，以及梁湘岩、谭次仲等教师均为南海籍，儿科学教授古昭典为三水籍，温病教授刘赤选为顺德籍等。该校为岭南地区的中医教育做出了巨大贡献，培养了大批优秀的中医药人才，为 1956 年广州中医学院的创办奠定了基础。

另据记载，顺德还成立过顺德国医学校，具体情况不详。

二、民国时期的中医考试

根据记载，1929 年，佛山私人开业的中医生有 24 人，西医生 13 人，助产士 5 人，牙医 23 人。接生留产所 3 间，登有广告的中药铺 76 间，西药（兼卖中药）房 11 间，专售或兼售膏、丹、丸、散及药油、药酒类店铺 53 间。从中药店的间数可以看出，当时有许多坐堂医生没有自己登广告，所以中医生的人数实际上不止 24 人。[1]而随着卫生行政的实施，政府对中医的业务逐渐加强了管理。南海县成立了中医公会，名医陈典周等担任常务理事。1931 年，南海县开始实施中医考试，县政府指出：

> 医师良方，关系民众生命甚大，南海中医，以前并未经过政府审定，亦并无经过学校研习，其经验深湛、医理详明者，固属有之，但率尔悬壶，视人命为儿戏者，在所不免。县政府为保障人民生命安全计，特定举行中医考试。[2]

1931 年，南海县发布《南海县中医考试章程》，规定的应考资格为"年在二十五岁以上，六十岁以下"，并符合三个条件之一，即"（一）中医学校毕业者，（二）行医十年以上者，（三）素习中医学术者"[3]。考试分笔试与口试两部分。笔试科目包括内科、外科、儿科、妇科、眼科，口试科目包括内科问答、外科问答、儿科问答、妇科问答、眼科问答。同时，颁布《南海县中医考试委员会规则》，确定考试委员会由 9 人组成，县卫生课长兼任主席委员，另卫生课一人、县政府函聘经政府注册的中医 4 人、县属正式立案中医团体 3 人。事先由委员会成员按 2 倍数量出题，然后由主席委员圈定一套题目呈送县政府确定。考试后，所有试卷密封好，先平均分配给各位阅卷委员评分，然后再交换评分，要求各科的每个积分都达到 60 分以上，才能参加最后平均计分，计平均得分后再由主席委员复审确定。按要求必须平均分达到 70 分

① 参见佛山市卫生局编《佛山市卫生志》，佛山市卫生局 1989 年版，第 11 页。
② 《县政府举行中医考试》，载《南海县政季报》1931 年第 6、7 期合刊，第 338－339 页。
③ 《南海县中医考试章程》，载《南海县政季报》1931 年第 6、7 期合刊，第 78－79 页。

以上方为及格。1931 年举行的中医考试，所聘的 4 位中医委员是崔六桥、管炎威、吴虚谷、李广海，由中医公会推荐的 3 位委员为朱敏卿、区季典、罗作舟。1931 年 2 月 21 日，笔试在城隍庙前的南海师范学校举行，22 日举行口试，县长余心一亲自到场训话。共有 219 人投考，录取合格者 98 人。4 月 1 日在广州惠福路大礼堂举行颁证典礼。附合格者名单如下：

> 罗晖修、吴桃村、杜玳云、刘清湄、谭瀛洲、吴铁仙、孔云阶、姚品天、何镜隐、林君厚、梁志元、梁凤韶、卢杰英、李济生、孔轫初、古希尹、梁瑞如、罗文光、谢星河、朱明仁、罗仁伯、陈黄周、古泽民、钟荣方、麦道辉、陆植亭、黄崧生、陈希范、叶富才、黎超明、梁耀宗、陈伯嵩、何兆涛、叶镜湖、罗海清、梁伯麟、宋吉堂、吴侣伯、刘剑峰、梁沃文、谭尚志、黄子光、麦昌盛、温沛然、卢国宝、吴景文、黄浩森、汤景铭、欧国英、罗善伯、陈民彝、招培芝、李裕生、黎惠朝、赵达明、徐益年、谢冠英、刘金、林公柱、叶沃平、李伯伟、黎序阶、黄遥、李鉴臣、潘东林、卢孝权、罗瑞廷、吴寿康、陈功谱、张无私、招秀芝、陈文范、陈伟轩、梁百朋、李石宸、陈冠冕、马颂明、樊喜遴、李首坡、梁岳崧、梁炳文、梁如翰、梁景棠、谭煜初、张炳寰、李之奇、黎信臣、何桂华、黄以文、王侣屏、卢济民、邓卓云、刘湛儒、郭卫民、麦道明、杨润生、陈玉池、陈福明。

实施执业考试是近代卫生行政发展的要求，对推动中医行业的规范发展有一定的正面作用。

至新中国成立前夕，佛山镇私人开业的中医生达 87 人。他们是：

> 李广海、李家达、何少海、李寿彭、吴满福、吴祖赐、吴乃彬、吴宝娟、冯德瑜、吴焕文、吴达文、吴国明、吴佩鸣、陈汝川、余达成、梁淡庵、梁镜昭、范伯强、叶维新、吴晓明、伍大光、欧荫农、陈鹤岩、胡炳生、温尚元、梁坚华、林泽生、吴少岳、陈挺生、陈善昌、霍佩泽、霍伯林、陈寿如、李少山、李少甫、钟辉南、梁少期、叶钰芳、彭玉林、黄以文、何炳寺、何辉书、梁理平、罗仁伯、罗家俊、谭尚志、甘兆年、易吉祥、易兆年、梁达文、梁德贤、何国伟、陈典周、郑汉忠、吕有钟、黄溢福、黄安之、区德三、麦昌、李梓彬、李景棠、李君曼、陆桂生、林恩普、程增大、李冠初、叶泽民、肖然、潘华轩、潘福、朱渭中、姚密、梁仁声、李少侠、陈锦源、梁细苏、崔南山、古铭汉、尤少熙、黄凤萍、许德如、周梦传、吕沾、周重光、庞中彦、曹德心、罗俊生。①

第四节　中医慈善医疗事业

佛山肇迹于晋，得名于唐。唐宋时期，佛山的商业、手工业已十分繁荣。至明清时期，佛山被称为"四大镇""四大聚"之一，明景泰帝赐名为"忠义乡"，行义之风浓厚，遍布乡间里坊。而近代中国内忧外患，战乱和瘟疫使得医药需求增多，促使中医慈善事业兴起，这成为近代佛山中医学的一个独特现象。

一、佛山慈善事业兴起的成因

佛山地区慈善事业兴旺的首要原因是这里的人们深受儒家传统思想影响。明清时期的佛山地区科甲鼎盛、人才辈出。早在晋代，郭璞称："南海盛衣冠之气。"清代广州太守宋玮说佛山镇"在昔有明之盛，文章甲第，笼跸一时。士大夫之籍斯土者，列邸而居，甍连数里。昔人所谓南海盛衣冠之气者，不信然欤"[1]。佛山地区浓厚的儒家文化氛围，形成了地区良好的风俗美德。文化教育的发达，提高了佛山地区民众的儒学素养，使得仁爱、大同、义利观等思想日渐深入人心，更使这些思想在民间"衍生出尊老爱幼、孝慈为怀、邻里相帮、济人危难、助人为乐等中华民族优秀的道德品质"[2]。其次，佛山地处南方商业重镇，这里的人们受各种宗教思想的影响，儒、释、道兼收并蓄，寺庙道观林立，宗教教义中蕴含的与人为善、修善功德、慈悲为怀等思想深入人心。

二、中医药慈善事业的主体

得益于佛山发达的商业和手工业，中医药在佛山得到了极大的发展，一大批中药老字号企业在这里生根发芽，佛山也获得了"岭南成药之乡"的美名。以中医药为主的医疗慈善事业在这里也得到了勃兴。近代的佛山地区，战乱瘟疫频繁，致使许多民众穷困潦倒、缺医少药，地方绅商秉承大义施以善缘，纷纷在城乡之间建立善堂，对民众进行医疗救济（见表 3–1），这些善堂多进行开设义学、赈灾施米、施医赠药、赡老恤嫠和栖养废疾等慈善活动，其中以中医药为主的施医赠药是佛山晚清慈善事业的重要组成部分。

---

① 广东省社会科学院历史研究所中国古代史研究室等编：《明清佛山碑刻文献经济资料》，广东人民出版社 1987 年版，第 32 页。

② 周秋光、曾桂林：《中国慈善简史》，人民出版社 2006 年版，第 31 页。

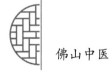

表 3-1　现佛山市所属各区近代创办的慈善医疗机构一览

名称	成立时间	地点	医疗慈善形式	创办人
育婴堂	道光二十三年	顺德县城东门外		威昌
接婴堂	咸丰十年	顺德陈村		李润
育婴堂	同治十三年	佛山大基头石路		马德熙等
集义善社	光绪年间	桂洲堡里村	恤贫赠医	
方便医院	光绪年间	城北高岗	专为贫而无归者，病有所医	
联济善堂	光绪年间	龙山乡	种痘、保产	
留医方便所	光绪年间	龙山乡	施医赠药	
爱仁善院	光绪年间	甘竹右滩	施医赠药	黄仲山、黄民生等
与人善堂	光绪年间	古楼堡栅口街	赠医施药	
溥仁善堂	光绪年间	顺德勒楼乡	赠医施药、保生产	麦璃屏、麦子明、伍少觊、叶秋生、戴砚农等
平安义院	光绪年间	顺德勒楼乡永兴街海旁	专办留医	
万善堂（万善医院）	光绪七年	长兴街，后建医院，在佛山大基头石路	赠医施药	霍祥珍、梁业显等
万安医院	光绪九年	南海沙头花径横街		
同志善社	光绪十三年	城南新路湛公祠	设药房赠药	龙赞宸、罗榘等
太和义院	光绪十四年	西南街柱岗前象鼻岗	施医赠药、施殓棺木	
来苏院	光绪十六年	城南莘村坊金榜山麓	为外乡人患病留医之所	
两粤广仁善堂	光绪十六年	新城靖海门外吉昌街	赠医、种痘	
永善医院	光绪十七年	南海石湾中约胜兴街	留医	苏亮全等
城内义社	光绪十八年	顺德县城内	保产施棺	

续上表

名称	成立时间	地点	医疗慈善形式	创办人
务滋善堂	光绪二十二年	福德铺石巷	赠医施药、种痘	李雨农、蔡伯雅、冯玉珊、黄云庐等
寿仁善堂	光绪二十年	黄连乡西市	赠医施药	何竹云、关文阶、梁炘常等
体仁善堂	光绪二十年	黄麻涌千益祠	施药、种痘	吴尧阶、吴闰生等
广福医院	光绪二十年	佛山富民铺贵县街		梁芑田、冼敬庄等
赞育善社	光绪二十二年	水藤堡涅海乡	赠医施药、种痘	
赞翼诚善堂	光绪二十二年	桥亭铺黄涌口	赠医施药	魏百揆、朱仲文等
广集善堂	光绪二十二年	芦苞镇	赠药	
永善广生所	光绪二十三年	南海石湾中约西瓜路外乐郊地		庞翔等
平洲志仁善堂	光绪二十四年	南海县五斗司平洲堡大墟太平街	赠医施药、种痘	
同人善堂	光绪二十四年	南海县官窑驿市后街	施医赠药	刘凤翔、黄梓林等
安怀善堂	光绪二十五年	在马齐乡齐安圩	种痘	陈惠甫、苏庚元等
行善院	光绪二十六年	天平街	外科医药救助	
水藤如春善社	光绪二十六年	顺德水藤乡海傍永安大街	赠医施药	
保婴堂	光绪二十六年	顺德县城南门外笔街	延请医生乳妇，收养婴儿	龙葆诚、罗榘、龙肇墀、黄普生等
济生善社	光绪三十一年	城南新路对面	保产、赠医施药	黄子蕃等
如春善社	光绪三十一年	水藤堡玉带围北大禹山	留医	阖堡绅士
医学求益社	光绪三十二年	城西宝华正中约	研究医学并附赠医	
龙江方便所	光绪三十四年	顺德龙江乡太公基	赠医施药	
龙江方便医院	光绪三十四年	顺德龙江乡衢高步	赠医施药	

续上表

名称	成立时间	地点	医疗慈善形式	创办人
和济医院	光绪三十四年	九江北方龙涌市		
陈村赤十字会	宣统元年	顺德第三区自治研究社内	赠医施药	
佛山救伤会	宣统元年	星台公祠	赠医药与救伤	钟艺林、王策符
集益善堂	宣统元年	众涌乡	赠医施药、种痘	
方便医院	1918 年	登云桥外万善医院旧址	赠医施药	叶干臣、孔恺臣、吕达生、霍楚卿、曾寿眉、孔竹云、黄香生
佛山镇公所贫民赠诊处	1949 年 4 月	福贤路 43 号	施种牛痘、防疫注射	南海县佛山镇公所

[资料来源：民国《佛山忠义乡志》、宣统《南海县志》、民国《顺德县志》、宣统《全粤社会实录初编》、《佛山市卫生志》、2005 年《南海文史资料》（第三十七辑）]

可见，晚清和民国时佛山的医疗慈善事业相当普及。其中，有的育婴机构也是有医生在内的。例如，顺德的保婴堂，据民国《顺德县志》载："自开办以来，诸同人不时到堂，跟同驻堂绅董慎选乳媪，察看婴儿，遇有疾若即审询病源，酌拟治法，饲粥煎药，亲自督理，视同所生。黄君普生精岐黄术，药辄见效，故保存甚多。"① 其创办人之一黄普生就精于医术。

著名中医吴粤昌所著的《岭南医征略》也有关于善堂医疗的记载，补充了不少地方志未收录的善堂资料。《岭南医征略》所载南海、顺德、三水各县部分善堂及其所聘赠医主席如下。

南海县：西樵大岗崇正善堂，主席罗熙如；遵圣善社，主席许仰鎏；佛山育婴堂，主席任韵儒；万善堂医院，主席谢捷南；广福医院，主席陈舜琴；盐步广惠善堂，主席杜心然；官窑同人善堂，主席谢乐三；石湾永善医院，主席关寿民。顺德县：保生医院，主席吴锡藩；乐从同人善堂，主席黎仲彝；水藤赞育善堂，主席邓侣侬。三水县：芦苞广集善堂，主席莫伯超。②

上述善堂的创办或医疗救济的开办大都在 19 世纪末 20 世纪初，多以频发的瘟疫为缘起，从个人或若干同道的行善施援发展为广招同人共襄义举，从一时的危难救助发展为日常的医疗救济所。救济的对象主要是贫病无靠的人、往来商旅及外地雇工的

---

① 民国《顺德县志》卷二《建置》，见《中国方志丛书》（第 4 号），成文出版社 1966 年影印本，第 24 页。

② 吴粤昌编著：《岭南医征略》，广州市卫生局、中华全国中医学会广州分会 1984 年版，第 290 页。

孤苦者。财力有限的善堂更是严格执行"择贫而赠，若非赤贫，幸勿滥施"的规程。各堂医疗救施主要是赠医施药，财力略充者兼赠药，但都制定详细规例严格控制。财力不足者仅赠药方，让病者外购药物。赠医以中医为主，或门诊，或留医，或出诊，或内外全科，或专科。一般有条件者都自设药房，不假手市肆，以节省开支。若贫而无靠和无家可归者遇急重症倒毙，一般善堂都会给棺代殓安葬义山。善堂的医生或由开业医生业余义务兼职，或用募集来的资金聘请专职驻堂医生和药师，所聘医师须经访察确能心存济世，品学兼优，不嫌臭秽之气者方可延聘。① 如佛山方便医院选聘医师的标准是"凡有荐来医生，必须查确果系医学精明，具有成绩可证，并肯遵照院章，方可试用一季。期满后果能名实相符，仍要总协理会合同人齐集妥商，方可继续送关，仍以期前半月送下期关书，如该医生不愿复任者，亦预前半月告辞，以备择聘别医接理"②。由此可见，为了能长期进行慈善活动并获得民众的信任，这些善堂对开展的医疗慈善活动相当认真严格，对自身的公信力非常重视。

　　但是，纯粹民办的慈善医疗事业经常受经济所限，难以持久。例如，佛山广福医院，由梁芑田、冼敬庄等集资创建，一开始规模不小，"栋宇巍焕，规模壮阔，几与省城广济医院媲隆"，然后不久之后因"需费浩繁，捐款不继"③，几年后就停办了。还有顺德勒楼的溥仁善堂，办理赠医药、施棺木、保生产、拾白骨诸善举，后来也因经费不足而停办。抗日战争期间，很多善堂停办，仅有少部分坚持下来。例如，三水芦苞沦陷后，广集善堂于 1943 年在三水龙潭乡翁屋村附近设诊所为难民及贫苦群众赠医，聘五代世医董叔干医师主持。④ 南海同人善堂见图 3-4。

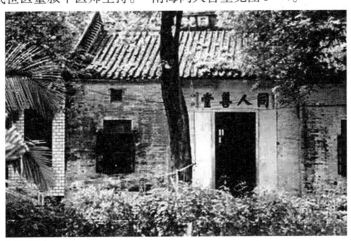

图 3-4　南海同人善堂

　　① 参见赖文、李永宸《清末广东善堂的社会医疗救济活动》，见《中华中医药学会第九届中医医史文献学术研讨会论文集萃》，2006 年版，第 131-135 页。
　　② 参见佛山方便医院编《佛山方便医院征信录》，佛山商报文业公司 1918 年版，第 9 页。
　　③ 民国《佛山忠义乡志》卷 7《善堂》，见《中国地方志集成·乡镇志专辑》（第 30 册），江苏古籍出版社 1992 年影印本，第 397 页。
　　④ 参见黎民兴《关于芦苞广集善堂》，见政协三水县委员会文史组三水县文学艺术工作者联合会编印《三水文史》（总第 9 辑），1984 年版，第 91 页。

三、中医药慈善活动的影响

首先，上述善堂、善社在战争、瘟疫等社会危机情况下自发为下层民众提供基本的人道救助和医疗服务，缓解了地方民众的恐慌情绪及缺医少药的困境，有效地拉近了地方绅商与普通百姓之间的情感，增强了晚清绅商作为社会管理参与者角色的地位。其次，这些善堂施赠医药的义举，包括其公开透明、严明的管理制度，树立了地方慈善、道德的标杆，不仅引导民众向善爱义，促进诚信，同时也使得善堂这种新生慈善事物获得了广大民众的认同，有效地维护了地方的社会秩序。再次，善堂进行的中医药慈善救济活动，有效地维护了地方中医学和中药产业的发展。诸善堂人士对提倡本土社会最基本的人道关怀和医疗救助体制的思考，以及卓有成效的实践对近代广东社会医疗公益意识的培育和公共卫生体制的进步，乃至对中医的生存与地方医学的发展都有不容忽视的影响。①

第五节　医学人物及其医学成就

近代的佛山医学成就达到一个高峰。这一时期医药书籍的数量和质量呈现盛况，丰富发展了中医理论学说，在生草药、伤寒、温病、内科杂病、骨外伤科、妇科、儿科、针灸、五官科等临床各科方面均进入系统总结阶段，传统中医药学得以继承与发扬。其中，骨外伤科成就尤其突出，形成了梁氏、李氏、管氏、何氏骨伤学术流派，影响至今。这一时期，西方医学传入，认知偏差带来碰撞，中西医并存，产生了中西医汇通思潮。以下按照学科分类，阐述佛山近代中医名家及其医著或形成的学术流派。

一、生草药类

佛山市所属各区物产丰茂，药用动植物资源丰富，出产有不少药材。从康熙时期开始，岭南药学家就重视地方生草药材的研究。生草药，多是指各种未被本草书所收录因而较少作为商品流通，但在产地随时可采并且新鲜可用的植物，人们在民间的长期实践中逐渐认识到它们的功效。最早整理岭南民间生草药经验的，是清朝康熙年间番禺医家何克谏，所著《生草药性备要》收录地方草药 315 种。民国时南海人萧步丹指出："前清何克谏有《生草药性备要》一书，是书坊间多有刻本，于岭南生草药，采集颇多，足见苦心孤诣。"但是，该书"惟叙述性质功用，阙略不少，板亦陋

---

① 参见赖文、李永宸《清末广东善堂的社会医疗救济活动》，见《中华中医药学会第九届中医医史文献学术研讨会论文集萃》，2006 年版，第 131–135 页。

劣，舛误甚多"[1]，加上还不够完备，因此萧步丹历经数十年搜集广东出产的草药 480
种，著成《岭南采药录》一册，1936 年再版时又增补了，共有近 600 种之多，成为
近代影响最大的生草药著作。

萧步丹，男，广东南海人，出身医学世家。其祖父萧绍端，清代南海名医，著有
《妇科微旨》一书。其父亲萧巽平，数十年采摘生草药为人治病，积累了丰富的使用
生草药的经验。萧步丹师从祖父、父亲，积累了丰富的用草药治病的经验，擅长治疗
疮疡痘疹，并在广州市下九路保昌里三号设立诊所。他一边为百姓治病，一边研究广
东出产的生草药，汲取民间经验，诊余致力于生草药的采集。他对生草药的采集遍及
两广地带，经历十余年，搜集整理两粤出产之岭南草药，编撰了药学名著《岭南采
药录》。他在《岭南采药录》序言中云："百岳地濒热带，草木繁殖，中多可采以治
病者。乡居时，尝见野老村姬，遇人有疾苦，辄蹀躞山野间，采颉盈掬，归而煎为汤
液，或捣成薄贴，一经服用，即庆霍然，是生草药亦医者所不可轻视也。然其药品多
为神农所未尝，本草所未录，故乏专书以考证，不过故老相传，耳熟能详而已。"加
之，"自先大父绍端公，先父巽平公，均历数十年搜集采访，择其药品经验有得者，
手录之，裹然成帙，余念先人之心血手泽……以为药物功用，得诸实验，其效尤确，
不宜徒自珍秘，乃详加编订，以广其传……聊为医家研究药性之一助耳"。

《岭南采药录》成书于民国初年，民国二十一年（1932）正式刊行，书中共整理
记载 482 种岭南草药。民国二十五年（1936）该书再版时草药种类增至 576 种，"而
叙述形态功用，均较初版为详"。萧步丹在编写过程中，旁征博引，继承了清代何克
谏的学术思想，引用了何氏《生草药性备要》中的部分内容，同时在该书基础上，
新增药物近 300 种，如罗汉果、山百合、水翁花、凤眼果等皆为《岭南采药录》所
首载。至于性味、功用、用法，补充更多，且新增部分多是萧氏三代的亲身体验，
"得诸实验，其效尤确"。如龙船花，《生草药性备要》仅称"消疮、咄脓、祛风止
痛"，《岭南采药录》补充其用法功效："取叶二三十块做一叠，用银簪刺数十孔，好
醋一钵，将叶放醋内同蒸，俟冷后，取一叶贴毒上，将干即换。虽穿心及诸毒疮及湿
疥皆治，能去死肉，生新肉，神方也。"

《岭南采药录》一书有几大特点。一是记载的草药多主产于岭南地区，尤其是两
广地带，所录药品只限于草木类。书中描述简洁但翔实，药物多有详细的药名、别
名、产地、植物形态、药用部位、性味主治、用法用量等。二是详于中草药的形态描
述。萧步丹"参考近出植物学诸书"，在我国较早运用植物学方法进行中草药整理，
书中使用"托叶""雄蕊""总状花序""穗状花序"等规范名词，与现代植物学描
述已相差无几。这样既可防止后人在采集、使用草药时出现偏差，又为草药鉴定提供
了依据。三是药物功效、用法记载详尽，其中亦不乏食疗方。四是该书的编写体例按
"平、上、去、入"四声相承来分类药物，别具一格，便于检索。

《岭南采药录》系统总结了自清代以来岭南医家和民间运用草药的经验，为目前
所存岭南本草典籍中内容最翔实、描述最严谨、影响最深远的珍贵资料，具有极高的

---

① 萧步丹：《岭南采药录·自序》，广东科技出版社 2009 年影印本，第 3 页。

学术价值和实用价值。其主要贡献价值在于：一是收载资料较全面，对岭南地产药材研究提供了丰富翔实的参考资料，对不少著名的地产药材还记载了其道地产地、质量评价、民间传说、谚语等，为后世研究岭南地产药材提供了丰富而有价值的学术资料和历史文化资料。如化州橘红，"产于旧化州境，皮薄纹细，多筋脉……"，较之其他地产橘红，"理气化痰，功力十倍"。又如破布叶，"别名布渣叶……一说醒迷解梦，岭南舟人，多用香烟迷闷过客，以此煎服，其毒立解，故有身无破布叶，莫上罗香船之谚"。二是植物形态的详细描述以及常见伪品的记载，为岭南地产药材的真伪鉴别与区分使用提供了重要的参考依据。三是药膳食疗的记载对推动岭南地区中医药食疗文化发挥了积极作用。书中记载了许多药膳食疗和煲汤的药方。如无花果"其实和猪肉煎汤，解百毒"，龙脷叶"治痰火咳嗽，以其叶和猪肉煎汤服之"，鸡骨草"凡黄食证，取其强约七八钱，和猪骨约二两，煮四五点钟服之，三四次便愈"，霸王花"理痰火咳嗽，和猪肉煎汤服之"，塘葛菜"采其根茎叶，和生鱼煎汤服之，能去骨中之热"，等等。这些至今仍为广东地区的酒家食肆及老百姓家中所常用。四是凉茶应用的记载推动了广东凉茶文化的发展。书中收载了大量用于制作广东凉茶的原材料及凉茶实例，如在岗梅根"味甘，清热散毒，煎凉茶多用之"，破布叶"消黄气，清热毒，作茶饮，去食积"，葫芦茶"消食，杀虫，治五疳，作茶饮"，白茅根"小便热淋涩痛，以白茅根半斤煎水，待冷饮之，又能退热"，等等。①

　　萧步丹的《岭南采药录》记载了广东、广西 400 余种常用草药的应用与研究，使用价值高，推广了岭南草药的使用，发扬了岭南草药医治地方疾病疗效好、药源广、价格廉的优点。业界对该书的评价甚高，时至今日，在华南从事植物分类学和中草药研究的人都把《岭南采药录》作为考证药用植物名称和功用的重要文献，是一本重要的地方性本草书籍。

二、伤寒、金匮类

　　中医治疗外感，以汉代张仲景的《伤寒论》为宗，仲景之方被尊为"经方"。但伤寒学术诞生于北方，是否适合南方应用，前人有一定争议。不过，《伤寒论》的严谨理法是任何学习传统医学的人都必须学习的。清代以来岭南医家水平逐渐提高，开始出现了一些重视和研究伤寒学术的医家。明清时期医著中，仅南海、顺德两地医家就有不少伤寒著作。广东省内各地方志载，清代伤寒金匮类医书有：南海关文炳《伤寒杂气辨论》2 卷；南海区翰府《伤寒纂要》2 卷；南海霍文坚《伤寒杂病论》12 卷，《订正金匮玉函经全书集注》20 卷；顺德袁永纶《伤寒要论》1 卷；顺德罗佐廷（字宸留）《伤寒论真解》9 卷，《伤寒分证》3 卷，连同《温病证治》3 卷，《咳嗽集成》1 卷，《业医要言》4 卷，《运气图旨》1 卷，《活人医案》1 卷等。上述伤寒派医家虽有著述，但寻找原著困难。清初南海何梦瑶的《伤寒论近言》、郭元峰的《伤寒论》，是早期岭南伤寒文献，著作见存，第二章已有介绍。

---

　　①　萧步丹：《岭南采药录》，广东科技出版社 2009 年影印本。本节所引多据此本，不具注。

到了近代，广东更涌现出一批伤寒名家，名声最著者是"伤寒四大金刚"，即陈伯坛、谭星缘、易巨荪和黎庇留。其中，谭星缘为南海县人，未留下著作，黎庇留则为顺德县人，著有《伤寒论崇正编》。民国时期南海罗绍祥，也属岭南经方学派之余绪。南海冯瑞鎏编撰的《伤寒论讲义》和胡镜文编写的《金匮讲义》教材，影响较大。此外，有广东中医药专门学校的毕业生南海陈亦毅的《伤寒论纲要》，南海唐守圣的《伤寒金匮约编》等。前述谭星缘的族侄谭次仲则注重中西医汇通，结合西医理论著成《伤寒评志》。

（一）黎庇留与《伤寒论崇正编》

1. 生平简介

黎天祐（1846—1925），字庇留，号乐三，广东顺德人。他儒而通医，学术上专师仲景，乃广东近代伤寒名家之一。光绪甲午年（1894），黎庇留曾在省城太平局十全堂任医席，与易巨荪、谭星缘共同主持医务，常邀陈伯坛一起，四人于灯残人静之时交流仲景医学心得，故又有"伤寒四大金刚"美誉。黎庇留医术高超，每每能立起沉疴，与赵鹤琴、陈伯坛、陈月樵又并称民国广东四大名医。光绪丙申年（1896），黎庇留创办了衷圣医院。所谓衷圣，即景仰"医圣"张仲景之意。[①] 民国初年，黎氏在广州流水井（今广州西湖路）设医寓"崇正草堂"，大厅悬挂"振兴医风，换回国命"对联以自勉。黎氏医术传儿子黎少庇，新中国成立后，黎少庇将父亲遗留的医案进行整理，编成《黎庇留医案》。

2. 学术成就

（1）伤寒学术崇正前贤。黎庇留精通伤寒学术，晚年积其所学，著成《伤寒论崇正编》（如图 3 - 5 所示）。《伤寒论崇正编》共 8 卷，卷一、卷二太阳篇共计 129 节，63 方；卷三阳明篇计 72 节，9 方；卷四少阳篇计 16 节，3 方；卷五太阳篇 5 节，2 方；卷六少阴篇计 42 节，14 方；卷七厥阴篇 49 节，5 方；卷八为删伪篇及《附入读仲圣书有误五大险证治法》。

全书以张仲景《伤寒论》原文为纲，引历代伤寒诸家之注对《伤寒论》条文进行阐述说明，不自限于一系一派，荟萃诸家之论，且每以夹叙夹议之方法，对诸家之注抉微勘正，在编注上条分缕析，以期"尊崇先圣，辩（辨）正前贤"。友人左公海高度评价黎庇留此书说："泊乎晚岁，融贯全书……洵为仲景功臣、叔和净友矣。"

所谓"叔和净友"，指对晋代王叔和《伤寒论》整理本的去取。黎庇留态度鲜明地认为王叔和"编次《伤寒论》，每多羼入自己手笔"，故其书中，一方面略去相当一部分篇目不收，包括《平脉法》《辨脉法》《伤寒例》《辨痉湿暍脉证并治》《辨霍乱病脉证并治》《辨阴阳易差后劳复病脉证并治》《辨不可发汗病脉证并治》《辨可发汗病脉证并治》《辨发汗后病脉证并治》《辨不可吐》《辨可吐》《辨不可下病脉证

---

① 参见黎庇留《伤寒论崇正编》，粤东编译公司铅印线装本 1925 年版。本节引用此书者均据此本，不具注。

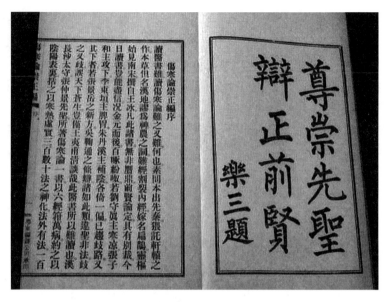

图 3-5　黎庇留《伤寒论崇正编》书影

并治》《辨可下病脉证并治》《辨发汗吐下后病脉证并治》等篇；另一方面，对《伤寒论》正文诸条目也做了大幅订伪。《伤寒论崇正编》书中有《删伪篇》，共删去《伤寒论》流传版本中的条文多达 75 条，认为均似王叔和语气，非仲景原文。历代注解《伤寒论》诸家中虽也有主张错简及衍文者，然如黎氏这样大量删减原文者，鲜矣。这也是《伤寒论崇正编》与其他伤寒研究著作的最大不同之处。

此外，黎庇留十分强调治伤寒之学当重视临证实用。他在注释《伤寒论》原文时，常常加入自己的临床经验，或者引用临床案例进行说明。如"太阳与阳明合病，必自下利，葛根汤主之"，黎氏提出此条疑是错简，应改为"太阳与阳明合病，自下利，或呕者，葛根黄芩黄连汤主之"。他认为，太阳阳明两经热迫下利，热渴必矣，太阳病必有头痛、发热、恶寒，阳明病必有汗出、热渴。葛根汤方中麻桂生姜，只能解表，难解热渴，用之更耗伤真津，葛根虽陷者举之，终难敌麻桂生姜之辛散。葛根黄芩黄连汤方中葛根从下以腾于上，从里以达于表，辅以黄芩黄连清里热，里和则表自和，故方中虽无麻桂，其表热亦退。①

（2）善用经方治疫症。1894 年年初，广州、香港鼠疫流行，据载："甲午吾粤鼠疫流行，始于老城，渐至西关，复渐海边而止。起于二月，终至六月。疫疾初来，先死鼠，后及人，有一家而死数人者，有全家死绝者，死人十万有奇。"满城凄凉，众医束手无策。黎庇留与谭星缘、易巨荪等经过讨论，认为此症与"医圣"张仲景《金匮要略》一书中所说的"阴阳毒"相类，只是所感疠毒之气不同。此症乃毒极而非热极，若以热症治之，常因误治而致死，故宜以原书中的升麻鳖甲汤为治疗主方，

---

① 参见广东省医药卫生研究所中医研究室编《广州近代老中医医案医话选编》，广东科技出版社 1979 年版，第 113 页。

结果取得良好疗效。黎氏将升麻鳖甲汤制成散剂，广赠世人，活人无数，并撰写《核疫即阴阳毒论》一文在《衷圣医学报》上发表。

（3）医案精编启后人。黎庇留行医数十年，活人无数，在著书立说之余，他将历年所治的病人，选择具有研究意义的案例，写成医案，从而与《伤寒论崇正编》相引证。可惜原稿已散佚，目前仅存的医案不过十分之一。1958年，黎庇留之子黎少庇将遗留的医案，遴选精英，并请名医萧熙加以评述，编成《黎庇留医案》。①

黎氏一生推崇伤寒，临证论证处方，均以仲师大法为本。全书共载医案50余则，大都为重病、急病、疑难病的治验，皆据经方而效。医案中还有一些奇案，读来十分精彩。如黎氏曾诊治一产妇，分娩后，仍腹大如故，到第二日，更大。医生予生化汤后，其腹日大一日，又异常疼痛，直到第五日，其腹大如瓮，几有欲破之势，方请黎氏来诊病。黎氏详细问诊后，发现其生产时，胎儿已先死，但当时血与水点滴未流。黎氏认为这是水血相混，腐败成脓，就如一大疮，病毒剧烈，非大猛烈之剂，不能攻取。沉细良久，乃用桃仁承气合大陷胸汤。服后，患者泻下脓血半桶，其臭不可闻，腹肿就消了九成，仍痛不可耐。黎氏继投寻常攻痛之药，效果不好，考虑此乃顽疾，非抵当汤不能除之。于是用水蛭合虻虫如法煎服，前后三剂共用二十余条水蛭，肿势日渐消尽，身体如常。三年后，此妇连产二子。

这些医案，或见证之奇，或用药之奇，用药挥洒自如，还在于辨证之精妙，以辨证论治取胜，这也是黎庇留医案中最精彩之处。

著名中医学者何绍奇高度评价此书，认为："《黎庇留医案》与沪上曹颖甫先生的《经方实验录》，可谓同时代人的比肩之作。"

（二）冯瑞銮与《伤寒论讲义》《伤寒论商榷》

1. 生平简介

冯瑞銮（1890—?），广东南海人，民国时期广东中医药专门学校教师。据已故老中医何汝湛回忆，冯瑞銮在学校教习伤寒颇有名气。1926年，广东中医药专门学校在校内开办赠医处，每周星期一至星期六上午免费开诊，不收诊金，冯瑞銮即任主席之一。1931年3月17日，中央国医馆成立大会在南京举行，冯瑞銮被聘为中央国医馆发起人，并作为广东代表出席大会。

2. 学术成就

冯瑞銮"读《伤寒论》二十年，观伤寒注数十百家"②，著有《伤寒论讲义》与《伤寒论商榷》两书。研习冯氏伤寒理论，需两书合参。

《伤寒论讲义》共10卷，主要为伤寒条文注释汇编，每一条伤寒原文后，都引用了前代名医名家的观点来阐释说明。冯氏于有心得处稍加按语数一言提点。

《伤寒论商榷》以仲景六经证治为主要部分，与《伤寒论讲义》汇编前代伤寒条

---

① 参见黎少庇选、萧熙评述《黎庇留医案》，广东省中医药研究委员会1958年版。

② 冯瑞銮：《伤寒学讲义》，广东中医药专门学校1925年铅印本。本节引用此书者均据此本，不具注。

文注释不同，该书采用条注方式写作，冯氏根据自己的理解对伤寒条文证候进行解读，乃是商之于同道的心得著作，故名曰"商榷"。

（1）伤寒研究重视太阳病证治。冯瑞鎏认为太阳证为病之起始，所以非常重视太阳病证治。《伤寒论讲义》中用六成篇幅探讨太阳病。冯氏总结太阳之为病总提大纲：太阳者，六经之首，主皮肤而统荣卫，所以为受病之始也。头为三阳之通位，项为太阳之专位，有所障碍，不得如当之柔和，是为强痛也。太阳主人身最外一层，有经之为病，有气之为病，主乎外，则脉应之而浮。论症状，太阳之脉连风府，上头项，挟脊，抵腰，至足，循身之背，故太阳为病，头项强痛。论病因，太阳之上，寒气主之，其病有因风而始恶寒者，有不因风而自恶寒者。虽有微甚，而总不离乎恶寒。

（2）伤寒注解既荟萃前贤，又自述心得。伤寒论条文，自成无己作注后，历代医家各有解析。为方便后学，冯氏《伤寒论讲义》一书采用集注体的写作方式，汇集历代对该条文有建设性注释的医家，如张锡驹、张志聪、陆莲舫、王文禄等，冯氏于有心得处稍加按语数一言提点，有助于后学者择优而析之。

如"太阳病，项背强几几，无汗，恶风者，葛根汤主之"条文，陈修园曰："邪从肤表，而涉于经络，与邪还肌腠，而涉于肤表者不同，故另立葛根汤，取微似汗法。"成无己曰："项背强几几，汗出恶风者，中风表虚也；项背强几几无汗恶风者，中风表实也。"吴谦曰："此略其证脉，单举痉之头项强急者，以明其治也。"又曰："太阳之强，不过头项强。此痉之强，则不能俯仰，项连胸背而俱强，故曰项背强几几也。"

冯氏按语点评诸家得失："成氏谓为中风，吴氏谓为痉病，近于疑拟，究无所据。不知太阳病有此症，而主此汤，若如二氏所解，则失却太阳病之一格式矣，何则？吴氏谓项连胸背而俱强，添一胸字于句中，未免画蛇添足。查太阳原病节文中，分提部位，合而观之，殊有秩序，如太阳之为病，头项强痛，是提出头与项也。此节之项背强几几，是提出项与背也。太阳病，头痛，发热，身疼腰痛，是提出身与腰也。以太阳之脉从头脑，别下项，循背抵腰，故于此分别提出，是著者之意也。成氏以恶风则疑为中风，吴氏以项背强几几，遂疑为痉病，究之谓此节与中风痉病相似则可，若直指为中风痉病，则太阳病失却一格式矣。"

（3）运用经络、脏腑、标本中气理论解释伤寒症状。在《伤寒论商榷》一书中，冯氏着重对伤寒论各条文的症状进行阐释发挥，包括症状形成的原因、病程的发展及疾病发展的机理等。与中西汇通医家不同，冯氏按照中医理论，从经络、脏腑、标本中气等角度去理解伤寒症状，完成中医理论自洽。冯氏认为六经当分为手足十二经看待，症状的产生与经络循行通过的部位及经络所连属的脏腑发生病变有关。①

---

① 参见余洁英《岭南伤寒文献收集及医家学术思想探讨（清至近代）》，广州中医药大学博士学位论文，2011年。

（三）胡镜文与《金匮讲义》

1. 生平简介

胡镜义（1893—1977），广东顺德人。1915 年于广州教忠师范学校高师毕业，1920 年以最优等成绩毕业于广州医药实学馆。先后在越南河内、广州、顺德等地执业中医。新中国成立后先参加联合医疗机构，后奉调顺德县中医院、大良镇卫生院从事医疗工作。先后在广东汉兴中医学校、光汉中医学校、顺德中医学校担任教师，从事中医医疗及教学事业 60 余年，在顺德县颇有声誉。

2. 学术成就

（1）注重中医教育。胡镜文长期从事中医教育事业，先后担任广东汉兴中医学校及光汉中医学校教师，讲授伤寒、温病等课程，并撰写《金匮讲义》。1957 年任顺德卫协会主办的中医班的班主任并授课，1958 年任顺德中医学校教师。他非常注重培育中医后续人才，带教中医人员多人，为顺德中医教育事业做出了积极的贡献。

据学生回忆，胡老治学严谨，素性寡言，不说空话，刻苦钻研，年逾古稀尚手不释卷。他对四大经典著作及温病学说等基础理论造诣较深，对历代各家学说亦深有研究，博采众长。在 20 世纪 50 年代未有全国统一中医教材之前，胡氏对学徒授课除温病、内、妇、儿科等主要课程外，还采用唐容川《中西汇通医书五种》作为教本。[①]

在教学上，胡氏对学员循循善诱，要求认真学好四大经典著作，打好坚实基础，对各学派、各家学说亦不能偏废，做到博览群书，始有成就。他常提示学员对前人要尊古而不泥古，师其法而不泥其方，谨守病机，各司其属。

胡氏还非常重视医德教育，要求学员品学兼优，常谓："医乃仁术，得失靡常，可以起死回生，亦可以伤人性命，故宜时存乾乾夕惕之心，勿作敷衍塞责之念，'行欲方而智欲圆，心欲小而胆欲大'，集思广益，人尽可师，虚心下问，择善而从，勿恃聪明而生骄傲，宜重责己而薄责人。"

（2）辨治脚气病经验独到。胡氏临床经验丰富，治病无中西门户之见，主张中西医结合。他擅长中医内、妇、儿科，对病者投药每能生效，是以为同业、门徒、病者所敬佩。他不但经验丰富，而且医德颇佳，在临证时始终态度谦逊，对病者无分贫富贵贱，均细心观察，辨证审因，立法用药甚为谨慎。

他对内科杂症颇有心得，尤对脚气病的辨治经验独到。他认为脚气之病因，外感内伤均有。正如《景岳全书·脚气》中云："自外而感者，以阴寒水湿雨雾之气，或坐卧湿地，致令湿邪袭人皮肉筋脉。""自内而致者，以肥甘过度，酒醴无节，或多食乳酪湿热等物，致令热壅下焦，走注足胫，而渐肿痛。"由感受风毒、水湿之气，壅注经络，气血受阻而出现足胫肿重、麻木酸痛等症，此属外因致病。因饮食不节，损伤脾胃，运化失司，蕴郁湿热，下注于足，或素因脾胃虚弱，运化失常，生化乏源，脾病及肾，致气血，肾精亏虚，下肢筋脉失养而致者，乃为内伤致病。再者，南

---

① 参见黄松生《名老中医胡镜文学术经验简介》，载《新中医》1989 年第 3 期，第 4 - 7 页。

方气候偏热，瘴雨卑湿，若脾肾不足，气血素虚之体，而居湿涉水，身劳过度者易患本病。总之，病因每由脾胃虚弱，运化失常，生化乏源而致气血、肾精内亏，易受风湿邪毒侵袭，下注于足，壅阻经脉，内外伤互为因果，本虚标实是本病的主要病理。①

治疗上以分清寒热、虚实为要点。如阳虚寒盛，足冷不热，麻木而痛，宜温经散寒、舒筋活络治之，方选附桂理中汤合鸡鸣散加减。若湿热而偏热重，见足肿皮痛而热者，以清热通络为主，疏利湿邪为辅，方选四妙丸酌加秦艽、桑枝、木瓜、地骨皮。若偏湿重，见足肿重着不热者，宜理气化湿，舒筋通络为法，方用鸡鸣散作汤剂，佐以当归、白芍调血，苍术、厚朴运脾理气。若阴亏血少，两足不肿，干瘦枯燥而痛，补血益阴润燥，活络止痛为主，方选四物汤合二至丸加减运用。

（四）其他伤寒医家与著作

1. 谭星缘论伤寒经验

谭彤晖，号星缘，又作星沉，广东南海人，举人出身，儒而通医。谭星缘于仲景书，尤善读善悟，学问文章，卓然不凡。因其常与黎庇留、易巨荪、陈伯坛一起讨论仲景医学心得，切磋医术，治病救人，四人被世人称为"伤寒四大金刚"。据易巨荪描述，"庇留以孝生员兼大国手，精伤寒金匮，为吾粤诸医之冠。厥后又有谭孝廉星缘，学问文章，卓然不凡，而于仲景书，尤善读善悟。之二君者，与予为心性之交，每于灯残人静酒酣耳热之际，畅谈灵素论略之理"。

谭星缘为近代伤寒临床医家，临证以伤寒经方为主，辨证治疗，效如桴鼓。在甲午年的那次鼠疫中，面对来势汹汹的疫情，众医束手无策，他辨证论治，和陈伯坛、黎庇留、易巨荪一起经过辨证，商定以金匮方升麻鳖甲汤为治疗主方，为方便分发服用，后又改变剂型，改汤为散，分发给患者，活人无数。

谭氏毕生忙于诊务，未有著作存世，但有个案记述于黎庇留著作《伤寒论崇正编》中："丁酉年，罗德田之郎，年十六岁，发热三日，其早渴而衄血。谭星缘君与小柴胡去半夏，加花粉、竹茹、犀角，发热不减。傍晚邀余（注：黎庇留）同商，见其大汗出，舌不能转动，四肢疲软，即断曰：此阳明悍气也，稍迟则牙关闭矣，亟与大承气汤。甫订方，星翁曰有煎成之犀角一两在。余嘱其即服之，以侯大承气汤成。服汤不下，再剂，二鼓时始下，舌可出，手足始能运动，而其剧稍减。次日，连服小柴胡加减数剂痊愈。此即悍热之迫其津液外出，为急下证也。"

另外，在黎庇留学生新会名医苏世屏的著作《医学论文选》中存有谭星缘医学论文3篇，分别为《辨吴鞠通温病条辨全书》《辨温病条辨第一节》《辨温病条辨第三节》。② 文中谭星缘遵仲景法度，对吴鞠通《温病条辨》中上焦篇第一条及第三条

---

① 参见黄松生《胡镜文辨治脚气病四法简介》，载《新中医》1993年第3期，第3—5页。

② 参见束永康《苏世屏浅析"岭南经方四大金刚"谭星缘的温病学术思想》，载《中国民间疗法》2018年第10期，第8—10页。

提出批评，并发表自己的见解。例如："温病者，有风温、有湿温、有暑温、有温热、有温毒、有秋燥、有温疟。蒙按温病为总名。风温则由误用辛温发汗而变温热，温疫、冬温同一治法，温毒只多一普济消毒饮治法，无甚差别，皆不必另立名目。至秋伤于燥，本书治法，不外微寒甘润，绝鲜精义。至湿温，今医已有明文，即中暍也，热兼湿之谓，又何必另立病名以炫人也？"谭氏认为吴鞠通将温病命名为不同疾病，对于临床治疗没有太大的指导意义，足以体现谭星缘临证思维之求实。

又如："蒙尊仲景论湿之旨，必以发黄为的证，并察兼证以定治法，论中茵陈蒿汤、栀子柏皮汤、麻翘赤豆汤，显乘大法，触类旁通，湿温不难治也。按仲圣标出温病，虽未出方，而不知六经署表里分阴阳判，凡浅深形层，上下出入，神机枢转，胥寓其中。学者苟能融会全书，则方外有方，法外有法，不特中风、伤寒、温病、六淫诸疾不患无法即不患无方，即推诸风痹臌膈诸大症，亦能寻绎全书，而悟其治。所谓'虽未能尽愈诸病，庶可以见病知原，若能寻余所集，思过半矣'，即此意也。"谭星缘认为湿温病可选取茵陈蒿汤、栀子柏皮汤、麻黄连翘赤小豆汤，体现其临床治疗温病善用经方。

2. 陈亦毅与《伤寒论纲要》

陈亦毅（1910—1971），南海县狮山乡人，幼年丧父，在伯父陈任枚教养熏陶下成长。陈任枚任广东中医药专门学校第二任校长近10年，1925年陈亦毅考入广东中医药专门学校，成为该校第二届学生，毕业后留校在医务处服务，并先后担任《医药学报》《医林一谔》《广东中医药学校校刊》等期刊编辑。新中国成立前，曾任柬埔寨金边中华医院院长、广东中医药专门学校药物学教师、广东省中医院主任医师。新中国成立后，陈亦毅先后在三水县人民医院、三水县中医院从事中医工作。1962—1965年，三水县举办了第一届中医士班，聘请陈亦毅担任班主任并授课，为三水县培养了许多中医骨干。陈亦毅还曾任三水县人民政府医事人员考选委员会委员、三水县第三届人民代表、广东省政协委员等职。

陈亦毅精研中医典籍，师古而不泥古，集各家之长，兼收并蓄，在前人经验的基础上，结合临床，发挥自己的个人见解。临床擅长治疗温热病、湿温病，对于妇科和儿科也有一定的造诣。陈氏提倡治疗温热宜重兵阻截，清里透热，治以疏畅枢机，清热化湿，宣透泄热。

对于久病、难病、顽病，陈氏着重从痰浊辨治，认为久病必脏腑机能衰减，气化不力，气机阻塞，水液不能正常输布而为痰。痰为浊邪，浊阴易凝，瘀塞闭阻，气机壅滞，常常虚实并见，致使病情缠绵难解。治疗宜通络蠲痰，疏畅气机，使枢机运转，升降有度，则浊邪无处蕴伏而随之化解，再以补正善后。[①]

陈亦毅临床擅用青州白丸子治疗破伤风。青州白丸子是据《医方集解》制成的，以生附子二两、生南星二两、生半夏水浸去衣生用七两、生川乌去皮脐生用五钱，将上药研为末，绢袋盛之，水摆出粉，未尽再摇再摆，以尽为度。贮瓷盆，晒干，糯米糊丸，如绿豆大。为方便服食和外用，后改为粉剂，简称青州白散。陈氏强调，本方

---

① 参见中华全国中医学会广东省佛山分会十周年会庆学术交流资料《陈亦毅老中医学术思想简介》。

必须生用，且服用本方要严避风寒，服药后必须见汗，方能有效。

3. 谭次仲与《伤寒评志》

谭次仲（1887—1955）（如图3-6所示），广东南海人，毕业于两广方言学堂，任该校教员、会计、文牍等，经自修通中西医学。有著作多种（生平简介详见本节汇通类）。其中，《伤寒评志》成书于1935年，又名《急性传染病通论》。

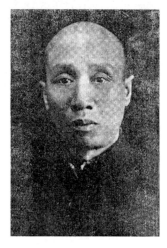

谭次仲是近代"中医科学化"的倡导人之一，与当时上海的陆渊雷齐名。他认为中医需要革新，应与现代自然科学结合，开展中医实验和中药理研究，需要"萃中西而共冶，合新旧于一炉"。[①] 这种思想也体现在他的著作《伤寒评志》中。书中主要收录太阳病篇的主要条文，共397节、113方。注释原文分"注""疏"两部分，注释引用陈修园《伤寒论浅注》，并结合西医生理、病理、解剖等知识阐述。他将伤寒类比西医的急性传染病，六经是急传染病的各种证候群。认为温病与伤寒的区别在于疗法，适于用寒剂治疗的，即为温病。全书将《伤寒论》归纳为5个定法，并对每一段经文和相关处方用五法进行归类与解释。

图3-6 谭次仲

谭氏将《伤寒论》立为5个定法，认为读者如能紧按定法，则尽皆可包蕴靡遗、执简驭繁。5个定法分别为：①对症疗法。如症见发热则用解热剂，症见咳喘则用理肺剂，症见便秘则用泻下剂等。②寒热疗法。如同一发热，而有用桂枝、用石膏之不同；同一泻利，有用干姜、用黄芩之不同。③三脏四变诊察法。病在心、肺、脑三脏，或因他经受病而续涉于心、肺、脑，乃发生呼吸、脉搏、体温、脑状四者之变化，因其变化之程度以推知其病之生死轻重。④无范围应用解热剂。谓以解热之目的，即当应用解热剂，除稍注意解热剂之特性外，绝不能受旧日病理深浅之说所限。⑤禁止汗、吐、下利之滥用。因三者过用能损害胃肠，使心脏衰弱，最后导致亡阳亡阴。

谭氏的观点在当时毁誉参半。时任广东陆军军医院院长温泰华称赞"谭次仲学贯中西，确有心得，所著医论，尤为独出冠时"，但也有人认为其"邪说惑人，不忘老丑，骑墙吹牛，尊颜之厚……"。然而，谭次仲认为自己是为了发展中医，他说："吾固中医，吾爱护中医之忱，岂让诸君？……顾诸君出之以气化虚无之说，假之于天人缥缈之论，以此自固篱藩，难逃反对科学，策之至下者也。"谭氏以彼时西医知识理解《伤寒论》，虽然有明显的时代局限，对于伤寒论的注释也未深入，然而后世医学认为他为《伤寒论》的学习开了一新径，并非无可取之处。如三脏四变之诊察，从中西医角度来看，都是决定万病生死轻重之要着。以呼吸、脉搏、体温、脑状四者所以表现心、肺、脑之生活功能，失常即病，病重则死。以脉象而言，仲景说："阴病见阳脉者生，阳病见阴脉者死。"三脏四变为诊察万病生死轻重之枢纽，不可不

---

① 参见谭次仲《中医与科学二集》，马来西亚雪兰莪中国医学会1948年版，第1-8页。

知，临床上遇三脏四变之际，应不失时机，立方用药，则可减少危亡。[①]

三、温病瘟疫类

温病是因感受温热之邪而引起的以热象偏重，易于化燥伤阴为特点的急性外感疾病的总称，包括传染性与非传染性两大类，其中传染性的又称为"瘟疫"。早在汉代，长沙马王堆出土的医学帛书《导引图》中已有"引温病"的描述（引，避也）。《黄帝内经》《难经》等经典著作中出现了温病病名的记述，如《内经》："气乃大温，草乃早荣，民乃疠，温病乃作。"《难经》："伤寒有五：有中风、有伤寒、有湿温、有热病、有温病。"《伤寒论》中描述了温病的发病特点："太阳病发热而渴，不恶寒者，为温病。"明代吴又可著《温疫论》，是对温病病因研究的伟大创见。明清时期，江浙一带出现了著名的叶（天士）、薛（生白）、吴（鞠通）、王（孟英）温病四大家，形成了系统的温病辨证论治体系。岭南地方炎热，传染病多发，故温病学术甫一诞生，即很快传入，近代出现了不少温病著作。由于岭南炎热气候与濒海潮湿地理环境，以及人群体质气阴不足的禀赋，使得岭南温病在病因病机、诊治规律及遣方用药等方面均具有地域性。

清初何梦瑶对岭南温病所做的贡献，已如前章所述。近代南海陈任枚、顺德刘赤选结合岭南地区的气候特点，共同编著了《广东中医药专门学校温病学讲义》，梁子居的《广东保元国医学校温病学讲义》承其学术。此外，佛山医家还注重学习江浙温病名家的经验，朱沛文著有《温病心法》，黄霄鹏著有《吴鞠通方歌》，两书都将温病名家吴鞠通《温病条辨》中的主要方剂编成歌诀。而在传染病的治疗方面，1894 年前后，广州附近鼠疫（当时也称为"疫核""恶核"）大流行，促使众多医家研究治法，其中南海籍医家贡献良多，如劳守慎编《恶核良方释疑》、李有仁辑《救时伤寒瘟疫略论》、梁达樵著《辨证求真》、符丽生编《时症汇编》（一名《时疫类编》）等，都有一定影响。

（一）陈任枚、刘赤选与《广东中医药专门学校温病学讲义》

陈任枚（1870—1945）（如图 3-7 所示），广东南海狮山乡人，为广东近代的温病学家暨中医学教育家，曾任广东中医药专门学校校长。

陈任枚家本清寒，自幼读书赖父亲勤俭供养。及长，因科举不就，乃在乡设塾课徒度日，其时适遇一归隐先辈精于医而藏书甚丰，陈任枚执弟子礼事之，终结为忘年交，由是"抱济世心，敝屣仕途，笃好医学"。但他仍操教学职务，清末民初之际，相继任南海小学校长、南海中学教师兼学监，业余时间则为人治病。后以活人甚多，求诊日众，遂辞去教育职务。1921 年迁居广州，设医寓于龙津西路，号"陈敬慎堂"。

---

① 参见蔡定芳主编《中医与科学：姜春华医学全集》，上海科学技术出版社 2009 年版，第 156-157 页。

由于当时省城交通发达，人口稠密，疫病容易流行，陈任枚每日接诊的多属急性高热症，故对温病发生之机理进行了深入研究。1924 年广东中医药专门学校创办，陈任枚被首任校长卢乃潼慧眼识中，聘请为该校教员及赠医处主席之一。1929 年与刘赤选合编《广东中医药专门学校温病学讲义》，陈任枚负责上篇总论部分，刘赤选负责下篇各论部分。

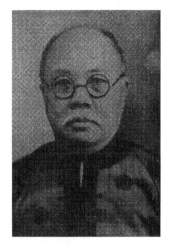

图 3 - 7　陈任枚

1927 年 8 月，广东中医药专门学校首任校长卢乃潼病逝。同年 10 月，广东中医药专门学校召开董事会，公开选举新任校长，陈任枚等为候选人。开票结果，陈任枚票数最多，据当时该校《中医杂志》校务记录谓："查陈先生历充各校校长、教员、学监，声望素重，复深于医学，任本校教席两年，生徒悦服，此次当选。"陈任枚医师、教师出身，医学教育经验丰富。他仪表堂堂，谈吐清楚，讲话提纲扼要，使人无累赘之感。他善于勉励后学，自己出钱奖赏考试获前三名学生以资嘉勉，是以深受同学爱戴。他鼓励学生维护祖国医学要敢说敢干，当时学生李仲守创办的《医林一谔》杂志，就是陈任枚任职校长后主张采用《史记》"千人之诺诺，不如一士之谔谔"之语而命名的。

陈任枚对广东中医事业做出了很大的贡献，更主要的是，他继承了卢乃潼校长的遗志，领导学校渡过困难。1929 年 2 月，国民党政府中央卫生行政会议议决废止中医药案，于是引起 3 月 17 日全国中医风潮爆发，陈任枚表示极大愤慨，毅然率领广东代表前往上海，参加全国医药团体联合总会，向国民党政府请愿。同年 5 月 18 日，中医学校改称传习所，他又参加全国中医学校统一教材编写会议并任主席。由于全国中医药界的抗争，国民党政府被迫让步，乃于 1931 年 3 月在南京成立中央国医馆，陈任枚偕同梁翰芬、梁湘岩、冯瑞鎏、卢朋著、谢香浦、卢宗强、管季耀、潘茂林、方公溥、陈道恒 11 人出席这次大会并任常年理事。陈任枚不负省港药业界及广东中医药专门学校师生期望，使学校日趋兴盛，学生人数最多时有 500 余人。1933 年，广东中医院建成，成为国内最大的有留医部的中医医院。

陈任枚为中医事业心力交瘁，于 1945 年在广州龙津路住所病逝，享年 75 岁。医界星沉，同人咸多悲悼，省港医药界人士参加送殡者数百人。陈任枚医林望重，其培育之英才，成为新中国成立后的广东中医界栋梁，为振兴中医事业贡献力量。

刘赤选（1897—1979）（如图 3 - 8 所示），广东顺德人。广东省名老中医，著名温病学派医家。自幼立志学医，16 岁起即在顺德永善医院随师学习，25 岁通过考试成为注册中医师，在广州西关十八甫冼基西开设诊所。自 1930 年起从事中医教学工作，先后担任华南国医学院、广东中医药专门学校、广州汉兴国医学校、广东省中医进修学校教师工作。历任广州中医学院伤寒、温病学教研组主任、内科教授，以及广州中医学院教务处处长、顾问等职，还是第三届全国人民代表大会代表、中国人民政治协商会议第五届全国委员会委员。刘氏治学严谨，不尚浮夸，博采众长，医德有口皆碑，在中医界享有盛誉。

1929 年，陈任枚与刘赤选合编《广东中医药专门学校温病学讲义》，陈氏负责上篇总论部分，刘氏负责下篇各论部分。全书分为三篇，第一篇原理，下有病因、病象、辨脉、辨舌、辨兼夹 5 章；第二篇治疗，下有卫病治疗、肺病治疗、气病治疗 3 章；第三篇治疗，下有营病治疗、心病治疗、血病治疗、脾病治疗、肝病治疗 5 章。陈任枚在书中详论温病的意义、历史、性质与传变，旁征博引，以卫气营血为纲领，推崇伏气温病说，辨证分病象、兼夹证，各列定则为指导，论湿温关注地域因素，重视治疗脾胃。陈任枚博采众家，对温病的认识全面系统，但总的来说仍是以宗奉叶天士卫气营血辨证为根本。同时，又根据自身见解对卫气营血辨证进行发挥、改造，实际上已超

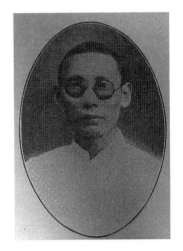

图 3 - 8　刘赤选

脱卫气营血辨证的框架，构建了一个独具特点且完备的温病辨治体系。这在前代岭南医家中绝无仅有。陈任枚是岭南温病学说研究的先驱者之一，为此他著书立说培养人才。他的学生，现有不少是省市名老中医，如张阶平、区金浦、林夏泉、李仲守、关济民、杜明昭、简锡禧、甄梦初、罗广荫、罗元恺、钟耀奎、赵思兢、陈少明、彭玉林、杜蔚文、朱钊鸿、邓铁涛、司徒铃、关汝耀、刘仕昌等。港澳地区和海外中医界知名人士如刘云帆、潘诗宪、卢觉愚、饶师泉辈均是陈氏入室弟子。其学术影响延续至今。刘赤选主张温病分为四类，即"温热""燥热""风温""湿温"。又有"四夹"之说，即夹痰水、夹食滞、夹气郁、夹血瘀。诊断上首重辨舌，对"验舌决生死"经验独到。

（二）梁子居与《广东保元国医学校温病学讲义》

梁子居，生卒年不详，广东南海人，民国时期广东中医温病学专家。擅长内、儿、妇、温病各科，医寓康公直街居仁堂。曾执教于广东保元国医学校，主讲温病学，为该校编著《广东保元国医学校温病学讲义》一书，作为学员的温病学教材。

《广东保元国医学校温病学讲义》最大的特征是大量引用陈任枚与刘赤选编著的《广东中医药专门学校温病学讲义》。不同之处在于，首先，该书以卫气营血为纲领，分四章论述温病证治，与《广东中医药专门学校温病学讲义》按卫气营血、五脏为纲领不同。其次，将温病原理与治疗一起讨论，与《广东中医药专门学校温病学讲义》将原理与治疗截然分开不同。经过梁子居的重新编次与删改，《广东保元国医学校温病学讲义》较之《广东中医药专门学校温病学讲义》，无论是在篇幅上还是在体例上都更加精简。可以认为，《广东保元国医学校温病学讲义》是《广东中医药专门学校温病学讲义》学术的延续。

临床上，梁子居善用温病理论诊治患者，但时有出奇制胜之举。梁子居曾诊治一

个得了瘛证的 4 岁小孩。小孩日夜发热不退，求治于多名医生，五六日过去还未见好转。小孩的母亲找到梁子居说小孩发高热不退，吃了很多药都没效，估计很难救回来了，求梁医生治疗。梁子居经过仔细诊查，用化瘛汤治疗。化瘛汤是温病学说中治疗瘛证的经典名方，但这个小孩喝了之后并未见好转。梁子居跟小孩的母亲说，这个小孩病情一天天加重，危在旦夕，不是一般的方药能够治疗的，一定要用单刀直入的方法，幸运的话或许还有机会能够治愈。于是，开处方龙眼树皮四两。就这样一味简单的药，小孩喝了之后第二天病情就明显好转，再喝了一天病就好了。可见梁子居辨证用药之精妙。

（三）梁龙章与《辨证求真》

梁龙章，字达樵，广东南海人，清末医家，生年不详，卒年则应晚于 1933 年，因该年广州海珠桥开通举行仪式，广州市政府选定 14 位老人为开桥先导，其中即有梁达樵。著作今存有《辨证求真》（1905 年）一卷（如图 3 - 9 所示）。

《辨证求真·程海序》中说，梁达樵"少有大志，器宇不凡，学问优良，经济宏通"，未冠即从戎，领有兵权，同时还精擅医学，"读书临症三十余年"[1]。关于他的医术，《辨证求真·杨凤朝序》中说："四方造庐而请者，车填咽门。以次按行，东之西怨，南之北怨，病者望之如望岁焉。"而且他的医名远播于南洋。

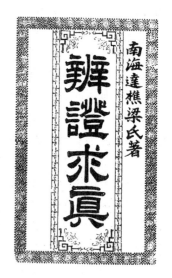

图 3 - 9　梁龙章《辨证求真》书影，清光绪三十一年（1905）

胡启垣说梁龙章"善治疫"，这正是《辨证求真》的主要内容。1894 年，广东暴发鼠疫，梁龙章记载："甲午年暴疫大行，突出毒核，卒然内闭外脱，竟不及治，伤人不下贰拾余万之多。粤省人心惶惶，路少行人。如悬壶医生，无法以治之，门前多贴乡旋，畏疫而避。"（《辨证求真·医议》）在疫症严重到医生都纷纷走避的情况下，梁龙章却"午夜旁惶，窃念奇症必有奇治，固思有以创治之"，日夜推敲，"穷原究委，准古酌今"，终于创立了"易数运气方论"，形成了一套有效的治法，遂于治疫有"一得之长"，受聘在各善堂、医院行医，"历年存活不下十万之多"。

西医认为鼠疫是由鼠疫杆菌侵袭引起的。中医虽然没有细菌之说，但用"秽毒"来形容细菌导致的伤害，原理是一样的。梁龙章分析鼠疫引起的病变，"凡伤之人，皆系秽毒内闭，浊气攻心。然则治法当何如？宜用芳香辟秽，解毒护心，通内窍，豁痰涎"。至于具体处方，他创立了"辟秽驱毒饮"，用牛黄、人中黄、石菖蒲等开窍药物，如果神志昏迷，则用至宝丹或安宫牛黄丸等。同时也应用外治法，如用银针挑

---

① 梁龙章：《辨证求真》，光绪三十一年（1905）广州十八甫维新印务局刊本。本节引自此书者均同此。

破肿核，并外敷安宫牛黄丸等。在基本治法的基础上，又根据情况辨证论治。他的书中记载了多个成功治疗的案例。例如："余今年仲夏治东华疫院区宽，年十六岁，髀核大如槟榔，用化核法令穿，流脓血数碗，以清凉解毒辟秽而愈。麦植恩年二十四岁，髀核大如榄核，用化核法令穿，流血水无多，以辛温解毒辟秽而愈。同一样疫核之症，一以清凉，一以辛温之品，可见不能以一定之药水治之也。"

梁龙章的治疫方法相当有效，据称"创始历年以来，所著方论存活数万"。他奔走各地救治，1895 年被聘于广州佛明善堂，1898 年被聘于新宁新会，1901 年被聘于广州方便医院，1904 年被聘于顺德冲鹤。他的治法在全国也有很大影响力，上海沈敦和认为《辨证求真》是"专治鼠疫之无上宝筏"，于 1911 年将其收入《鼠疫良方汇编》。民国名医如吴锡璜、张锡纯、何廉臣等都推崇其"辟秽驱毒饮"一方。

梁龙章在治病救人的同时还积极参与慈善医疗机构的创办。《辨证求真·杨凤朝序》说他"历创善堂如崇正堂、述善堂、方便医院"。这几间都是广州近代著名的善堂。方便医院全名广州城西方便医院，是近代广州影响最大的慈善机构之一，专门收治疫病流行时病倒街头、无力求医的贫苦病人，但"始创旋辍"，一度中止。1901 年疫病再度流行，"方便所前，尸塞街上，行人掩鼻，目睹心伤"（《辨证求真·程海序》），当时广州的爱育善堂、广济善堂、崇正善堂三堂联合复办方便所，改名城西方便医院，请梁龙章主持诊务，"公义不容辞，自备舆金，前往督诊，救治无数"（《辨证求真·程海序》）。后来方便医院由于成绩显著，继续得到省港绅商及各地华侨募集捐款，日益壮大，成为民国时期华南最大的一间慈善机构。1936 年，该院面积有 1 万多平方米，病床 1054 张。该院自创办以来一直以中医药治疗，是当时全国少有的大型中医医院。

梁龙章一生游历四方，治疫救人，平粜米价，创立善堂，是有影响力的医家及社会活动家。

四、内科杂病类

岭南中医"内科"之名称，源自民国时期南海陈汝来主编的广东中医药专门学校教材《内科杂病学讲义》。清末佛山三水人黄恩荣撰写了《洄溪医案唐人法》，阐述内科病证医案，这是一部在全国范围内有影响的著述。黄霄鹏的《医林猎要》属于中医临床基础理论著述，一并归于内科杂病类。

（一）黄霄鹏与《医林猎要》

1. 生平简介

黄霄鹏（1838—1890），名保康，字培声，霄鹏为其号，广东南海学正乡人。著作有《贻令堂医学三书》，另著有《贻令堂杂俎》一卷和《与婿遗言》一卷，合成《霄鹏先生遗著》（如图 3－10 所示）。

黄霄鹏自幼聪颖勤奋好学，幼时在私塾学习四书五经，9 岁随父亲在外求学，18

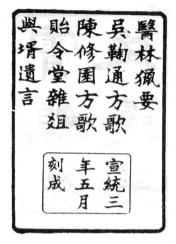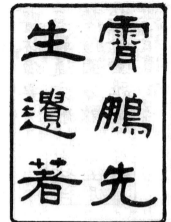

图 3-10 《霄鹏先生遗著》书影［宣统三年（1911）］

岁跟从其叔秋繁先生。秋繁先生赏识他的才气及对历史有独到见地，故在其 19 岁时收其为徒，授其学。黄霄鹏的儿子黄道恒回忆："府君年二十九，禀保呈册误作三十九，学政胡瑞澜疑为枪替，乃提堂使不得近诸童卷，既呈赏之而不取，至光绪四年，吴宝恕亲学仅录佾生时年已四十矣。"于是自此心淡，并教导子弟"必有忍乃有济，此处世要言也，不然机锋相角，所得岂偿所失耶……人有贤否，事有成败，订交作事，安可率行，吾生平能寡尤悔者，以知人明应事活耳，欲明与活，唯静者能之"①。

黄霄鹏涉猎书籍范围甚广，涵盖阴阳、地理、星命、相术、医学，其中医学尤精。他曾经罹患目疾，求医之后病情反而加剧，于是自己研读医书治好了自己的目疾。后来他的弟弟黄芨棠患了足痿，群医束手，他日夜钻研，用了一个多月将弟弟的病治愈了。因为这两个契机，他开始专注于医学。

黄霄鹏从小熟读四书五经，儒家思想对其影响极深，其门人陈天骥所写的《黄霄鹏先生传》说："事父母孝母老多疾，药必亲煎，训子侄严不苟声律身度，居乡里能行其德。"② 文内还记载乡里曾因重修古迹导致村前沿水之路泥泞难行，乡人苦不堪言，黄霄鹏自觉出资，用石头将路筑好方便行走。此外，他的弟弟黄芨棠在为其书所作序言时提到"其诲人不倦，循循善诱"，"先生专心求学，家人生产未暇分治"③。

黄霄鹏在医学上成就突出。所著《贻令堂医学三书》包含了《医林猎要》《吴鞠通方歌目录》《陈修园方歌目录》3 种，均由黄霄鹏撰写，他去世后其弟命子秩南（即黄任恒）进行整理编校。

---

① 黄霄鹏著，黄任恒编校：《霄鹏先生遗著》，清宣统三年（1911）刊本。
② 黄霄鹏著，黄任恒编校：《霄鹏先生遗著》，清宣统三年（1911）刊本。
③ 黄霄鹏著，黄任恒编校：《霄鹏先生遗著》，清宣统三年（1911）刊本。

2.《医林猎要》学术成就

《医林猎要》是黄霄鹏辑前人医说而成的，原稿积书盈案，但书未成而先生已卒，后由其侄子黄任恒摘其简明者编成。全书分为"医原""医法""医药""医方"四部分，每一部分下各有篇目不等的小节内容。主要内容是摘录前贤《慎疾刍言》《医宗金鉴》《时方妙用》《医学实在易》《时方妙用》《笔花医镜》《医学源流论》等书的精华而成，有的内容加以整合，如"脏腑配合表篇"参据了《黄帝内经》《外台秘要》和陈修园的《寻源简易录》等，将脏腑从十二经、十二官、气血多少、六脉（王叔和说）、脏平脉、三焦部位、脏之象、六气所淫、天干所主、地支所主、五行所主、五方、五音、四时、出五常、应五乐、感五事、感五咎、所主之数、宜脏之畜、养脏之谷、益脏之果、充脏之菜、宜脏之木、脏初生长、脏之变动、所恶之气、所发之志、脏之华、脏所充养、所藏之神、脏所见病、实病所见、虚病所见、五积所主、五伤、随脏调气、所主之发、脏气统属、五臭、五声、五味、五色、五液、脏之窍、身分属、舌分属、鼻分属、口分属、齿分属、目分属、头面部位、全身部位、脏腑俞穴等 54 个方面进行配对分析。

（二）黄恩荣与《唐千金类方》《洄溪医案唐人法》

1. 生平简介

黄恩荣（1855—1938），字干南，佛山三水县芦苞乡人，出身医学世家。祖父黄积昌，"有善行，精医，设肆佛山，每暑天煎药铭饮路人"[1]。父亲黄殿中"业益精"，将医药事业发扬壮大，药号黄慎堂先后设分号于广州、香港、天津、上海等地。

黄恩荣为黄殿中次子，与其兄黄恩湛和弟黄恩永、黄恩铭均"进学"，亦中秀才，而黄恩荣更是出类拔萃，考中光绪辛卯科举人，赴北京受任法部主事。他少承家学，"多得力于庭训"[2]，精通医学典籍，在宣统年间兼任民政部医官。其治病用药灵活变通，严谨精到，存活甚众，有声于时。清室某亲王慕名结交，把王府珍藏的宫廷秘方——阴阳膏赐赠给他，故得医中之秘。阴阳膏配方经黄恩荣考究补充，益臻完善，后改名为摩腰膏，传播于世。

辛亥革命后，黄恩荣回到广州，"读书修行，市隐卖药"。为推广摩腰膏，他曾在下九西路、汉民北路分别开办黄干南药行。其时，香港亦设有分销店，除推行该膏外，还制炼各种丸散，行销中外，驰名数十年。晚年，因思发扬中医，与顺德何剡高先后举办广东医学实习馆、广东医药实习馆，编写医学教科书，训迪生徒。著作有《唐千金类方》与《洄溪医案唐人法》，故其 74 岁时自寿撰联，有"两度弃官虚宦

① 民国《佛山忠义乡志》卷 14《人物八·艺术》，见《中国地方志集成·乡镇志专辑》（第 30 册），江苏古籍出版社 1992 年影印本，第 619 页。

② 民国《佛山忠义乡志》卷 14《人物八·艺术》，见《中国地方志集成·乡镇志专辑》（第 30 册），江苏古籍出版社 1992 年影印本，第 619 页。

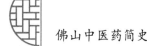

梦，千金著论有遗书"之语。

2.《唐千金类方》

《千金方》为唐朝孙思邈所著，分《备急千金要方》与《千金翼方》两部，一向为世人所重。黄恩荣在广东医学实习馆期间，开始对《千金方》进行整理，费时6年，五易其稿，编著成《唐千金类方》27卷，共数十万言。全书对《千金方》精审选择，分出条理，以定其指归，并附上自己的心得按语，阐明其方义的隐晦。他在《唐千金类方》自序中说："《千金要方》，备急方也，观其自序，谓诸方浩博，忽遇仓猝，求检至难，比得方矻，疾已不救。悲夫，欲求救急，莫如类方，不揣固陋，窃取史迁整齐故事之义，每方标举一义，每义分列各方，其始按义以检方，其继审方以知义，群言鳞集，附案尾加，眼光定而后手法明，界限清而后寻检易，理固然焉。"①

《唐千金类方》全书共载方4170余首，分为妇人、虚损、补益、初生出腹、杂病、目病、汤液、诸散、杂风、伤寒、劳复、消渴、痈疽、九漏、解食毒、卒死、蛇毒病证，以及脏腑脉论虚实等门类，各卷篇首均立有医论，论下立方，介绍该方的主治、组成、服用法及加减应用等，条理清晰，便于研阅。

3.《洄溪医案唐人法》

黄恩荣又著有《洄溪医案唐人法》2卷，"以为千金方之羽翼"，由广州黄干南药行1933年作为"干庐丛书"之一刊行，现存版本有1933年广州黄干南药行刻干庐丛书本及1933年上海千顷堂刻本。洄溪，即清代著名医家徐灵胎，黄恩荣认为他取法唐代医家，正好可以与孙思邈的学术相印证，故以其医案为内容，阐发古代医理。② 书中共录中风、恶风、周痹、痱、伤寒、刖足伤寒、外感停食、时证、游魂、失魂、崇病、瘟疫、暑、暑邪热呃、疟、痢、畏寒、畏风、痰、痰喘、痰喘亡阴、饮癖、翻胃、呃、瘰、水肿、消、虫、怔忡、亢阳、吐血、瘀留经络、肠红、血痢、崩、瘀血冲厥、胎中毒火、子利、试胎、产后风热、产后血臌、产后肠痈、腿痈、臂疽、项疽、对口、发背、对心发、肺痈、乳节、流注、恶痘、下疳、筋瘤等54则洄溪医案，案中论治，另有陈自明、叶天士、王孟英之治法用药，案后黄恩荣加按，自述经验，间引名家之治论，并参入现代医学观点。书末附有《徐灵胎先生传》《诊蒋文恪公医案》《论明史李可灼进红丸医案》《论学医》《〈唐千金类方〉自序》《〈徐洄溪外科〉自序》等。

医案是前代医家临床治病的实录，对后世学者有直接的参考作用。黄恩荣对徐氏医案点评，均能引证经典，指明学理。例如封门金姓中风案，原文提到用"祛风消痰清火之剂"，黄恩荣加按语说："恩荣按：《千金》论'夫诸疾卒病多是风'（语出《素问》），风行必燥，热盛生痰，凡治此证，必兼驱风消痰，方有出路。"点明了中风的治疗要点，对后人学习医案有很好的指导作用。

黄恩荣主张参考近代西医的生理病理学，他说："西医重解剖，必明其病灶之所在，体质之实验，故以病状定病名，如肺结核、脑膜炎、子宫膜炎等，就其脏器之变

① 黄恩荣：《唐千金类方》，上海千顷堂书局石印本1914年版。本节引此书者均据此本。

② 参见黄恩荣《洄溪医案唐人法》，干庐丛书本，黄干南药行1933年版。本节引此书者均据此本。

动名之，中医重理，学必究其阴阳之传化，邪气之侵袭。"两种医学各有特点，可以互参。对于西医外科病理及诊断手段，黄恩荣则予以肯定。如刖足伤寒案中的按语说：

> 恩荣按：西医谓皮肉有红肿热痛谓之发炎，结蓄脓则为疮，本《内经》"诸痛痒疮，皆属于火"之义，毒发内脏则发冷热困倦，肩膊手臂痛，膝行动皆痛，大便秘结，小便赤黄，脉至洪数。毒重者，需改变其毒，炎重者当清化其毒，使红肿热痛逐渐轻减。其法不外允血、减菌、防腐。近更发明爱克斯光线，手术器具于外科有莫大之应用，足补中医所不及。

黄恩荣还指出，西医以前虽排斥中医，但也承认中药的疗效，并在提炼上有所改进。但是，他认为这些提炼药品毕竟不同于中药，不能"挂羊头售狗肉，冒中药之名，而营西药之利"。

黄恩荣的儿子黄悌君继承家学，后在广州中医学院任职，并将摩腰膏原方献出作为附属医院制剂。

（三）陈汝来与《内科杂病学讲义》

民国以来，随着中医学校的创办，临床各学科讲义出现。陈汝来的《内科杂病学讲义》是 20 世纪 20 年代末广东中医药专门学校教材，"内科"之名见于岭南中医学界。

1. 生平简介

陈汝来，字惠言，出生于 1869 年，卒年不详，广东南海人，庠生出身。1908 年学课于广州医学求益社，撰写的医学论文较有影响，负责改阅下一期同人课艺。1924 年执教于广东中医药专门学校，编撰的教材有《生理学讲义》《形体生理学》《儿科学讲义》《内科杂病学讲义》。其堂兄陈汝器（1874—?），字羽起，监生出身，广州医学求益社同人，广东中医药专门学校教师。两人中医基础理论涵养较深，经典原文娴熟，许多卷篇均可一字不漏地背诵，讲述中医生理病理注重注解《内经》《难经》原文。

陈汝来的《内科杂病学讲义》共 5 册，线装书，1929 年由广东中医药专门学校印刷，其编写蓝本及内容仍然是张仲景的《金匮要略》，陈汝来采用分章编述、原文注解的方式辑录。

2. 学术成就

（1）对张仲景《金匮要略》分章编述。陈汝来认为《金匮要略》从痉湿暍病脉证治第二，至呕吐哕下利病脉证治第十七，都属于中医内科范畴，故《内科杂病学讲义》（以下简称《讲义》）即按照《金匮要略》病脉证治次序模式编撰。第一章"痉湿暍病脉证治"、第二章"百合狐惑阴阳毒病脉证治"、第三章"疟病脉证治"，收载于《讲义》第一册。第四章"中风历节病脉证治"、第五章"血痹虚劳病脉证治"，收载于《讲义》第二册。第六章"肺痿肺痈咳嗽上汽病脉证治"、第七章"奔豚惊悸火邪病脉证治"、第八章"胸痹心痛短气病脉证治"、第九章"腹满寒疝病脉证治（附狐疝转筋蚘虫）"、第十章"五脏风寒积聚病脉证治（附宿食）"，收载于《讲义》第三册。第十一章"痰饮咳嗽病脉证治"、第十二章"消渴淋疝病脉证治"、第十三章"水气病脉证治"，收载于《讲义》第四册。第十四章"黄疸病脉证治"、第十五章"诸血病脉证治"和第十六章"呕吐哕下利病脉证治（附噎膈关格秘结）"，收载于《讲义》第五册。

（2）辑录历代文献，注解《金匮要略》病脉证治。陈汝来把《金匮要略》内科病脉证治分解为16章28个病证，对每章之病证又再细化分解，辑录历代医家临床文献进行注释，体现民国早期中医内科教材选择性地吸取前人文献、采用以经注经编撰的特点。

如痉病脉证治。内容包括：《金匮要略》论痉病十条，附吴鞠通论痉一条，一甲复脉汤、二甲复脉汤、三甲复脉汤、小定风珠、大定风珠、千金论痉一条，小续命汤应用，刘河间原病式论痉二条，喻嘉言论痉一条，海藏神术汤、白术汤、白术汤加药法、羚羊角散、麦门冬散、石膏散、牛黄散应用，陈远公论痉一条，竹叶石膏汤、清胃汤应用，费晋卿论痉一条，以及赤芍连翘散、白术薏仁汤应用。内科痉证，陈汝来综述古人之说：刚痉脉宜紧弦，柔痉脉宜浮弦，就此见此两脉，仍不得谓之痉。紧弦是太阳之桂枝麻黄附子汤症，浮弦发热恶寒总是太阳温症。以用汤论，亦麻杏甘石汤症。按仲景指为痉病，必有太阳之筋脉拘急病状而后始成为痉病也。考六经皆有痉病，须审部位以别之。身以后者属太阳，则凡头痛项强急，项背几几，背强反张腰似折。髀不可以曲，腘如结，此太阳之痉也。

陈汝来补充痿病脉证治和劳瘵传尸病脉证治。痿病脉证治内容包括《三因方》论脚痿二条，加味四斤丸应用，王启玄论脚痿二条，上丹、卫生汤、中丹、下丹、虎潜丸、思仙续断丸应用，《脾胃论》论痿厥病一条及清燥汤应用，《宣明论》论筋痿一条及秘真丸应用。劳瘵传尸病脉证治，包括《肘后备急方》獭肝散临床文献记述，《圣济总录论》虚劳骨蒸一条，黄连丸、麦门冬汤、乌梅丸、枳壳丸、黄芪丸、青蒿丸应用，又论传尸劳病一条，麝香散、茯神汤、黑虎丸、四时加减青蒿丸应用，《三因方》论传尸劳蒸一条，神授散、润神散、苏合香丸应用。

（四）王金石

王金石（1888—1971），名钥门，广东南海盐步虎榜人。其祖父是清朝太医，王金石自幼随祖父学习，得其医旨。长大后，曾求教于上海曹洲沧、湖北刘仲迈等名医。22岁时，王金石即悬壶问世，在西关（今长寿西路153号址）设医馆，曾以"龙胆泻肝汤"治愈一垂危的肝疾患者而声名鹊起。据称他诊断水平高明，不需要先问病人症状，而是通过辨颜切脉便能准确地说出病的所在，使病者叹服，以至于人们将他与较早运用X光机进行诊断的广州西医邝磐石并称为广州"二石"。1959年，他在广东省中医院特诊室出诊，专门治疗研究肝硬化和癌瘤病。撰写有《临床实验纤维瘤医案》《临床实验鼻咽癌医案》《癌瘤症的处理》《辨证论治肝炎医案》《临床实验痘疹要诀》《急性传染性肝炎》和《痘疹秘要》等专论，并参与编撰《中医四诊学教程》。

王金石在社会上影响力较大，在民国时期多次任职地方乃至全国的议政机关，积极为中医呼吁。例如，他任广州市参议员兼建设委员期间，就向市政府提出修改中医注册条例的建议。1931 年广州市卫生局颁布了《修正中医取缔章程》，要求中医须领有执照方能开业，但要求"其招牌或广告上只许称为中医生，不得称医师及其他名称""凡中医生不得与人以针灸治病"①。随后出台的《中医考试规则》又声称执照考试仅考一次，意味着没有参加或参加了但未通过此次考试的以后无法领取执照，中医将自然消亡。时任广州市参议员的王金石迅即在市参议会上提出议案，"咨请市府令饬卫生局，迅将修正中医取缔章程撤销"。广州市参议会根据议案，就《修正中医取缔章程》做出具体修订意见，转交广州市卫生局。经过争取，这些严苛的政令始有所松动，例如中医考试得以继续举行多次。新中国成立后，王金石成为广东中医研究委员会的成员，专心于中医学术与临床，直至去世。

五、骨外伤科类

武林和医林有着悠久的历史渊源。佛山是闻名的武术之乡，而人练武时容易受伤。此外，粤剧、醒狮、杂耍等行业的从业者在练习与表演时也极易致伤。上述独特的社会环境，加上时有发生的乡民宗族械斗等，使佛山地区对骨伤科的需求大为增加，客观上促进了近代佛山骨伤医学的发展，岭南骨伤流派的五大分支中的梁氏（梁财信）、李氏（李广海）、管氏（管镇乾）、何氏（何竹林）均源于佛山。集医武于一身的还有黄飞鸿、黄汉荣、林世荣、霍耀池、李佩弦等。为了体现佛山骨伤流派的传承脉络，几大分支的学术传承情况在本章一并记述，涉及现代名医部分则详见于第四章记载。

（一）梁财信与梁氏骨伤世家

梁氏骨伤世家，是指发源于清代南海梁财信的医学家族。他们世代以伤科跌打为业，至今已历数代。

1. 梁财信

梁财信（1763—1855），字玉山，南海澜石人。光绪《广州府志·列传二十八方技》中有梁才信传，梁才信即梁财信。据称梁财信"少负绝力，喜争斗"，曾徒手与持利器匪徒搏斗胜之，匪怀恨，翌日挟利刃，俟之，出其不意，斫刺交下，梁财信身被十余创，性命垂危。当地绅士责成凶手医治，当时有潘姓者善治跌打伤，"尽技救

---

① 广州市卫生局：《修正中医取缔章程》，载《新广州》1931 年第 2 期，第 56 - 57 页。

之，幸不死"，从此梁财信拜潘氏为义父，"受其学而益精之，为一时独步"。① 嘉庆十年（1805），梁财信在澜石墟设馆挂牌行医，采用"保元堂"为堂号，门前竖立了一块梁财信医馆的石招牌，成为梁财信的正铺。

梁财信行医所在的南海澜石，是当时的木材集散地，毗邻手工业发达的佛山、石湾，工伤事故不少，梁财信以出色的技术救治群众，声名远扬。

他曾医治一关姓骨折患者，"负重，偶蹉跌，折其胫骨，痛极欲死，异澜石就医，才信以手揣之曰：'骨碎矣，折可缚，碎不可缚也。'乃饮以麻药，使不知痛痒，以银刀剖其肉，钳去骨之碎者，遂用锯截其口而齐之，命买一牂羊最大者，生截其脚骨，等其分寸大小而代续之，乃敷以药，逾月遂能行"。中国古代向来有柳枝接骨的传说，梁财信用羊骨接骨更是神乎其技。按现代研究，异种骨植入人体具有抗原性，会产生免疫反应，但如果经过处理，尽量去除其抗原成分，则有可能减少排异反应，起到支架作用，逐渐促进成骨。梁财信当时虽然不懂这些科学原理，但凭其经验取得了类似的效果。术后他交代病人要小心谨慎："汝自后安行缓步，宁迂道远三里，勿跳沟求近一步。"② 还有类似的故事，传说梁财信邻居的家鸡被老鼠咬去一只脚，他试斩鸭脚续驳，结果家鸡走动如常，于是佛山民间一直流传"梁财信驳骨，鸡脚换鸭脚"之俗谚。

梁财信又曾治一少年，"偶迷乱自宫其势者"，即自行切去下体。该少年被抬到梁财信处求治时，梁财信"见其不知痛楚，曰：此失魂者也。使人于耳边唤之，逾时大哭，才（财）信曰：可矣！如法治之，立愈"。当然，阴茎接续手术相当复杂，梁财信在当时不可能完成，这里应指通过治疗使少年止血止痛，并且精神恢复正常。

又曾治一孝廉，因攀登梯子跌下，当时以左手撑地，当即腕骨突起，疼痛不已，找医生诊治，认为是简单的损伤，给他敷了药，不久疼痛停止，但腕骨突起处一直不能恢复，手执持无力，阴雨时恒作酸楚，于是来请梁财信察看。梁财信说已经晚了，当时以手撑拄时，"骨接续处已偏侧，医家未将骨夹正，遽为止痛，今经时久，骨偏处已牢实，不能复原位矣"，这一判断也很准确。所以，其传记称赞说："其精妙多类此，说者谓才（财）信于此事有神悟，非守秘方者能及也。"③

梁财信医馆的业务除医治外伤性骨折外，还兼售本店配制的跌打止痛药物。医馆在配制药物上更有独到之处，如跌打伤者，痛苦呻吟，迫切要求止痛，梁财信配制的跌打止痛散（据说早期曾掺入鸦片作为处方成分）起到较好的止痛效果，深受伤者欢迎。此外，梁财信跌打成药还包括膏、丹、丸等剂型，在药品的制作上有着严格的操作规程，如跌打膏药的浸油就根据季节的不同规定了"春三、夏一、秋四、冬七"的时间。其制造的梁财信药酒、跌打止痛散、跌打膏药、跌打丸畅销一时。

梁财信药酒方现可见于《少林寺真传跌打刀伤药本》一书中，方名为"风湿跌

---

① 光绪《广州府志》卷139，见《中国方志丛书》（第1号，第3册），成文出版社1966年影印本，第453页。

② 光绪《广州府志》卷139，见《中国方志丛书》（第1号，第3册），成文出版社1966年影印本，第453页。

③ 光绪《广州府志》卷139，见《中国方志丛书》（第1号，第3册），成文出版社1966年影印本，第453页。

打药酒方"，特地注明"梁财信传下"。组成有大牛膝、赤芍、灵芝、天麻、半夏、萆薢、防风、西秦艽、续断、红花、莪术、当归、角刺、泽兰、乳香、川杜仲、香附、桃仁、桂枝、加皮、防己、羌活、没药、川木瓜、碎补、三棱、丹皮、川乌、鲜皮、巴戟、草乌（炙）、薏米、山甲、桑寄生、川芎、独活、故纸。①

梁财信跌打丸（如图3-11所示）的配方，陈存仁收集、广东梁载荪提供的方剂组成如下：制川乌、制三棱、制莪术、青皮、制香附、归尾、大田、川断、南丹皮、蒲黄、防风、玄胡、五灵脂、生花、郁金、白芍、广木香、台乌、柴胡、枳壳、熟军、生地。②

现在仍有生产的梁财信跌打丸，成分与前方有所不同，其组成为牡丹皮、三棱、莪术、防风、玄胡、五灵脂、乌药、桃仁、柴胡、当归尾、木香、黑老虎、韩信草、小驳骨、鹅不食草、鸡骨香、两面针、骨碎补、赤芍、郁金、续断、蒲黄、益母草、红花、大黄（黄酒炖）、枳壳、青皮、徐长卿、牛大力、大驳骨、朱砂根、毛麝香③，共32味。此配方经过精心加工制作，具有活血散瘀、消肿止痛等功效，用于治疗跌打损伤、积瘀肿痛、筋骨扭伤。此配方被列入《中华人民共和国卫生部药品标准》。

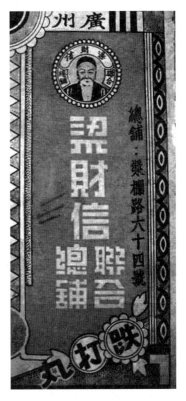

图3-11　梁财信跌打丸包装盒上的梁财信商标像（民国）

梁财信的儿子梁然光"能世其家学"，继承发展医馆业务。

2. 梁然光

梁然光，字桂长，号达川。生父为梁财广，梁财广有兰长、桂长、腾长、芳长四子。梁财广见弟弟梁财信无子嗣，于是将长子兰长、次子桂长过继给梁财信。于是，梁然光继承了梁财信跌打医术的秘诀，并用心研读唐宋以来的各家医书药方，成为名医。

据载，梁然光强调医者必须"神明术精"。④所谓"神明"，即医者首先要理解求治者的痛苦，体察患者的心情。因此，梁然光自己长期坚持每天五更即起，黎明应诊，做到有求必应。所谓"术精"，即医术要精湛高明。

曾有一洋商，初觉热痰盛涌，后又感染风寒。经西医诊治后感觉病情更重，且全

① 参见丁继华主编《伤科集成（续集）》，中医古籍出版社2007年版，第325页。
② 参见陈存仁、余符初主编《中国名医验方汇编之一·伤科跌打验方》，震旦图书公司1973年版，第74页。
③ 参见中华人民共和国卫生部药典委员会编《中华人民共和国卫生部药品标准·中药成方制剂》（第20册），1998年版，第313页。
④ 参见佛山古镇文化发展有限公司主编《佛山记忆》，广州出版社2011年版，第73-74页。

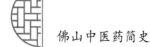
身僵硬，转动不得。后来转请梁然光医治，梁然光仅用药两帖便使其病情明显好转，不久即精神如常，行动自如，本来对中医半信半疑的洋商也表示由衷佩服。

3. 梁贯之

梁财信医馆最盛是在清末民初梁财信的孙子梁贯之主诊的时候。

梁财信长子兰长单传一子，名锡之；次子桂长共生九子，以贯之居长。梁财信的孙子多数继承祖业成为跌打医生，梁贯之、梁道生、梁秉枢、梁秉端等均为梁氏第三代名医，其中尤以梁贯之最负盛名。梁财信医馆全盛时每天有6张医台同时开诊。

当时社会盗匪横行，械斗、枪战时起，伤员很多，而跌打医生较少，故找梁财信医馆求医者甚众，梁氏家族在跌打、炮火金伤等各类创伤的治疗方面积累了经验，一些开放性骨折，乃至胸腹火器贯通伤也可以被治愈，在当地声誉很高。

梁贯之继承梁财信医馆的业务，并将之进一步发展壮大。医馆不断扩大，成药销量倍增，全盛时期，除正馆外，还自建有西栈、东栈和南栈，作为诊所和制药工厂。雇用长工200多人，工厂里光碾碎药材的碾船就有12只，每只碾船要两人整日工作才能够供应医馆使用。1914年，梁财信医馆由整体经营转为分散经营，先后在广州设馆6间，佛山4间，香港3间，澳门、江门、韶关、顺德容奇、顺德大良、三水西南各1间，各地均可见到梁财信招牌。梁财信医馆的业务从以医为主转向以售药为主。民国以后，"梁财信"声名远播，所制的跌打丸、跌打膏药、跌打药酒，因质量优、疗效好，市场销路很好。1927年，鲁迅来广州时不小心被土堆绊倒，脚受了伤，时人议论说："他的脚骨此刻怕已好了——假使擦了一个月的梁财信药酒。"[①] 鲁迅是否有应用不得而知，但这也说明在人们心目中，梁财信药酒是治疗跌伤的必然之选。

由于跌打药品的配方和制作技术对外保密。对内公开，于是梁氏家族子孙都向制售药品方面发展，各树一帜，商标牌号多达十几种，有日牌、松鹤牌、太极牌、澜石牌、五像牌、三象牌、令牌、金轮牌等。梁财信医馆的跌打药品除畅销国内各地外，还转销美洲、南洋等地。新中国成立后，广州的6间梁财信制药工场合并为梁财信总行，后来加入了公私合营联合制药厂。[②]

4. 梁匡华和梁以庄

梁匡华、梁以庄、梁耀垣为梁氏家族第四代。梁匡华和梁以庄在民国年间任广东光汉中医专门学校教师，编著有《伤科讲义》（如图3-12所示），使梁氏家族经验首次成书流传。

《伤科讲义》署名梁财信、梁匡华、梁以庄。书前绪言说："跌打科，乃医学局部名称之一种，要其所得之病状，不外一个伤字。然就以伤字之解释，大约言之，应分五种，跌伤、打伤、炮伤、金伤、火伤。五种之中，则分筋、骨、血、肉四种。四种又分部位与脉络、单病与兼病、衰弱与健康，其如手术亦颇重要。"

① 尸一：《还要谈及鲁迅》，见中国社会科学院文学研究所鲁迅研究室编《1913—1983鲁迅研究学术论著资料汇编》（第1卷），中国文联出版公司1985年版，第262页。

② 参见梁理平《跌打名医梁财信家史》，见佛山市政协文史资料组编印《佛山文史资料选辑》（总第4辑），1984年版，第52-64页。

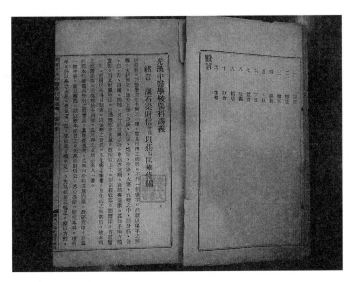

图 3 - 12　广东光汉中医专门学校《伤科讲义》序言书影

　　此书指出医学学科中的伤科学，即民间所说的跌打科，将最主要的问题区分为五伤四种，十分简明。作者还指出伤科不同于一般内外科，需要"经验富，阅历深"才能精通，"其理深义奥，直与内外科并驾而驱。故研究中，非为一知半解，便可称能"。作者说："然应当研究之法若何？夫天下间，不论辨理万事万物，务须明了路径，方可升堂入室。"故《伤科讲义》之作，即为此目的，"以学理为门径，以疗理为堂室"①，详论专科内容。

　　《伤科讲义》第一章为"学理"篇，阐述头部、面部、颈部、肩部、上肢、下肢、躯干、盆骨人体部位伤科学的解剖、生理、病理知识。第二章为"疗理"篇，阐述面部、颜面、颈部、躯干、上肢、下肢、盆骨、阴囊、起居、饮食、伤格诊疗原理。最后为"殿言"。书中详细谈到五伤的内容，如"跌"为坠伤、仆伤，"打"为棒伤、拳伤，"炮"为炸伤、码伤，"金"为刺伤、斩伤，"火"为烫伤、灼伤。同时，书中非常强调经络与伤科疾病的关系，指出"脉运，即经脉循也，为本科所注意者，非为伤该脉必得该脉所主之病"②，故在"学理"篇的总论中详载了十二正经和奇经八脉的循行及其与人体运动功能的联系。

　　书中有不少梁氏骨伤临床经验的总结，如论肩部"锁子骨"的损伤时说："锁子骨内无髓管，其外形颇坚，但质脆，无韧性。故受伤时，性往折断……锁子骨受伤，有折断，或起疝，虽可用手扶正，但不能夹扶，其日后充分痊愈与否，可以用医学眼光诊断之。锁子骨不能痊愈时，不特非能致命，且不能令人残废，只失其任物及高举动作而已。"③ 书中还论述了各种骨折手术的方法，如"正骨手术""包裹手术""夹

────────────

① 梁财信、梁匡华、梁以庄编：《伤科讲义》，广东光汉中医专门学校 1924 年版，第 1 页。
② 梁财信、梁匡华、梁以庄编：《伤科讲义》，广东光汉中医专门学校 1924 年版，第 4 页。
③ 梁财信、梁匡华、梁以庄编：《伤科讲义》，广东光汉中医专门学校 1924 年版，第 39 页。

扶手术""救护手术"的动作要领,以及传统中医"摸法""接法""端法""提法"
"按摩法""推拿法"等的操作。在药物治疗方面,提出可分八类:"本科之方剂,分
八种,曰还魂,曰止痛,曰扶元,曰祛瘀,曰排腐,曰生肌,曰滋养,曰清导。"①

全书既详细讲述各部常见之伤科疾病的概况及处理要点,又论述了伤科病人日常
生活起居的注意事项,如注意御风寒、保持休息、房间空气流通等,并从肉、鱼、
禽、果、粥、饮等多方面详列伤科病人所宜和所忌之食物。书后还有"伤格"一节,
论述伤科病历的书写意义、规范和注意事项。可见梁氏伤科医术吸收了当时的西医成
果,并根据中医学校教育的要求而更加条理化与系统化。

5. 其他梁氏后人

民国以后,梁氏家族的后代多转向制药业,但仍有继承骨伤业务者。1959 年,
梁氏玄孙梁理平进入佛山市中医院工作,梁理平的女儿梁慕贞在佛山中医院骨科工
作,分别成为梁氏骨伤的第五代和第六代。据有关资料显示,梁氏尚有后人在香港开
医馆,出售梁财信跌打丸。香港医院管理局前主席梁智鸿手术技巧高超,出身医学世
家,其父亲梁金龄是 20 世纪 30 年代的名医,其弟梁智仁则是著名的骨科医生,均为
梁财信后人。②

(二) 李才干、李广海与李氏骨伤世家

1. 李才干

李才干(1833—1913)(如图 3 - 13 所示),字子
祯,佛山栅下茶基人。少年时爱学武术,身体强壮,臂
力过人。21 岁时,适逢红巾军起义,为了避乱,他迁
至省城西的石门镇。《佛山忠义乡志》载他"苦力气操
作,金山寺僧智明嘉其诚朴,以跌打医术授之",于是
李才干掌握了高明的医术。在战事平息后,他回到家乡
行医,"设馆于平政桥沙涌坊,学有真传,名遂大著"。

据记载,李才干医名虽高,但他不以医自限,而是
"始终尚义轻利,不屑以小术居奇"。广东乡村各族之
间经常有纷争,有时两姓间斗殴,出现受伤,将要形成
大规模械斗时,李才干往往乘为伤者看病的机会,趁机
调和,使事件平息,深得乡人信服。而且他医德高尚,
"凡乡绅素有资望者,延请立至,除药费外,概不受

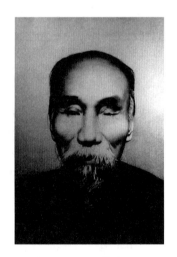

图 3 - 13 李才干

谢,贫者或反有以助之",为此竟然"执业数十年,曾无蓄积"。李才干为其医馆题
名为"平恕堂",含义为"诚有见夫医者居心,唯平恕方足以尽本职",旨在表明,

---

① 梁财信、梁匡华、梁以庄编:《伤科讲义》,广东光汉中医专门学校 1924 年版,第 26 页。

② 参见中共佛山市南海区委宣传部、佛山市南海区文体旅游局、佛山市南海区档案局等主编《南海龙
狮·南海衣冠·南海古村》,中山大学出版社 2011 年版,第 62 页。

凡是当医生的，内心要平和宽容，方可做好本职。有一富家，因小婢女不慎，致小孩跌伤，请李才干前去诊治。女主人毒打小婢女，哭声传于四邻。李才干十分同情和怜悯小婢女，为小孩敷药后，对男主人说："你儿子的伤势，依我的方法医治，保证很快痊愈，你家小婢女唯犯了无心的过错，只能微惩，不应毒打，否则我不再来医治，令郎就很危险了。"男主人见李才干说得句句在理，且又细心认真地医治孩子，于是表示一定遵照他的吩咐做，并再三致谢。其情怀高尚，后人称赞说"其通德类情如此，洵所谓仁术者"①。晚年叠遇灾赈，授例报捐，同知加捐，道衔赏戴花翎。1926年，冼宝干撰《佛山忠义乡志》卷十四人物八有李才干传。

李才干学术传子李广海。

2. 骨科圣手李广海

（1）生平简介。李广海（1894—1972），字澄波，佛山镇栅下茶基人，广东省名老中医（如图 3 - 14 所示）。李广海擅长医治骨折筋伤、枪炮弹伤、刀伤、烫火伤等，尤以细腻手法闻名于世，被称为"骨科圣手"。他的一生充满了传奇，行医、办学、救国，留下无数感人故事，是李氏骨伤家族的核心人物。李广海自幼勤奋好学，7 岁读私塾，在父亲的影响下，从小研读《黄帝内经》《伤寒论》《金匮要略》《神农本草经》等中医经典著作；14 岁随父临证，钻研《正体类要》《伤科补要》《医宗金鉴》《血症论》等伤科专著，边读书，边实践。20 岁时，父亲病故，李广海继续在平正桥沙涌坊医馆行医，将父亲的医馆"平恕堂"扩建为"李广海跌打医馆"。

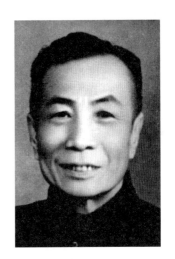

图 3 - 14　李广海

抗日战争时期，佛山一带常遭日军轰炸，许多遭枪伤、炸伤的患者前来向李广海求医。从 1939 年起，李广海便秘密收治广游二支队受刀枪炮伤的伤病员。有的队员因伤重而行动不便，为了抗日战士的安全，他专门在佛山市郊找房子安置他们，并冒着生命危险亲自上门诊治。珠江纵队领导人之一郑少康经常介绍受枪炮伤的伤员前来诊治，李广海都是来者不拒，免费提供食宿，免费医治，以满腔的热情和实际行动支持地下抗战活动。

1945 年，抗日战争胜利，李广海与陈典周、何炳楠、邓丽程、邝楚枢等成立南海县中医师公会。1946 年，又在大福路开设新医馆"杏林馆"。1947 年，李广海与何炳楠、钟伯石、陈典周、吴虚谷、吴满福、吴采南、温玉书、罗仁伯、黄伟堂、李君曼、邓丽程、邝楚枢等一批佛山名老中医组成灵兰医学研究社。由于医术高明，1949 年李广海被选为南海县国医支馆副馆长。

新中国成立后，李广海全身心地投入新中国的中医事业中。1953 年，李广海带

①　民国《佛山忠义乡志》卷14《人物八·艺术》，见《中国地方志集成·乡镇志专辑》（第30册），江苏古籍出版社 1992 年影印本，第619页。

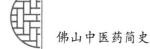

头参加了联合诊所。1956 年，佛山市中医院成立，李广海担任了副院长，力主创办骨伤科。1960 年起担任佛山中医院院长，同年受邀赴北京出席全国群英会，受到党和国家领导人亲切接见。1962 年 9 月，以名中医身份出席广东省卫生厅召开的"继承名中医学术经验座谈会"（拜师带徒大会）。

李广海为波兰专家治病的故事流传甚广。据李广海的助手潘钱回忆，1959 年，一位在江门北街糖厂（今江门甘蔗化工厂）工作的波兰专家肩关节脱臼，两天未能复位，痛苦异常，请李广海前往医治。李广海叫助手固定波兰专家的身体，在专家毫无防备的状态下，突然施展复位手术。专家刚一皱眉，李广海就对他说："你的肩关节已经复位，现在给你包扎，暂时不要多活动。"专家试摆动一下手臂，完全自如，也没有什么痛感，连声说："神医！神医！"

李广海不仅善于骨伤，也以善治枪炮伤、烫火伤而出名。广东粤剧名演员何非凡，枪伤破腹，并有前臂开放性骨折，经他治愈，得以重登舞台，声艺未减。[①] 李广海还是一位出色的武术家，曾拜蔡李佛拳一代名师陈盛习武，连任鸿胜馆两届理事。[②]

1962 年，李广海以丰富的临床经验编著了《中医正骨学》，该书阐述了骨折、脱位的诊断与治疗，介绍了内服经验处方 31 条，外用处方 11 条，学术影响深远。他创制的"李广海跌打祛风膏""李广海跌打酒"等成药，行销国内及东南亚一带，一直延续至今，成为佛山传统名药。

（2）学术成就。李广海治学态度严谨，他勤求古训，博采众长，形成了自己的学术特点。

第一，创新骨科理论及正骨理伤方法。李广海敢于革新，在骨折愈合方面较早提出通过"纵轴挤压"促进骨痂生长的理论，他注重对小夹板固定的研究，将生物力学运用于临床，对四肢骨干骨折及近关节骨折，提出小夹板加垫超一个关节固定，解决了固定与活动的矛盾；他提出早期的练功活动能加速肢体功能的恢复。在用药方面，他一反过去传统的用手调药、以瓦煲长时间熬药等古老方法，主张科学地运用器械调制药剂和急救时服食药散等。这些对目前骨折的治疗仍有重要的指导意义。

李广海重视骨科手法，主张手法的"柔"的方面，反对暴力，提倡使用技巧来接骨，以减少骨折端及周围筋的损伤。他还非常注重摸法。据李广海孙子李国韶回忆，李广海经常夸自己的手是 X 光手，他的接骨理念就是，因为我们都不是 X 光眼，摸就要摸清楚，摸法既是诊断，也是治疗。为了能够练好"摸"法，李广海鼓励练功，以增强力气。此外，还注重关节功能。他经常说的两句话是："一个没有关节功能的解剖复位是没有意义的。""我们治伤的目的就是令患者恢复运动功能。"所以，他要求不力求解剖复位，而要更重视关节功能恢复。

第二，确立"治伤从瘀"的原则。李广海非常重视内外药物的辨证应用，他确定了"治伤从瘀"的治疗原则，认为"凡跌打损伤、瘀血内蓄，急宜逐瘀"。对闭合

---

① 参见佛山市政协文史资料组编印《佛山文史资料选辑》（总第 4 辑），1984 年版，第 44 页。
② 参见梁诗裕主编《岭南名医李广海》，岭南美术出版社 2016 年版。

损伤的初期，主张早期先"大破"，认为"大破"才能"大立"，他以田七、归尾、红花、桃仁、木香、赤芍作为组方的主要药物（如图3－15所示）。根据损伤的轻重、证候的异同、体质的强弱，他选用攻下逐瘀、活血化瘀、和营止痛、调补气血等不同的方法。对开放性损伤亡血甚者，"治先固脱，后拟祛邪"。对体质虚弱的伤者，至于瘀血停滞、正虚邪实者，则主张"攻补兼施"，并区分寒热虚实。对损伤后期，他主张温补以和血，认为"瘀血既去，势必气血两伤，要收血功、理应温补"，善用补益肝肾之药以促进筋骨的修复，强调补脾健胃以增强病者的体质，务求气血得以调治。

第三，内治通为大法，温补为主。李广海在内治方面灵活运用补、消、和各种方法，但是这些方法，都是为了通。李广海推崇薛己，首先强调补气血，而在五脏之中，更重视补脾胃。他认为受伤的病人有很多顾虑，容易抑郁，一抑郁就肝气郁结，脾胃运化失常，而骨伤病人常常卧

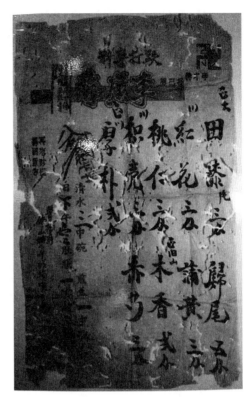

图3－15　李广海原始处方（民国），摄于李广海医馆

床，缺乏运动，容易损伤脾胃，骨伤后导致废用性的肌肉萎缩。脾主肌肉，健运脾胃能促进肌肉生长和伤口恢复。李广海还很崇拜张仲景，所以临床以温补为主。比如说，治疗股骨头坏死的病人，如果其舌头白而多水，他运用温阳驱寒的方法治疗，附子可以用到几两。

第四，重视药物外治。李广海认为伤科外用药能通达病灶，与内治相辅相成，有异曲同工之效，主张利用现代科学技术改革传统剂型，便于临床使用，亦利于临床疗效的提高。李广海在长期的医疗实践中总结与开发了多种伤科外用药物，如李广海跌打丸、李广海跌打酒、李广海跌打祛风膏、白药膏、驳骨散、双柏散、凉血消肿贴膏、二号活血散、生肌玉红膏等，当时就家喻户晓、畅销海内外，为同行及病家所乐用。其中，李广海跌打酒、李广海跌打祛风膏、生骨贴膏、白药膏、二号活血散、驳骨散（现名龙柏驳骨贴膏）、白药消肿贴膏在佛山市中医院一直沿用至今，治伤无数，显示了良好的疗效。

第五，倡导中西医结合。李广海医学理论基础扎实，不拘泥一方一法或单纯中医药治疗，如在治疗枪炮弹伤等开放性损伤时，因人施治，也采用手术取弹，或用丝线缝合伤口等方法。他还大胆使用青霉素、破伤风针等西药，是佛山最早将西医技术运用到中医的人。

李广海学术影响至今，2006年，佛府〔2006〕24号文公布李广海医馆为佛山市文物保护单位。李广海医馆旧址位于佛山市禅城区文华北路栅下平政桥畔沙涌坊（如图3-16所示）。医馆由李广海父亲李才干始创，初名"平恕堂"跌打医馆，建于清末民初，面积约184平方米，由两座砖木结构平房组成，部分建筑采用了西洋风格。

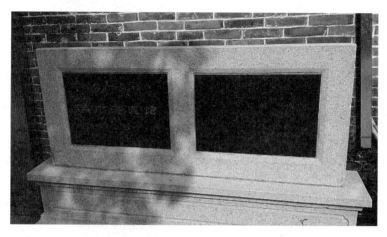

图3-16　李广海医馆旧址

2012年，禅城区政府启动李广海医馆的修缮工作。2015年4月30日，医馆重建完成并正式免费对市民开放。重建后医馆占地面积400平方米左右，分三个展厅和四部分（"家学渊源，志存高远""创立医馆，青胜于蓝""与时俱进，创新篇章""传承有道，发扬光大"）。医馆内有李广海的塑像，以大量的图片、史料和实物展示了李广海的生平、贡献及学术传承。修葺后的李广海医馆如图3-17、图3-18所示。

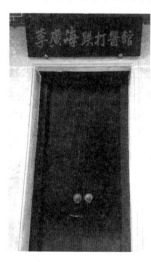

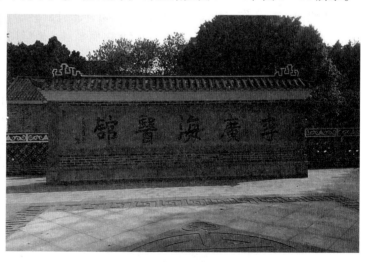

图3-17　修葺后的李广海医馆（佛山平政桥沙涌坊）

图3-18　修葺后的李广海医馆（佛山平政桥沙涌坊）

3. 李家达等第三代传人

李广海的几个儿子，包括在佛山的李家达、广州的李家裕以及在香港的李家强、李家刚、李家丰均传承李氏学术。

李家达（1926—1990），佛山地区名中医，学术传李国韶、元日成、陈逊文、潘国铨、杨海韵等。

李家裕（1926—2014），广州市名中医，弟子有李国准、何锦添、梁家伟、老元飞等。

李家达、李家裕二者介绍详见第四章第四节。

李家强（1914—1966），李广海长子，10 余岁始跟随父亲学习医术，日间在医馆侍诊抄方并在父亲指导下实习正骨手法，晚上攻读各类医籍并总结日间病例并予笔记。抗日战争期间，李广海秘密收治了一些珠江纵队受伤的游击队员，而考虑到自己名气大、多人认识，为免暴露收治地点而常派遣李家强带助手前去收治地点为受伤的游击队员换药。到了抗日战争后期，李家强已具备独立行医之能力，约 1943 年在南海县平洲乡以"李广海授男家强跌打医馆"的名义自设诊所行医。由于深得李氏伤科真传，故求医者众，口碑亦佳。约 1948 年年底，李家强到香港发展，先后在香港中环摆花街及九龙土瓜湾九龙城道开设"佛山李广海授男家强跌打医馆"，在香港有了一定的声誉。

李家刚（1923—1991），李广海第七子，中学毕业后常到父亲医馆协助业务，耳濡目染，对李氏伤科有了一定的认识。1949 年，李家刚到香港在哥哥李家强的医馆协助业务，在哥哥的指导下加上勤读医籍，医术日益提高。20 世纪 50 年代末，李家刚分别于香港西环德辅道西及九龙旺角亚皆老街自设"佛山李广海授男家刚跌打医馆"独立行医。由于医术好，亲切和蔼，甚得当地民众的信任，求医者众。新中国成立初期受父亲李广海之命，以李广海的影响力积极投入联络港澳及海外同胞捐献国家的建设工作，得到国家侨务部门的高度赞赏。直至改革开放，他又充当联系人的角色，引荐内地政府官员及民间团体广泛结交港澳与海外商家及社团领袖，为引进外资参与家乡的建设做出积极的贡献。晚年随儿子移居澳大利亚墨尔本市，曾短暂开设医馆。

李家丰（1937—2017），李广海第十五子，生于 1937 年，中学毕业后考入中山医学院学习西医。1962 年前往香港自设"平民诊所"业医，空余时间常到哥哥李家强、李家刚的医馆学习李氏伤科，对家传医术有一定的认识。为提高自身对李氏伤科的认识及医术，他曾到佛山市中医院跟随哥哥李家达院长学习，其中医骨伤科技术得到大大提升。此后，在诊所每遇骨伤患者，他均以中西结合的形式替病者诊治，疗效彰显，为李氏伤科在香港的发展注入了新的元素。

4. 其他李氏骨伤传人

（1）李氏家族后人。李氏家族的第四代李国韶、李国准、李国理等，均继承祖上骨伤医术。

李国准（1951—2020），李家裕之子，广东省及广州市非物质文化遗产保护项目"西关正骨"市级代表性传承人，广州市荔湾区骨伤科医院副院长，荔湾区名中医。

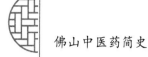

主编有《西关正骨——李氏临症经验》，该书总结李氏家传正骨经验，对李氏正骨朴实的学术思想、医疗手法、治疗方药及常用药膳做了介绍。李国准在继承祖传李氏骨伤科学的基础上，与现代医学的诊断学、实验检查学、影像学有机结合，研制出一整套治疗颈椎病、腰椎病、腰椎间盘脱出等脊柱疾患的手法，提出"通过手法复位，使突出物复位到发病前的神经代偿区域，打破炎症与压迫之间的恶性病理循环"的观点；并根据不同的证型及 CT、MRI 等现代影像学结果进行定位，分别施以"旋、推、顶、压、扳、抖、牵、按"八法复位。

李国韶（1955—　），李家达之子，现为香港注册中医师、香港中医骨伤学会理事、香港中医骨伤学院常务副院长、香港推拿学会荣誉顾问。李国韶自幼跟随李家达、李广海学习正骨手法，有扎实的医学理论基础知识和祖传李氏伤科疗伤技能。1980 年到香港开设跌打诊所，由于李广海家族李氏伤科在广东地区的嘉誉，以及李国韶本人精湛的医术，跌打诊所开设初期即门庭若市，繁盛时期诊所周边手工作坊、工厂等，凡有跌打损伤者皆到李氏医馆诊治。现在李国韶在香港拥有两个医馆，一个是位于居住地沙田的"李广海医馆"，一个是位于亚皆老街的"李国韶医馆"。近年来，李国韶同时也在佛山市中医院出诊，传承李氏伤科疗伤技能。他认为推拿手法宜柔和沉稳，切忌粗暴。在内治法方面注重"消"法，以大剂量活血化瘀为主。对于骨折的手法正骨，特别是邻近关节的骨折，他认为不应强求解剖对位而反复多次的手法，以免加重骨折端及周围软组织的损伤，应更加注重患者之后关节功能的恢复情况。临床擅长各种创伤急救、骨折整复、颈椎病、肩周炎、腰腿痛、骨性关节炎、跌打旧患、软组织损伤等疾病的中西医结合疗法。

李国理（？—2015），李家强之子，中学毕业后在香港随父学医。在父亲的指导下基本掌握李氏伤科的治伤理论及技能。父亲去世后便在父亲的医馆里继续独立行医直至 2015 年去世。

李氏骨伤家族第五代传人有李家达外孙女谭伟欣，现为佛山市中医院骨科副主任中医师；李国准之子李宇雄，现任广州荔湾区骨伤科医院主治医师。

（2）弟子传人。中医学术发展至今，早已突破家族门户的界限。李广海在工作中无私地向李氏之外的学生传授医术，培养了一批知名骨伤中医，形成了李氏骨伤流派。李氏传人中，佛山市中医院的陈渭良、元日成、钟广玲、陈志维等均成为广东省名中医（详见第四章第四节）。

（三）管氏医学世家

管氏医学世家，包括佛山管德裕、管镇乾、管季耀、管藻馨、管霈民、管铭生等几代名医。除了管铭生外，其他均为骨伤科名医。

1. 管德裕

管德裕为管氏世家第一代名医，其事迹主要见于民国年间管炎威《伤科讲义》的记载，内云："大父（注：祖父）德裕公，系出少林，凤娴技击，通医学，精内功，点脉救伤，咸称神手。"①

据记载可知，管德裕熟悉武技，其功法源自少林，精于内功，通晓医学，能点穴救伤。因资料有限，其具体事迹不详。

2. 管镇乾

第二代管镇乾，是管德裕之子，字金墀，祖籍江苏武进，行伍出身，道光至咸丰年间在军队行医，精于跌打刀伤。管炎威记载："先君金墀公，得真传，挟医术历戎行。清咸同间，于长江随营，救活军官士兵甚多。"②

管镇乾先是流寓广东省大埔，同治年间寄居佛山开设医馆，故以占籍。他因军功获功名，曾"历保守备、捐道员加二品衔"，但设馆佛山后，不再究心功名，平素施医赠药，"其存心济物有能人之所难也"③，光绪《南海县续志》、民国《佛山忠义乡志》均为其立传。据传中记载，光绪年间佛山数度受灾，如光绪元年（1875）4月，飓风打塌房屋，人多伤毙；光绪四年（1878）3月，佛镇城西大风刮后继以火灾，死伤尤惨；光绪十一年（1885）4月，佛山火药局被焚，附近房屋倒塌压伤无数。管镇乾三度抢险赴救，治愈外伤、烧伤患者无数，遂而名声大噪。

管镇乾卒年72岁，当地人民为纪念他拯溺救焚不受酬金的崇高医德，建造忠义祠牌坊，志载："大吏以义士奏奖，请旨建坊，崇祀忠义祠，由地方官春秋致祭，食报亦云厚矣。"④

3. 管炎威

管氏第三代管炎威（如图3-19所示），管镇乾之子，字季耀，生卒年不详。管炎威继承父亲管镇乾医术，且精通文理，能总结并将骨伤经验上升为理论，有《伤科讲义》《救护学讲义》等著作存世，历任广东中医药专门学校、广东中医院骨科主任。据《伤科讲义》自序中说："余少承家学，成童执业，迄今历四十年，随营救伤，亦二十余载。"（如图3-20所示）可见其也曾经历军伍生涯，从而积累了丰富的救伤经验。

管炎威编撰的《伤科讲义》，是广东中医药专门学校教材之一。1929年7月，全国医药团体联合会在上海召开中医学校教材编撰会议，当时正值余云岫"取缔旧医以扫除医事卫生之障碍案""3·17"中医风潮之后，中医界认为应当以整理学说、广植人才为当务之急，但中医学校程度参差，教材庞杂，对培养人才不利。会议

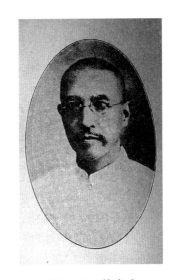

图3-19　管炎威

---

① 管炎威：《伤科讲义·自序》，广东中医药专门学校铅印线装本1929年版，第1页。

② 管炎威：《伤科讲义·自序》，广东中医药专门学校铅印线装本1929年版，第1页。

③ 民国《佛山忠义乡志》卷14《人物八·艺术》，见《中国地方志集成·乡镇志专辑》（第30册），江苏古籍出版社1992年影印本，第619页。

④ 民国《佛山忠义乡志》卷14《人物八·艺术》，见《中国地方志集成·乡镇志专辑》（第30册），江苏古籍出版社1992年影印本，第619页。

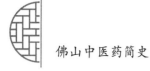

就订立中医教学体系与编撰各科教材进行交流，出席会议的广东中医药专门学校校长陈任枚，把管季耀编撰的《伤科讲义》陈述于席间，该教材受到诸委员的高度评价。①

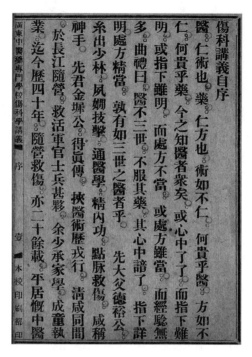

图 3-20　广东中医药专门学校《伤科讲义》序言

《伤科讲义》一套 6 册，铅印线装本，1929 年由广东中医药专科学校刊行。全书分 5 卷，9 个分目录，共 24 万字。卷一、卷二论伤科之正治，卷三论伤科之杂治，卷四论伤科内症，卷五论脏腑受伤变症。伤科之正治，属于人体跌扑闪挫硬撞，或刀伤铳创、火灼汤油泡伤，外部自头上脑顶而至足趾，内部骨骼经络脏腑血脉部位；伤科之杂治，即孕妇受伤，产妇受伤的证治。内容全面细致，对伤科理论、方药、手法方面均有贡献。②

《伤科讲义》对骨折分类详细。按原因分为直达骨折、介达骨折。"惟手足骨颇脆，易于断折，或受外来刺激，或体内器官运动，而身体一部分之组织至于毁伤。其原因分为二种，一为器械作用，如枪炮打扑，锐器刺割，曰直达骨折；二为外力作用，如倾堕颠跌，金锁腐蚀，曰介达骨折。"按是否哆开分为单纯骨折和复杂骨折，而按骨折之后的状态又分为完全性骨折、不完全骨折、粉碎性骨折、脱臼骨折几种。书中载有两种图，其一为经络穴位图，其二为骨格图。图文并茂，既有形象图示，又详细论述经脉循行路线，并将伤科时刻所经险要穴位进行说明。骨格图部分有七张副

---

① 参见卢朋著《卢朋著序》，见管季耀《伤科讲义》，广东中医药专门学校铅印线装本 1929 年版，第 3 页。
② 参见卢朋著《卢朋著序》，见管季耀《伤科讲义》，广东中医药专门学校铅印线装本 1929 年版，第 3 页。

图，包括人骨骼仰面图、人骨骼合面图、头骨图、正面胸部图、合面背部图、上肢骨图、下肢骨图。附有详细的图解，显示管氏对经络和解剖的重视。

管炎威重视伤科诊断，几乎每一疾病后均列有诊断一目，并提出伤科特殊望诊判断预后，如看两眼、看手指甲、看阳物、看足趾甲、看足底。他认为两眼有瘀血者则白睛必有瘀血之筋，血筋多者瘀血必多，血筋少者瘀血亦少，两眼活动者易治，两眼不动者难治。以医者之指甲掐患者指甲，放手即复原状者易治，少顷始还原色者伤重，若指甲黑者不治。阳物不缩者可治，缩者难治，卵子缩者不治，妇人则看两乳，方法相同。看足趾甲，与手指甲同法。看足底，红活色者易治，黄色者难治，手掌亦同。上述几项如同时犯五凶者不治，如犯一二凶象者尚可治。

管炎威治疗骨折强调摸、接、端、提、按、摩、推、拿传统八法，并详细论述了八法的具体做法，如指出：摸者，用手细细摸其所伤之处；接者，谓使已断之骨合拢为一处，恢复原状也；端者，或用一手，或用两手，擒定应端之处，酌其轻重，或从下往上端，或从外向内托，或直端，或斜端；提者，谓陷上之骨提出如旧也，其法非一，有两手提者，有用绳吊高处提者，有提后用器具辅之；按者，谓以手往下抑之也；摩者以手徐徐之揉摩也；推者，谓以手推之，使还旧处也；拿者，或两手或一手捏定患处，酌其宜轻宜重，缓缓以复其位也。对于手法难以调治者，则提出当结合以器具治疗法，以辅手术之不逮。

管炎威强调筋骨受伤与肝相关，"伤损之症……不分何经筋骨受伤，当以肝为主"。对于内部受伤者，管氏提出按脏腑之部位，用入脏腑所属经络药物治疗，加活血化瘀药物，而脏腑中又以肝为主，"因伤留内结之血瘀凝结，必积留于胁下，而肝伤矣。凡治跌打损伤，不问何经受伤，其瘀必侵入肝经。治之之法，当先导肝，使瘀血消散，勿留积于肝"。而损伤内症亦以治肝为主，然后分三焦而治。

管炎威认为跌打损伤跟血关系密切，或为血瘀，或为血虚，重视从血论治伤科疾患，主张"有瘀血者，宜攻之利之；血亡者，宜补之行之。但血出不多，亦无瘀血，以外治之法治之。更察其所，伤上、下、轻、重、浅、深之异，经、络、血、气多少之殊，必先逐去瘀血，和荣止痛，然后调养气血，自无不效矣"。书中除了引用王清任、陈珍阁及《证治准绳》的部分成方之外，自创以"瘀"命名的活血化瘀方剂即有50多首。除了一般的跌打损伤，管氏还重视伤科杂治。所谓伤科杂治，是指孕妇和产妇受伤，以及由杖刑、夹挟、鞭笞等原因引起的伤损，用药应宜趋避，慎勿乱投，务使孕妇瘀去胎安，产妇瘀除风去，免得变生他症。

管炎威共拟制了自制方200多首，包括外用药、内服药，如止痛还魂丹、回生第一仙丹、生肌散、续骨神丹、逐瘀定痛汤等，部分做成散剂以适应骨伤急救，部分外用药直接制成成药出售，具有很好的临床疗效，大大丰富了伤科方药学内容。外用药用药轻灵，体现了岭南伤科外治特色。

管炎威在药物炮制上颇具特色，其炮制切合中医基本理论，针对骨伤科常见疾患的血瘀、肝郁、血热、脾虚等病机，分别以酒、醋、童便、炒等炮制方法，起到增强临床疗效的作用。炒法是《伤科讲义》全书出现频率最高的炮制方法，并且除清炒外，还有土炒、麸炒、蛤粉炒、酒炒、姜汁炒等加辅料炒法。同时，管氏重视疏肝养肝，以醋引肝，巧加童便，凉血散瘀，调理脾胃，姜以制之，从而形成了切合骨伤用药的炮制特色。

4. 管霈民

管氏第四代管霈民、管铭生，均为广东省名中医。其中，管氏的骨伤科医术主要传予管霈民。

管霈民（1893—1980），号泽球，广东省名中医（如图 3 - 21 所示）。出生于广东佛山，为管炎威之子。自幼跟随祖父管镇乾及父亲学习医术，熟读中医经典，精于中医理论辨证论治，对疮科、骨科尤为精通，历任广东中医药专门学校、广州汉兴中医学校外伤科教席，编写了《外科讲义》《花柳学讲义》等教材。新中国成立后，他在广州医学院第一附属医院从事中医医疗工作，尤重外治法研究。他在临床中能用阴阳五行理论，推断每年疾病发作大致情况。精于疮科和骨科，有自己独创的正骨手法，对骨折病人常采用手法治疗。他手法精良，刚柔结合，灵活运用点、按、揉、磋、推、擦、拍、滚及扳等手法，并用小夹板固定。他善

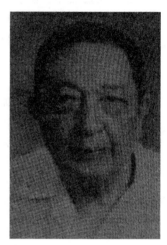

图 3 - 21　管霈民

于通过望诊及用手触诊骨折患处而了解病人骨折情况，根据手下感觉能十分准确地判断病情，而只将 X 光照片作为辅助诊断，手法复位轻巧、准确，动静结合。对于骨折病人，他提倡分时段辨证治疗，早期活血化瘀为主，中期养血生肌为主，后期应补益肝肾为主，并及早进行功能锻炼而恢复关节功能。临床中常选用骨碎补、续断、生地、赤芍、土鳖虫等药，用药精练，通常 8 ～ 10 味，大多以六味地黄汤加减辨证施治。外治方面，他独创骨科膏贴，以达消肿止痛、促进骨折愈合的效果。管霈民为人亲善，深得病人好评，在民间有很好的口碑。门诊病人门庭若市，病患者遍及广州、番禺、顺德、中山、佛山等地。

5. 管铭生

管铭生（1914—1990）（如图 3 - 22 所示），广东省名中医，管镇乾之孙，其父为管藻卿。

管铭生幼承庭训，后就读于广东保元中医专科学校，1938 年 7 月毕业后执业行医。历任广东南海夏教仁爱医院、石湾医院内科医师，佛山市私立馨德学校校医，南海县粮食加工厂内外科医师顾问及厂医，并任南海县第六区卫生协会副主任。1956 年由广东省卫生厅聘任，赴湛江粤西人民医院（今湛江中心人民医院）任中医内科主治医师，尔后升为副主任医师、中医科主任。1978 年，被广东省人民政府授予"广东省名老中医"称号。

管铭生医德高尚，在私人执业时，就在慈善机构

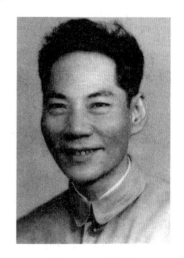

图 3 - 22　管铭生

南海夏教仁爱医院坐诊，每周两次，患者只挂号，不收诊费，坐堂医生是没有报酬的。市区内的乡村患者邀诊，则有请必往，步行前去。管铭生行医以内科为主，但由于管氏家族以骨伤科最为驰名，故他也精于该科，且治效显著。

管铭生后来以内科杂病见长，他辨证全面，立法严谨，选方恰当，用药精确，凡内外妇儿，危难诸疾，经治者多应手而痊愈。例如，在临床中用葛根黄芩黄连汤治热痹、用《金匮要略》中的大建中汤治寒痹、用血府逐瘀汤治妇产科崩漏等超乎常法的施治方法，用方广泛，药味不多，多则七八味，少则三五味，且药量不大而往往获奇效。故当地患者、外地民众皆慕名而至，络绎不绝。撰有《医余随笔集》及论文10 余篇，医学笔记数十万字。其在私人执业时，每遇难题，都向老前辈求教，还把失败的经验、成功的体会汇聚成文。后来带教带徒，也真正做到诲人不倦，带教过的学生、学徒都不同程度地获得他的真学，在临床工作中能得心应手，独当一面。

（四）何竹林与何氏骨伤世家

1. 何竹林

（1）生平简介。何竹林（1882—1972）（如图 3 - 23 所示），原名厚德，广东省南海市九江镇河清乡人，近代广东伤科五大名家之一。

何竹林出身医学世家，父亲何良显酷爱武术，同治年间在粤悬壶，精武技及伤科医术。何氏伤科流派原属少林洪门。何竹林为何良显第 7 子，自幼秉承庭训，4岁开始识字，后随族叔入私塾，6 岁即于课余侍诊父亲左右，学习《药性赋》《素问·上古天真论》《汤头歌诀》等医学典籍。8 岁时，广州光孝寺少林派觉云禅师收其为徒，并赐名"竹林"。从此，习武学医，苦心攻读。光绪二十七年（1901），何竹林与师兄结伴，辞家北上，从广州出发，直到哈尔滨，游学 3 年，行程逾两万里。一路上他们行医卖药，积攒盘缠，同时拜访名师同道，为通武精医打下了基础。1904 年，何竹林以"城西何氏、世传伤科、专医跌打、善出炮码（粤语：子弹）"之名，在广州长寿路开设医馆。[①]

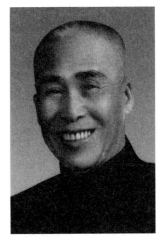

图 3 - 23　何竹林

一提起何竹林，很多人就会想起他"破腹穿肠能活命"的传奇故事。1924 年 10月 10 日，广州各界参加游行的队伍路经太平南路时，被广州商团叛乱军当场打死 20多人，受伤多人。其中一位市民被流弹所伤，子弹斜穿切破腹壁，肠管膨出外露，何竹林用银花甘草水外洗患部，把肠管推回腹腔，用丝线缝合伤口，外敷生肌膏而取得成功。该市民康复后，感激涕零，特制一块牌匾送给何竹林，上书 8 个大字："破腹穿肠能活命。"

---

① 参见何应华、李主江编撰《岭南骨伤科名家何竹林》，广东科技出版社 2009 年版，第 5 - 6 页。

1935 年，何竹林与区觉民、陈伯和等同道在长寿路西关赠医所成立粤海伤科联谊会，由何竹林、管季耀、管需民、梁敦娴（蔡荣的母亲）、黄汉荣（黄耀燊父亲）、霍耀池、杨鹤亭等一批西关正骨医生轮流前往坐诊，为贫苦病者赠医施药。其时，珠江三角洲及港澳骨伤重症患者多从水路慕名而来，疗效深受百姓称颂，时人联云："丹药炼成医国手；青囊常抱活人心。"①

1937 年，何竹林和药厂代表将"何竹林跌打丸"数批赠给抗日战争部队，当时新闻有"粤海跌打王，赠药援抗战"之报道。日机轰炸广州，大批市民死伤，广州市长寿区救护队队长何竹林在自己医馆设救护队部，自备药品，率救护队员日夜抢救，救活了许多危重伤员。广州沦陷期间，何竹林避居南海里水甘蕉村，为乡亲治疗疾病。

1956 年，何竹林受聘为广州中医学院筹备委员，后担任该院外科教研室主任，兼任广东省中医院外科主任，黄耀燊、蔡荣任教研室副主任，3 人共同承担教学和临床工作。1957 年，主编了广州中医学院教材《中医外伤科学讲义》和《中医伤科学》。1960 年，何竹林主持完成了《中西医结合治疗骨折 100 例》的科研著述，受到广东省卫生厅的奖励。

何竹林为现代中医骨伤科的创建做出了贡献，由于其治疗骨伤的手法、医方、用药独具特色，全国高等中医药院校教材《中医骨伤科各家学说》亦将其列为现代骨伤流派有贡献的全国十大名家之一。②

（2）学术成就。何竹林的学术成就非常丰富，归纳有如下两个主要方面。

一是重视手法辨证"识其体相、辨清伤情"。何竹林重视手法辨证，对于正骨理伤，强调"识其体相、辨清伤情"，反对粗暴片面。他指出"手法用于复位，为正骨之首务"，并主张"辨证之用，虽曰以手，非单以手为之，而须以眼望之，口问之，耳闻之，心导之。故曰手法辨证者，实合于眼法、口法、耳法、心法也"。即手法辨证不单是用手，而是手摸、眼望、口问、耳听、心导一齐运用，其实就是骨科中的四诊合参，通过望患者局部伤情和全身状态，问损伤时间的长短、受伤经过，体位，压痛情况，听骨折音、入臼音等，而同时手摸心导，机触于外，法随心转，结合既往经验，手到心到，对伤情和整复手法做出判断和选择。他在长期骨科临床实践中又总结理伤手法为触摸、牵引、端提、揉捏、旋转、屈伸、按摩、推拿八法。对"跌打损伤不离气血之变"的学术观点做了更深入的阐述，主张对新伤骨折重在祛瘀生新，新旧损伤重在养血通络，协调阴阳。

二是创多种验方，喜用岭南草药。何竹林创制了多种验方效方，在今天的临床中仍广泛使用，如内服的何竹林跌打丸、骨一方、骨二方、骨三方、理伤定痛汤、龙马壮骨宝等，外用的跌打风湿霜、驳骨散、跌打油、跌打风湿药酒、生肌膏、百灵膏等（如图 3-24、图 3-25 所示）。何竹林跌打药酒，活血祛瘀，消肿定痛，祛风除湿，

---

① 何应华、李主江编撰：《岭南骨伤科名家何竹林》，广东科技出版社 2009 年版，第 9 页。

② 中国近代中医骨伤科十大名家为王子平（上海）、石筱山（上海）、刘寿山（北京）、杜自明（成都）、何竹林（广东）、林如高（福建）、郑怀贤（四川）、郭氏（平乐）、梁铁民（山东）、魏指薪（上海）。

舒筋活络，是疗效显著、适用性广的成药。1982 年，广东省科学技术协会建立了广东中西医药针灸研究服务中心，鼓励何竹林之子何应华献出此秘方。后此方交由广州中医学院和白云山制药厂的专业技术人员改为霜剂或软膏形方案，经过试验，试制出首批"何竹林跌打风湿霜"。同年年底，4 家有代表性的医院（广州中医学院附属医院、广东省中医院、广州市红十字会医院、广州市荔湾区中医院）经过一年的临床验证，认为何竹林跌打风湿药霜是比较理想的骨伤科外用药和治疗风湿痹痛、消肿止痛外用药，有效率达 98.5%。[1] 1984 年，该跌打风湿药霜获广州市科学技术协会科技成果奖。

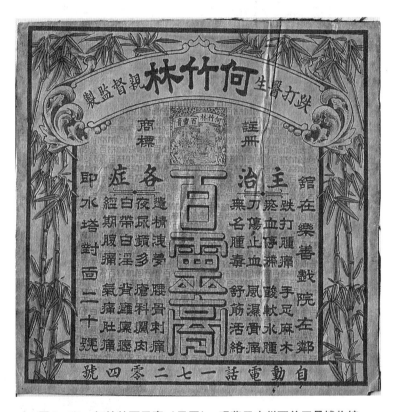

图 3 - 24　何竹林百灵膏（民国），现藏于广州西关正骨博物馆

除了灵活运用各类方药外，何竹林还善于运用岭南丰富的生草药资源。他深入鼎湖山、罗浮山、西樵山等地广收博采，详细总结各类常用的中草药的采摘、鉴别和应用经验。[2]

2. 何氏骨伤科传人

何竹林的 6 个儿子、2 个女儿、3 个媳妇均以中医骨伤为业，传承何氏骨伤科学

---

① 参见彭汉土《何竹林跌打风湿霜临床总结（附 465 例疗效分析）》，载《新中医》1984 年第 3 期，第 11 - 12、28 页。

② 参见何应华、李主江编撰《岭南骨伤科名家何竹林》，广东科技出版社 2009 年版，第 273 - 274 页。

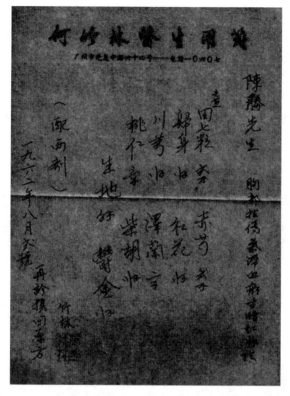

图 3-25 何竹林处方（1962 年），现藏于广州西关正骨博物馆

术经验。

何应华（1929—2003），何竹林长子（如图 3-26 所示）。自幼秉承祖训，尽得家传。曾担任广州市荔湾区中医院骨伤科主任、院长等职务。何应华与其父何竹林共同探索研究出"旋转推挤法"整复肩关节脱位，对肩关节脱位甚至合并肱骨颈骨折有疗效，撰写了《旋转推挤手法整复关节脱位》。[1] 2003 年，与弟子李主江整理出版了《何竹林正骨医粹》，2009 年又整理出版了《岭南骨伤科名家何竹林》。

何超常（1932—　　），何竹林次子。1958 年起任职于广东省中医院，1982 年赴香港定居并行医。

何应基（1936—　　），何竹林第三子。中学毕业后随父学习骨科 5 年，1966 年毕业于广州中医学院中医班，1996 年移民美国，在夏威夷开设诊所，

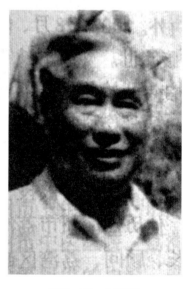

图 3-26　何应华

---

① 参见何应华、李主江编撰《岭南骨伤科名家何竹林》，广东科技出版社 2009 年版，第 342 页。

广泛推广何氏骨伤医术。

何应权（1938—　），何竹林第四子。少年时代即随父学习。1960 年考入广州中医学院，毕业后赴粤北工作。1989 年调回广州中医学院骨伤科教研室工作。曾撰写《何竹林正骨经验介绍》等论文。

何应衡（1949—　），何竹林第五子。秉承祖业，20 世纪 80 年代在美国旧金山开办"何应衡跌打医馆"。

何应璋（1953—　），何竹林第六子。自幼随父学医习武，先后在广州中医药大学附属医院、荔湾区骨伤科医院工作。1996 年移民美国，开办何应璋中医跌打医馆。①

何竹林授徒 60 余人。首徒高北海，曾任广州铁路中心医院中医骨伤科主任。岑泽波，广东南海人，1962 年由广东省卫生厅挑选担任何竹林的助手，在跟师期间先后负责撰写了《广东省中医骨伤名家何竹林》《何竹林正骨手法经验》等论文（详见第四章第四节）。其他如黄宪章、魏征、张贻锟、谭昌雄等皆已成为岭南名医。②

（五）黄飞鸿

1．生平简介

黄飞鸿（1856—1925）（如图 3 - 27 所示），原名黄锡祥，字达云。一说原名黄飞雄，又名黄龙昭。③ 黄飞鸿，广东南海县简村堡禄舟村人，西关跌打伤科名医，广东著名武术家，出身武术世家，祖父黄泰为洪拳名家陆亚彩门徒，父亲黄麒英是晚清广东武术界的十虎之一，曾任镇粤将军所部兵技击教练，也在广州靖远街开设草药店。黄飞鸿 5 岁习武，12 岁随父在西关及佛山等地街头演技售药。其后，他在佛山师从名武师铁桥三的首徒林福成，学得铁线拳及飞砣，能在舞狮时从狮口镖出飞砣采下四层楼高的"青"。后来他到广州第七甫水脚开设武馆，教授铜铁行工人武术，因击败挑衅者而扬名，来学艺者日众。

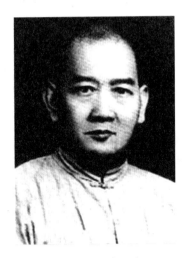

图 3 - 27　黄飞鸿

光绪年间，黄麒英病重，临终嘱咐黄飞鸿："用拳头谋生，与人结怨甚多；以医为业，则能广结人缘。望汝结束武馆，设立医馆，为人治伤。"黄麒英去世后，1896 年黄飞鸿遵父所嘱关闭了武馆，在广州西关仁安街设立宝芝林跌打医馆。相传"宝芝林"之名源自晚清进士伍铨萃赠给黄飞鸿的一副对

---

① 参见何应华、李主江编撰《岭南骨伤科名家何竹林》，广东科技出版社 2009 年版，第 344 - 346 页。
② 参见何应华、李主江编撰《岭南骨伤科名家何竹林》，广东科技出版社 2009 年版，第 21 页。
③ 参见鲁言等《乡风民俗》，海天出版社 1996 年版，第 124 页。

联："宝剑腾霄汉，芝花遍上林。"黄飞鸿取两联首字和下联尾字而命名。从医后，黄飞鸿有较多时间钻研医药，医术更加精湛，并自制膏丹丸散出售。

黄飞鸿曾随刘永福参加中日甲午战争，驻守台南，抗击倭寇。光绪十四年（1888），抗法名将刘永福率黑旗军驻防广东，不慎从马背坠下，致髋关节脱位，黄飞鸿施以手法治愈，刘永福以厚礼聘请黄飞鸿为军中技击教练，并赠写"医艺精通"的牌匾，悬挂在西关仁安街宝芝林医馆，四方患者就诊络绎不绝。1911年，刘永福任广东民团局总长时，聘黄飞鸿为民团总教练。不久后刘永福辞职回广西家乡，黄飞鸿重回宝芝林行医，从此不再收徒。1924年10月，宝芝林医馆在广州商团之乱时毁于火灾。黄飞鸿资财尽毁，忧郁成疾，于次年农历三月廿五日在城西方便医院（今广州市第一人民医院）去世。

自1933年其徒孙朱愚斋编著出版《黄飞鸿别传》至21世纪初，以黄飞鸿为题材的小说、粤剧、说书、电影、电视剧、漫画、动画片层出不穷，其中电影超过100部。佛山的黄飞鸿纪念馆于2001年1月落成开放。①

2. 医术药方

黄飞鸿当时与周雄光、李锦全、苏乞儿并称广东跌打名医"四大门槛"，但有关他的医术药方的记载不多。据说黄飞鸿还按他父亲留下的药方，自制通脉丹、大力丸、少林还生正脉散等发售，其中尤以通脉丹最为有名。通脉丹由于疗效显著、使用方便、价格便宜，不仅畅销岭南地区，还远销东南亚一带。黄飞鸿的通脉丹的配方没有流传下来，近人梁达收集的"蔡李佛正骨跌打总方"中录有一个通脉丹配方，指出"此方即有名之通脉散，全称'少林通脉散'。相传原为福建南少林寺方，由至善和尚门人李友山传予陈享公"②，其方用牛黄、珍珠、川莲（注：当作"连"，即川黄连）、梅片、琥珀、田七、血珀、沉香、乳香、没药、朱砂、麝香加以配制而成。黄飞鸿的"通脉丹"配方或亦近似。

另外，黄飞鸿还曾向社会公开跌打药酒泡浸和防暑凉茶的验方，张贴于宝芝林门口，让人们抄录药方回家依方炮制。其跌打酒药方是：牛大力一两，千斤拔一两，半枫荷一两，宽筋藤一两，田七五钱，金耳环五钱，上好米酒一斤半，泡浸15天即可使用。③据梁达编撰的《林世荣真传虎鹤双形拳》一书记载，这个就是"宝芝林伤科跌打酒"，该药有活血散瘀、消肿止痛的功效，适用于跌打肿痛等证，深受广大群众欢迎。

林世荣是黄飞鸿的弟子，广东南海平洲人。据黄文启《先师林公世荣》一文载："时先师祖黄飞雄辞刘军门总教习归，悬壶穗市回澜桥，先师（注：指林世荣）慕名踵门求为徒，先师祖已关闭宫墙，不再授技。恳之再，鉴其诚，命演技验造诣，虽未

① 参见广州市地方志编纂委员会编《广州市志（1991—2000）》（第9册），广州出版社2010年版，第707页。
② 梁达编著：《少林寺真传跌打金方》，岭南美术出版社1996年版，第219页。
③ 参见广东省南海市政协文史和学习委员会编《南海文史资料》第31辑《南海黄飞鸿传》，1998年版，第4页。

122

入室，已窥堂奥，乃列门墙。"① 于是，林世荣习得师门技术，约于民国初年赴香港，先在香港肉行公会内任武术教师和跌打医师，后来在中环竹树坡（即弓弦巷）开设医馆和教授武术。他曾聘请丹青名家，将拳式一招一式绘成图形，供后学参考，并在一招一式中加以文字说明。摄影流行之后，又将其拍成照片，印成专画行世。

（六）霍耀池

1. 生平简介

霍耀池（1892—1970），广东省顺德县伦教镇鸡洲乡人，是医、文、武兼善的一名正骨跌打医师（如图 3 - 28 所示）。1892 年生于香港，先后师从梅花螳螂拳名师鲍光英、晚清御医南海医家派的黄贞庵，尽得其传。除梅花螳螂拳知名外，其骨伤科用药亦积累深厚的临证经验。1941 年，霍耀池回到广州，在广州长寿路 33 号开设医馆，和师傅鲍光英一样，武术学员可以免费学医。由于医术精湛，武艺超群，当时羊城坊间流行一首歌谣："跌打刀伤唔使怕，奇难杂症有药搽，请找西关霍耀池，妙手回春众人夸。"霍耀池强调外伤与内损兼顾，善于辨证，从伤后患者的兼症着手而制定用药依据。前南京中央国医馆馆长焦易堂先生曾题"济世活人"匾额赠之。传人代表性的有霍明彬和欧潜云等。

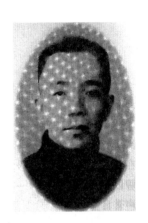

图 3 - 28　霍耀池

2. 学术成就

（1）治病求本，兼顾脾肾。霍耀池治病注重求本，尝谓"澄清河水的源头则诸流自洁，灌溉树木的根本则枝叶自茂"。其伤科治疗特色讲求用药的策略和秩序，注意脾肾关系的兼顾，认为"骨折难愈，治求脾肾"，"素体脾虚之人或身体创伤后每因其休息误时、误工而焦虑，此时忧思难免，然忧思伤脾，然脾气一虚，水谷之气不运，则五脏皆无生气，轻则骨折缠绵难愈，重则变症横生，难期痊愈之日"。故治疗"骨不连"，必须先调脾胃。然脾虚之证，有补脾虚则脾能自愈者，又有命门火衰，火不暖土致脾肾两虚者，至于再有肝木横脾之证，治法虽有疏肝健脾之法，然而亦不离滋水涵木，故治疗骨折难愈多从脾肾入手。在策略上，把顾护脾胃置于滋补肝肾之前，先投香砂六君调脾胃，然后再用加味固胎丸、大补元煎固肾精，结果是事半功倍。加味固胎丸原来用于治疗胎产，出自唐宗海的《医学见能》，并且方中的续断、补骨脂等多是伤科用药，为霍耀池所喜用；大补元煎为加味固胎丸去补骨脂、续断、白术加味，多用于伤科诸证的后期调理。

（2）伤科虚劳内损，不离补血。霍耀池治疗伤科虚劳内损，多不离补血。他认为筋脉需要血的荣养，同一病症，或速愈，或缠绵，归根到底在于不同患者的脏腑虚

---

① 鲁言等《乡风民俗》，海天出版社 1996 年版，第 125 页。

实，气血盈亏都有所别，所以不论陈伤新病，欲其速愈，必须兼补其血，"血荣则筋脉强健，春暖则冰水自融"。他把伤科补血之法根据脏腑、用药归经的不同而详细分为五类，"补血之妙，五法求之"，以肝、肾、心、脾、肺之不同细分为五，各自有备方：肝虚血瘀之证首当四物；肝脾血郁的治法在于逍遥；肝肾不足、精亏血少者补之以六味；心脾血亏之证辅以归脾；脾肺气虚导致一身气血俱虚者当以人参养荣、归芪建中扶脾养血。

霍耀池又认为肝肾乃血之源，善于补肝血者必先滋肾精，因为"乙癸同源，肝肾同治"之理，所以用六味地黄丸治疗肾阴不足肝血无以生化的血虚证。血虚并见阴虚伏热者，四物汤不能解"热胜则伤血"，徒劳无功反生邪助火，故必须四物汤加知母、黄柏，四物汤加牡丹皮、地骨皮或直接投六味丸、知柏八味丸来补肾阴，让肾阴转生肝血。伤科中兼见血虚便溏者，多取六味而不用四物。腰腿疼痛、伤后屈伸之力者多用六味为主，而兼有血瘀者应当六味丸、四物汤合用，来益精生血又兼通络活血。

（七）李佩弦

1. 生平简介

李佩弦（1892—1985），广东省新会县人（如图3-29所示）。原籍新会，但世居佛山，新中国成立后《佛山市志》的"人物录"将其收录在内。李佩弦毕生致力于尚武健身，擅用点穴理伤治疗各类软组织损伤，其手法开合有度，刚柔相济，强调骨折患者早期合理的功能锻炼的重要性，专门为骨折患者自创肢体功能锻炼操。治疗劳损诸证用药主张益气健脾，养血荣筋。晚年随李佩弦学习理伤手法的学生众多，同道中人称其为武林全才、杏林长老。李佩弦认为武术可以强身治病，可以保守卫气，对体内外除了能舒利关节、疏通经络、调和营卫、流畅气血、壮筋骨、肥肌肉以外，对治疗神经衰弱、高血压、肺结核、胃溃疡、

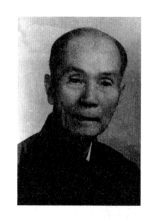

图3-29 李佩弦

关节炎和风湿等都效果显著。经过长期的实践证明，练太极拳收到的效果是极好的。另外，太极拳是柔和的运动，因此李佩弦认为无论是否患病，男女老幼均适宜练习。

2. 著作介绍

李佩弦编有《八式保健操》（1960年）、《易筋经》（1962年）、《八段锦》（1977年）等著作，均由人民体育出版社出版。此外，李佩弦后人尚留存有李佩弦未出版的《按摩日记》《养生学》等医学笔记原始资料。《易筋经》以介绍两套熊式易筋经为主，并附有3种古本易筋经。熊式易筋经是李佩弦随师习艺和在任校长期间的实践中根据不同年龄和体质差异而整理的。① 《按摩日记》主要记述了10个左右患者的按

---

① 《易筋经》编写小组编：《易筋经》，人民体育出版社1962年版。

摩治疗情况，基本以患者入院现病史和既往史开头，接着按时间顺序详细记录了患者入院期间的按摩、敷药、针灸、熏洗等情况，最后对治疗情况和效果做总结。绝大部分患者在经过治疗之后病情好转或者康复，其中也不乏患者亲笔记述的病情发展情况。《养生学》介绍养生之道：其一，精神方面应保持思想活动正常和精神愉快；其二，要从事适当的体力劳动，劳逸结合以预防疾病；其三，在生活制度方面提倡"饮食有节，起居有时"；其四，在气候剧烈变化时应注意预防外来疾病因素，以免受邪。

六、妇科学类

佛山妇科医学著作现存有清代何梦瑶的《妇科辑要》，又名《妇科良方》。近代佛山多出妇科名医，中医妇科文献略计有：《理产至宝》一册，清代南海朱泽扬撰，刊印于同治八年（1869），专以论述妇科经、带、胎、产诸证，以及种子、急救等；《妇科微旨》，清代南海萧绍端撰，萧绍端即岭南草药学医家萧步丹之祖父；《保产备要》，清代南海冯秉枢撰，一说南海劳潼撰，待考；《女科刺要》，20 世纪 30 年代南海郑召棠编，详辑历代妇科要论。此外，杜淦珍为西医妇产科医生，后学习中医，善于运用现代医学的观点去解释中医药的原理。现存的近代佛山妇科医学著作中，以何守愚的《广嗣金丹》、谢泽霖的《妇科学讲义》影响最大。

（一）朱泽扬与《理产至宝》

1. 生平简介

朱泽扬，广东南海人，清代岭南医家，生卒年不详。据《理产至宝》序言"予少读灵素内经，深究阴阳纪纲、铜人图之经络脏象、六经传变标本病机，壮则博览汉、晋、唐、宋、元、明诸名家症治方书及我圣朝金鉴为医所宗……迨业医三十余年，进与病谋，退与心谋"，以及书中出现的丸药广告，推测其于佛山大墟莲花地内行医，并拥有个人医馆，著此书时已行医 30 余年。

2. 《理产至宝》成书情况及版本

朱泽扬因意识到"胎产一门，宗嗣攸系，两命所关，尤为医道之最难者"，故"辑录前贤成方，又间参以多年经验"，著成《理产至宝》一书，以期"为胎产之一助，不但保母子之安全，且更无产后之患耳"。

该书发行量少（若按该版中所附"刊送芳名"计算，该版仅刊行 600 卷），故罕有资料提及该书，部分研究者如严峻峻[①]认为该书已不存。《岭南医籍考》[②]著录了《理产至宝》，将其列于"备考"一类，注明"见沈英森《岭南中医》"，并引用《岭

① 参见严峻峻《岭南医家妇科学术源流及临证经验整理研究》，广州中医药大学 2001 年硕士学位论文，第 12 页。

② 参见高日阳、刘小斌主编《岭南医籍考》，广东科技出版社 2011 年版，第 599 页。

南中医》内容提要及作者生平，可知编者并未得亲睹《理产至宝》一书。沈英森①主编的《岭南中医》介绍该书为"刊印于同治八年（1858年）"，1858年当为咸丰八年，其余著作多转抄此误。该书目前唯一可见版本为《广州大典》影印本，该本据广州图书馆藏本影印，清咸丰八年（1858）刻本，无牌记，原书版框高174毫米，宽107毫米，正文每页8行，每行20字，夹注为双行小字，无目录。

3. 《理产至宝》产科内容

《理产至宝》全书无目录，正文内容可大致分为胎前、临产、产后、乳病、养子等部分，附录为"种子法式"及"急救良方"。胎前篇辑录了胎前饮食及服药禁忌，并附有安胎万全饮、丹溪安胎饮等方剂。安胎方面，则分胎动及胎漏，施以安胎饮或佛手散。临产篇中有禳法、难产七条、催产四法、临产须知、避忌、下死胎等相关论述。内容多摘自《万氏妇人科》《妇科心得》等书。产后篇居全书之首，其中评点了产后用药原则。乳病篇中论述了乳少、无乳、乳汁自出、妒乳、吹乳、乳痈等治法及方剂。养子篇辑录养子十要、延生第一方、初生调护等。种子法式以"男则清心寡欲以养精，女则平心定气以养血"为原则，主要介绍日常调摄及交合时间的选择。急救良方篇涉及病症及验方众多，均是平日常见急症。

4. 《理产至宝》学术特点

（1）治病求本，辨证论治。《理产至宝》论病，必求病本，亦多详辨证候、转归所属阶段指导立法选方。如临产篇中，朱氏就先评点了当时流行用药的谬误之处：万应追风丸"本治时行暴感六淫之实邪，经络关窍闭塞有余之实证"，而"产后之风系血虚血瘀所生，乃内虚不足症也"，指出了产后多虚，故"宜治风先理血，血行风自灭"。面对"世俗所尚日久"的用药观念，朱氏使用了折中的办法，"以追风丸料一个，入生化汤加白芍药料一半"，以"仿古法用散必用酸收，犹兵家之有制节"。其匠心独运，可谓备至。朱氏于临产篇中详细说明了产后分阶段服药之法："小儿出世后即服生化追风丸，第二朝服生化乌金丸，第三朝服生化丸，第四朝服生化丸，第五朝服生化益母丸。"

（2）用药精专，味少力宏。书中方剂多用药精专，多在4至10余味药之间，推崇药味少的处方"如精兵直入之将，一旅之师，亦足破垒擒王矣"。例如，朱氏自拟的生化乌金丸、生化益母丸药味均为10味；其引用的方剂中小方亦不少，如佛手散（川芎、归身）、催生如意散（人参、乳香、辰砂）、二脱散（蛇退、蚕故纸）、如圣散（青葵花）等。

（3）强调预防，治法灵活。针对孕产诸多急症，书中备有不少急救之法，但更强调预防之法。例如：胎前饮食禁忌开篇就强调"子在腹中，资母之气血而生，孕妇饮食皆生子之气血者也，故凡厌忌之物所当屏戒。苟恣性偏嗜，不但触动胎气，且临产艰难，能令子残母损"；胎养篇指出"妇人受胎之后，所当戒者曰房事、曰七情"；临产须知指出"凡孕妇未产数日前，胎必坠下小水频数，此欲产也。慎重之家，于合用药物、惯熟稳婆，预宜备之"。这些论述为产妇尤其是初产妇提供了详尽

---

① 参见沈英森主编《岭南中医》，广东人民出版社2000年版，第29页。

的生活及医药指导，以防范急症的出现，并提供了急症的应对措施。

书中涉及的治法除了方药以外，还涉及各种中医疗法。艾灸法，如"将产母右足小指尖上灸三壮如绿豆大，治难产及胎衣不下"；外敷法，如治疗胎衣不下，"黑牛粪略焙带润，以布裹之，束于腹上即下"；外洗法，如"妇人乳头生小热疮，搔之黄汁出，亦为妒乳。用天麻草煎水洗之立愈"。诸如此类，不胜枚举。

（4）师法经典，参以实践。书中多次引用《黄帝内经》来阐明观点，但并未止步于经典，如论述产后失血，"夫血与汗，一物也，产后伤血，又岂可用发散之品乎？虽世俗体壮之妇，每服不见其害者有之，亦见其有微功者有之……倘血气衰弱之妇，与伤血多者，入腹则为戈矛，实功少而过多也"，与《黄帝内经》"夺血者无汗，夺汗者无血，故人生有两死而无两生"① 呼应。

（二）何守愚与《广嗣金丹》

1. 生平简介

何守愚，字芥园，广东南海人，生卒年不详，当在清道光至光绪年间。② 光绪九年（1883）进士庞桂庭称何氏"性好善，著辑善书甚富，俱已刊刻流通"，何守愚亦自称"近来刊送善书甚多"。

2.《广嗣金丹》成书情况及主要内容

《广嗣金丹》为何守愚所辑诸书之一，由其子何翰臣校字。该书现存主要版本，一为光绪十二年（1886）青湘阁书坊刻本，一为光绪二十二年（1896）佛山天禄阁重刻本③，前者由庞氏叔祖庞逸林募资付梓。余祖襄《重刻小序》云："《广嗣金丹》一书，乃何芥园先生编辑，庞逸林仁丈募刊，业已锓行有年矣。板存佛镇金谷楼书坊。"后因该书坊休业，而由"同人醵赀付天禄阁刻印"。据此，青湘阁刻本与天禄阁刻本之间，或有金谷楼刻本而惜未传世，或金谷楼书坊仅有刻板而无刻本。全书共4卷，第一卷为《种子编》《安胎编》，第二卷为《保产编》《福幼编》，第三卷为《广嗣金丹群方录》，第四卷为《广嗣金丹征信录》。

《种子编》共收载 25 篇医论，论述子嗣繁衍的重要性、种子成孕的方法与注意事项，尤重节欲积德在求嗣中的作用，并详列延生种子戒期。《安胎编》共收载 12 篇医论，记述了妊娠脉诊、胚胎发育、孕期注意事项等内容。《保产编》共收载 28 篇医论，论述临产准备、产前产后注意事项及胎位不正等产前产后诸疾诊治。《福幼编》共收载 52 篇医论，记述拭口秽、断脐、裹脐等新生儿护理方法及马牙、重舌、脐风、吐泻等儿科疾患证治。《广嗣金丹群方录》详列种子、安胎、保产、福幼诸方，详述药物组成、炮制过程、适应病证及服用方法。《广嗣金丹征信录》记述 112 则积德生子的果报事例，倡导行善积福。

---

① 郭霭春编著：《黄帝内经灵枢校注语译》，贵州教育出版社 2010 年版，第 181 页。
② 参见刘小斌、郑洪主编《岭南医学史》（中），广东科技出版社 2012 年版，第 395 页。
③ 参见高日阳、刘小斌主编《岭南医籍考》，广东科技出版社 2011 年版，第 327 页。

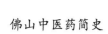

《广嗣金丹》全书以汇集前人观点为主，颇合"述而不作"的古训。虽非原创，但从原文的选择仍可窥见何氏妇儿疾病防治的学术主张。

3. 《广嗣金丹》学术特点

(1) 重积德寡欲。何氏于《广嗣金丹·例言》云："种子之法首在积德，次在寡欲。……寡欲积德，二者交修，乃广子嗣之捷径良法也。一部全书，大旨皆不离此四字。"《种子编》25篇医论，论节欲者过半，亦有数篇专论行善积德。安胎、保产诸编亦反复论述行善节欲的重要性，如《安胎编》云："保胎以绝欲为第一义，盖绝欲则心清，胎气宁谧，不特胎安，且易生易育，少病而多寿。"

(2) 强调经期调护。《广嗣金丹》强调经期调摄之于女性养生及经期调治之于妇病治疗的作用，如《种子编》提出了"月经行日，女子生意所萌，能于此生生之时，加意保护，便可却病延年"，认为行经时应"慎避风寒，戒食生冷及一切难以消化之物，与夫劳碌气恼、悲郁忧惊，加意禁制，如产后调摄一般"，详述经期饮食、劳倦、情志、外感所伤而致之诸般疾患，并指出经期调治最易奏效。

(3) 重视情志、劳逸等因素对孕产的影响。《广嗣金丹》重视孕妇生活习惯、言行举止、心理状态对胎儿的影响。如引《列女传》云："古者妇人妊子，寝不侧，坐不边，立不跸，不食邪味，割不正不食，席不正不坐，目不视邪色，耳不听淫声，夜则令瞽诵诗道正事，如此则生子形容端正，才过人矣。"其论述了孕期劳逸结合对顺利分娩的作用，认为要注意防范过劳、跌扑伤胎，提出了"不可登高上梯，举动妄作，恐有跌扑损伤之虞"。书中反复论述产时情志不畅与难产的关系，认为"常怀忧惧，心怯气闭，血脉阻滞，产亦艰难"，提出治疗难产除调补气血外，"必多方安顿，产母切戒惊恐、忧惧、暴怒"。

(4) 强调稳婆的积极作用。《广嗣金丹》重视稳婆的接生经验在保证顺利生产中的作用，认为"须访其祖传久惯"，年龄"须四十以外、六十岁以内极好"；并论及分娩用力时机，如何分辨试胎、弄胎与正产，以及如何识别、处理横生、倒产、碍产、偏产及胞衣不下等异常情况。在缺乏专业的妇产医疗机构，稳婆队伍又良莠不齐的社会背景之下，书中的这些内容对于普及产科知识、提高分娩成功率、降低难产率具有积极意义。

(5) 重视用药安全，讲究药物产地与炮制。《广嗣金丹》重视孕产期用药安全，对妊娠早期、妊娠晚期及生产过程的用药问题都进行了阐述。书中注重使用道地药材，不少方剂中的药物专门标注了产地，如沙苑蒺藜以双行小字标注"真潼关者"等。《广嗣金丹》对于药物炮制方法颇为讲究，注明酒炒、土炒、面炒、醋炒等炮制方法的药物比比皆是。

书中存在一些不足之处，如强调寡欲在求嗣种子中的作用，但对于节欲的要求过于烦琐等，但瑕不掩瑜。该书对于普及当时民众的妇科、产科、儿科知识具有积极作用，其学术观点与主张、治疗方法与处方用药，对于现代中医临床的诊治调护仍然具有指导意义。

（三）谢泽霖与《妇科学讲义》

1．生平简介

谢泽霖（？—1958），民国时期广东著名妇科医家，广
东南海县狮山乡人（如图 3–30 所示）。1919 年，谢泽霖就
读于广东医学实习馆。肄业后，谢泽霖在广州西关悬壶执
业。后受聘广东中医药专门学校，讲授妇科学、儿科学，
编撰有《妇科学讲义》两册应用于教学，现存有广东中医
药专门学校印刷部铅印线装本。之后，谢泽霖又与台山李
近圣合编了《妇科学讲义》，亦存广东中医药专门学校印刷
部铅印线装本，该书以前一本为蓝本，由李近圣加上按语。
新中国成立后，谢泽霖曾任广州市第一人民医院中医科主
任，是广州中医学院筹备委员之一。

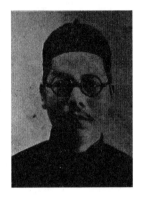

图 3–30　谢泽霖

2．学术成就

谢泽霖未见有医案流传于世，而《妇科学讲义》以引用前人观点为主，不参以
己见，因此只能从其重点引述的前人文献中略窥其妇科学术思想之一二。

（1）重视冲任与脾胃肝。在论述妇人生理时，谢泽霖比较重视冲任、脾胃。他
认为妇人之月经来源于饮食，由脾胃所化生，而冲为血海，任主胞胎，女子二七任通
冲盛，脾胃健旺，血有余则注于冲脉而为经水，怀孕时亦赖脾胃化生之血荫胎，产后
脾胃健旺则乳汁丰富。他在《妇科学讲义》中引用了《素问》及徐灵胎等人的论述
来说明此观点："《素问》曰：女子二七而天癸至，任脉通，太冲脉盛，月事以时
下。……（徐灵胎）又云：冲任脉皆起胞中，上循脊里，为经脉之海，此皆血之所
从生，而胎之所由系。"

在妊娠调护方面，谢泽霖强调肝、脾、胃的作用，他认为妊娠期间调理肝、脾、
胃是非常重要的安胎方法。他引秦天一之言说明了这一点："胎前大约以凉血顺气为
主，而肝脾胃三经，尤为所重。因肝藏血，血以护胎，肝血失荣，胎无以荫，且肝主
升，肝气横逆，胎亦上冲；胎气系于脾，如寄生之托于桑苞，与女萝之施于松柏，脾
气过虚，胎无所附，堕滑难免矣；至于胃为水谷之海，妊娠全赖水谷之精华以养身护
胎，故胃气如兵家之饷道，不容一刻稍缓也。"

治疗湿盛带下，谢泽霖善于从调理脾、胃、肝入手。他认为脾虚则湿盛，脾气下
陷而为白带，只要补脾胃加疏肝，则脾胃恢复其受纳健运之职，湿自消，带自愈。

（2）阴虚火旺、痰湿壅滞是常见证型。广东炎热潮湿，人多阴虚体质、脾湿体
质，谢泽霖在编讲义的时候也注意到了这点，论治妇科疾病总是注意到阴虚火旺、痰
湿壅滞的证型。比如论闭经的证治，谢泽霖就引用了朱丹溪的论述来阐明闭经有阴虚
火旺，亦有积痰所闭："……朱丹溪曰：有积痰下流于胞门，闭塞不行，用厚朴二陈
汤。又有痰多占住血海，因而不下者，痰多血虚，南星、苍术、黄连、川芎末丸。有
肥人脂满者，导痰汤加川芎、黄连，不用地黄，泥膈故也。"

（3）临产戒早用力。在与李近圣合编的《妇科学讲义》中，谢泽霖于第三篇产子门"临产举偶"一节阐明了对临产的观点，认为妇人生产是自然之事，不能因为希望胎儿快点离身而过早用力，否则会导致难产："妇人怀胎，十月满足，自然生产。如瓜熟蒂落，本无足怪者。……妇人临产，每怀恐惧之心，又不耐痛苦，急欲离身，用力过早，及妄服催生等药。又有富贵之家，过于安逸，以致气滞，而胎不转者。种种之原因，足以成种种之变症矣。殊不若临产有六字真言，一睡二忍痛三慢临盆。苟能守此六字，以待时机，及至胎气顿陷，脐腹痛极，且腰间重痛，谷道挺进，继之浆破血出，此为正产之候，略用力一送，儿子遂生，何难之产有？"

（四）杜淦珍

杜淦珍（1895—1959），别字玳云，名医杜荪伯之女（如图3-31所示）。杜荪伯（1871—1937），字棪承，广东三水白坭周村人，1900年赴日本神户，任教于华侨同文学校。后巧遇一位清朝太医周励民（一作邹丽民），从师有年，"研灵素金匮之学，术日进。神三岛之中外人士，皆仰其名"[1]，开设医务所为华侨和日本人治病，效验卓著。辛亥革命后，杜荪伯回国行医，在广州桨栏路79号创办杜荪伯制药公司，研制喉痛丸、甜尿三消酒及参茸卫生丸等中成药，远销日本及东南亚。又在广州市蓬莱正街设医馆，求医者众。

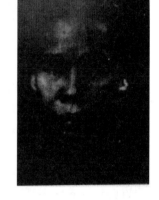

图3-31　杜淦珍

杜淦珍是杜荪伯长女，在日本时入妇婴产科医学校学习西医妇产科。归国后，杜淦珍到广州方便医院（现广州市第一人民医院）工作。杜淦珍原本是一名西医师，但由于从小受父亲影响，她对中医也熟悉。当时地方政府开展中医考试，杜淦珍听从父亲之言，先后在南海、广州考取了中医资格。后来她改为开设中医诊所，悬壶济世。由于中西医兼通，她善于运用现代医学的观点去解释中医药的原理，曾用英文撰写并发表了多篇临床心得体会。1952年，杜淦珍又带头创办了广州第一间联合诊所——百达中医联合诊所。20世纪50年代，全国成立中药审核机构，她是审核成员之一，同时也是全国中医教材审定委员会的成员。

七、儿科学类

自清代以降，佛山有关儿科学的专门著述有：程康圃《儿科秘要》（1893年）；《幼幼集成评》一卷、《置家小儿五疳良方记》一卷，清代南海邹锡恩撰；《儿科我

---

① 林离：《点滴录之四》，见政协三水县委员会文史组、三水县文学艺术工作者联合会编《三水文史》（1982年第3-4期，总第5-6辑），1982年版，第74页。

见》，清代南海任韵孺撰；《小儿疳眼黄膜论》一册，清代南海张思济撰；《小儿全科》二册，清代顺德叶桐撰，光绪癸卯年（1903）广东刊本；《儿科学讲义》（1927年）二册，民国南海陈汝来编撰，广东中医药专门学校教材。此外，还有南海罗熙如编《儿科辑要》、顺德陈佩伦著《保赤刍言》、吴采南著《儿科实验汇方》等。有关麻痘疹科方面儿科学专著文献：《种痘奇书》一卷，清代南海郑崇谦撰；《麻痘撮要》一册，清代南海马中岳撰，刊于光绪三十一年（1905）；《痘科指迷》一卷，清代顺德袁永纶撰；《治痘歌诀》一册，清代顺德关履端撰，刊于光绪三十四年（1908）；《痘疹心法歌诀》一册，清代顺德必良斋主人撰，刊于光绪五年（1879）；《痘科秘要》，清代番禺刘敬时撰；《增补痘疹玉髓金镜录》二册，清代番禺周滋生撰，刊于光绪辛卯年（1891）；《痘疹学讲义》二册，民国三水古绍尧撰，广东中医药专门学校教材。高明程康圃和三水古绍尧是近代知名儿科专家。

（一）程康圃与《儿科秘要》

1. 生平简介

程康圃（一作"程康甫"），名德恒，广东高明人，查《广东通志》《广州府志》《高明县志》《鹤山县志》等广东地方志均无其传，生卒年不详。从其所著《儿科秘要》，知其当生于 19 世纪，为清代道光至光绪年间人。程康圃出身医学世家，家中六代从医，尤其擅长儿科。自幼读书，20 岁即开始行医，从医 50 余载，直至晚年才开始著书立说，将祖传家训和自身在儿科临床积累的丰富经验相结合，著成《儿科秘要》，又名《小儿科家传秘录》。该书先有手抄本流传，后在清光绪十九年（1893），由罗崧骏根据福幼氏手抄本刊印传世（如图 3 - 32 所示）。

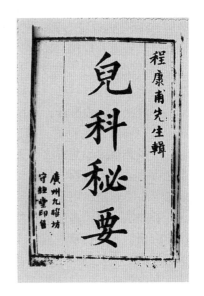

图 3 - 32　程康圃《儿科秘要》

2. 学术成就

岭南医学的小儿科，自刘昉《幼幼新书》开其端，清乾隆十五年（1750）又刊行了罗浮山人陈复正的《幼幼集成》，该书除了收集文献资料之外，还采入不少民间验方和外治法，重视指纹诊察，对天花的叙述较详，对后世的影响颇大。而儿科学由博返约，更具特色者首推程康圃。

（1）儿科诊察重视"二法""二要"。程康圃结合小儿特点，将历代儿科名家诊断法举其要者，取其精华，参以己见，把四诊归纳为儿科"二法""二要"。"二法"即手纹法和诊脉法，"二要"为看外症秘要和问诊要诀。手纹法，为儿科所特有。程氏认为，"两手纹连两手脉部位，脏腑有病，浑同参看"，"病初、起手纹常在风关、次在气关，出至命关为病甚。亦有小儿禀赋虚弱即无病时手纹亦常至命关，此又不在病例而言，但要看人之旺弱，病之新久浅深，兼测外候而断之"，"有一色手纹主一病者，又有两色主两症，当相兼而看"，"有一色手纹相兼则兼主一病，间有三色相兼、四色相兼者"，"又有小儿左右手纹非沉、非浮、非青、非紫，非开长短丫，不淡滞，不淡和，不模糊，又无十八图纹，脉亦和平，看外症又觉无病。惟是请示诊看，谓其何病而可，则以肚泻或肚痛间作，或痢疾或夜热断之。如答云不是则以脾虚受湿断之，必得其矣"，"十八图纹所主病，大约俱是异常罕见"，"不是有此症必有此纹，间或有之"①。

（2）儿科辨证重视五脏分证。北宋钱乙首先提出儿科五脏辨证法，即按五脏所主加以分析归纳，总结出以五脏为纲配合五腑、五官、五志等的辨证方法。此后，张洁古、万全、王肯堂等又有所补充。程氏继承了前人诸贤的五脏分证理论，书中所列"五脏主病定例"与钱乙诸家基本一致，均以"风、惊、困、喘、虚"来归纳肝、心、脾、肺、肾五脏的主要证候特点，具体运用到儿科八证中去，归纳出五脏疳和小儿燥火分五脏的具体辨证方法。重视脏腑辨证，分别虚实寒热，作为立法处方依据。

（3）儿科证候总结儿科八证。程氏继承前人儿科"三有余四不足"（阳常有余，肝常有余，心火常炎，阴常不足，肺常不足，脾常不足，肾常虚）说，并根据自己行医 50 余年的临证心得，把儿科证候概括为"儿科八证"（风热、急惊风、慢惊风、慢脾风、脾虚、疳积、燥火、咳嗽）。

（4）儿科治疗力倡"治法六字"。程氏根据临床所得和岭南医学特点，从众多治法中，力主治疗以平肝、补脾、泻心为大法，即儿科"治法六字"说。

平肝法：疏表平肝，药用柴胡、防风、薄荷、羌活等，适应于小儿风热；清凉平肝，药用钩藤、龙胆草、川连、丹皮、黑栀、羚羊之类，适应于惊风初起、风热夹惊、肝风热重或小儿燥火肝火多而见眼赤、胁痛者；柔阴平肝，药用白芍、乌梅、鳖甲之类，适应于慢惊、慢脾、脾虚、肝疳等证；重镇平肝，重用全蝎、僵蚕、地龙、蜈蚣等虫类药物，用于急惊风重证。

补脾法：程氏多选用党参、黄芪、茯苓、白术、淮山补脾，补脾法中又注意与他法相配伍。补脾行脾，选加陈皮、厚朴、砂仁、木香等。健脾消导，选加麦芽、山楂、神曲之类。助脾去湿，选加扁豆、薏苡仁、防己等。补脾提气，选加干葛、柴胡、升麻等类。

泻心法：去心热，药用蝉蜕、淡竹叶、连翘、麦冬等。其中又以淡竹叶为岭南医家最常用。泻心火，药用生栀、木通、川连等。

在临床具体运用中，结合儿科八证，使"三法"又进一步发挥而成多种多样的具体治法，如平肝之中有疏表、清凉、柔阴、重镇之分，补脾中又与行脾、去湿、消导、升提等相使配伍，泻心之中也有清心热和泻心火之轻重不同。此外，他还三法合参，如平肝泻心、平肝补脾兼以泻心、大平肝木大补脾土、平肝木泻心火兼补脾等，灵活变通，为后世所效法。由此可见，程氏六字治法具有执简驭繁、随病制方而又不

---

① 高修安：《程康圃儿科学术思想探微》，载《佛山科学技术学院学报（自然科学版）》2007 年第 6 期，第 52 – 57 页。

失其度的学术特色。程康圃据小儿特点，要求医者一方不可多用药味，以十二味为率，不得已十四味而已。汤、丸均令两次分服，务期多食，免至药少不效。小儿食药怕苦，苦味者可避用则避之，不得已可用。可以说，程氏学说掌握了小儿科诊治之精要，给人以极大的启发，不仅代表了自清代中叶以来岭南儿科的较高学术成就，也影响了整个岭南地区。如民国时期儿科名医杨鹤龄，就继承了程氏学说，著成《儿科经验述要》。

（5）重视医德修养。程康圃不仅在儿科方面具有丰富的学识和经验，而且自承家训，"业斯道者，虽为衣食之计，亦要存济世之心，幸勿专图财利，不顾名功。倘有症治，则常存父母之心，务尽生平所学，必求病愈为念"。为人看病，必须"至诚礼貌"，存仁爱救人、赤诚济世之心。对待同道，程氏还强调谦逊谨慎的个人修养，"凡属道友贤良愚妒不一，贤良者我则谦恭待之，以资学益。或论高于我者，则潜学之，或明以请教。或愚妒下于我者，勿以才智骄人以取怨谤"。

（二）古绍尧与《儿科学讲义》

1. 生平简介

古绍尧（1885—1944），名昭典，一名赞韶，广东五华县人（如图 3 - 33 所示）。祖辈迁居三水县，父亲古锦华、母亲郑氏均在三水县六和乡设馆行医。古绍尧自幼跟随父母学医，并攻读私塾。后学课于广州医学求益社，并在顺德行医。1935 年，在广州西关青紫坊（今龙津东路 171 号）开设医馆。因医道与医德俱佳，声名日盛，广东中医药专门学校特聘任他为教师，专门讲授儿科疳积、麻痘学。擅长儿科和喉科，以医治天花、麻疹、喉症闻名。撰有《儿科学讲义》《痘疹学讲义》《喉科学讲义》等教材讲义。

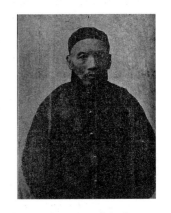

图 3 - 33　古绍尧

2.《儿科学讲义》成就

《儿科学讲义》为广东中医药专门学校儿科学教材，1927 年刊行。

全书共 4 章。第一章诊治纲要共 14 节，总论儿科疾病的八纲辨证、脏腑辨证、面色望诊、指纹望诊等儿科特有诊法和疾病预后判断等。第二章鞠养类共 12 节，论述小儿护理、调养的各种方法和注意事项。第三章胎疾类共 38 节，论述各种新生儿疾病的证治，每节均按病因、症状、治法、药方进行论述，每治一证，必明一法，据法立方。第四章杂病类共 68 节，论述儿科常见疾病的证治，包括惊风抽搐、疳证、吐泻、暑证、疝、淋证、水肿、热证、血证、汗证、发育异常等。其学术特点归纳如下。

（1）博采名家之说，融入自身学术经验。古氏尊崇前贤，在编写儿科教材时多博采众长，参考名家之说。1937 年 5 月在中央国医馆第二届第二次理事会议上讨论

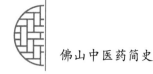

通过的《拟定中医教学方案以备采择案》，对儿科学进行了说明，"儿科其专书有《小儿药证直诀》《幼科准绳》《幼科铁镜》《幼幼集成》……应一并采择"[1]，这与古氏对儿科学教材的编写甚为相合。这种引征前人学说，并与自己学术见解相结合的编写方式，成为民国时期广东地区中医教材编写的一个特点。

（2）注重儿科辨证，重视指纹诊法。古氏认为儿科难辨易治。因小儿言语不通，病情不易测，故儿科辨证为首要。辨治之法，不外辨其寒热虚实、表里阴阳，若八者洞明，得其要而治之，则一药可愈。

篇首即详细论述儿科学辨证及诊断之法。除了望闻问切四诊，古氏对儿科辨指纹、按手、按额等特殊诊法进行了阐述。对于前人的指纹诊法"浮沉分表里，红紫辨寒热，淡滞定虚实"有很详尽的论述，但古氏也强调，辨指纹当与形色证候并参，若"指纹半沉，时邪在少阳，当相其虚实，仿大小柴胡法治之。指为邪在阳明胃经，似误至脉沉而属三阴者，亦当合形色证候并参，指纹未足以尽之也"。古氏还对"夏卓溪按手按额诀"三指按额法的具体方法及机理进行了阐发，"如外感于风，三指俱热，内外俱寒，三指俱冷。上热下寒，则食中二指热，设若夹惊，则名中二指热，设若停食，则食指独热"，"按太阳为诸阳主气，足太阳之脉，起于目内眦，上额交巅，小儿稚阳之体，故可以此候之"。

（3）关注新生儿养护，所论疾病着重实用性。古氏非常注重新生儿的养护，详细论述了新生儿的养护调理。《儿科学讲义》中单列"鞠养类"一章，引用了《大生要旨》《育婴家秘》《保生碎事》《慎疾刍言》等著作的相关内容论述小儿护理、调养的各种方法，如拭口法、浴儿法、断脐法、挑口法、乳儿法、眠儿法、襁褓法、提抱法等，还将新生儿疾病与儿科常见疾病分篇章论述，单列"胎疾类"一章，论述新生儿常见疾病的证治。

同时，《儿科学讲义》十分注重临床实用性，所述多为儿科常见病、多发病、重病、要病。如小儿惊风、疳证，均为当时儿科多发病，常影响小儿生长发育，甚至导致预后不良，书中均单列一门对此进行详细论述。"辨惊风之误"，专列一节对惊风之证澄源辨误。感冒之证外，又专列感冒夹热、感冒夹惊、感冒夹滞、感冒夹食之证，体现了儿科学的诊治特点。

《儿科学讲义》系统而全面论述了儿科学的辨证方法、四诊要点、小儿特殊诊断方法及常见疾病的症状、病因病机、治法、方药，易于学生系统掌握，是比较成熟的儿科学教材，为培养中医儿科学人才起到了积极的作用。

（三）吴采南与《儿科实验汇方》

1. 生平简介

吴采南（1886—1952），原籍顺德陈村溪乡。清顺治年间，吴采南的先祖吴日明由陈村迁居佛山镇三圣宫，后世居佛山镇。吴采南出自医家世家，家中六代均为儿科

---

① 邓铁涛：《中医近代史》，广东高等教育出版社 1999 年版，第 168 页。

医生。吴采南医术得自家传，于清末民初继承父志，在佛山石路街设馆行医。据《南海卫生志》记载，吴采南曾加入广州医学求益社，乃医道同人结社以文会友，共研岐黄之术。

1947 年，吴采南和钟伯石、陈典周、吴虚谷等人共同组织灵兰医学研究社，并结为"灵兰十友"，由陈典周担任社董事，共同进行中医学术研究。灵兰医学研究社就设在石路头的吴采南医馆内。吴采南医馆内设有藏书室，满架盈屋都是藏书。

2. 学术成就

吴采南一生精于儿科，著有《儿科实验汇方》一书。他于《儿科实验汇方·弁言》说："小儿一科，素号哑科，以其有病，口不能言，全持医者以意诊之。虚实寒热，变幻无常，药一过分，补救非易。操此术者，不能不小心翼翼，细意研求。古人云若保赤子，亦此意也。"

他治小儿如保赤子，并将自己的临证心得汇编成书。他曾道："余自历祖相承，经已六代。及门临症，垂三十年。凡小儿奇难险症，屈指救治，不知凡几。固思古人治儿科之书，自古至今，向少善本。余不敏，于祖业每思发扬光大之。惟见识有限，事与愿违。仅将平日施治儿科之病，草草编一汇方，使临症用药，稍有途径。亦欲我家兄弟子侄，细意研求，务使艺术精益求精，是余之企望也。"①

全书约 2 万字，是吴氏临床治疗疾病的处方汇集。全书内容十分丰富，其内容依次为论治法、论脉、看手纹法、看面色寻辨证施治的法则，以及治初生小儿风寒、胎热、口烂、眼热、胎寒、脐风、胎黄，治小儿外感发热、四时感冒、急惊、慢惊、吐泻、红白痢疾、咳嗽、疳积、麻疹、水痘、黄疸、水肿、腹疼、发冷诸证，俱有辨证施治的处方。

吴采南对儿科有独到见解，在每道处方之前均有临床症状描述，在处方之后多有医案或临床施治心得。有的是关于疾病的心得专论，如在治少儿吐泻一节，有专论云："余临症数十年，每对于少儿患吐泻一症，特别注意。盖小儿吐泻之症，种类最多。或有因寒因热、因湿因滞、因脾胃虚弱，种种不同。而大意一见小儿患吐泻，必先明辨儿童身体之虚实，脾胃之强弱，为临症用药之标准。如身体虚弱，一见吐泻，即宜固气扶脾止泻。因吐泻一症比别病变症最速。小儿病，以此症为最险。凡治吐泻，不能不特别注意，因一吐泻，脾胃必虚，每成慢惊之症也。"②

书中还有诸多值得研究的案例。如 1926 年，吴采南曾治好一位凌姓的难治幼儿。患儿体质素弱，外感发热，脉数。初用清疏解表方剂，如桑菊饮之类，不效。再用清热攻里之剂，仍不效。又再用清阴提神益气的汤剂，皆无效。患儿高热不退，大便干结，舌焦渴茶，神昏且倦，面青气喘，病转沉疴。吴采南在笔记中写道："将谓其里热乎？清寒之剂罔效。将谓其虚寒乎？屡施提神之药，病转加剧。而病家则苦苦信

①　佛山炎黄文化研究会、佛山市政协文教体卫委员会编：《佛山历史人物录》（第 2 卷），花城出版社 2009 年版，第 161 页。

②　吴庭璋：《六代儿医吴采南》，见中国人民政治协商会议广东省佛山市委员会文教体卫工作委员会编《佛山文史资料》（第 10 辑），1990 年版，第 4 - 5 页。

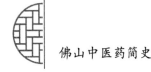

余，于是再四筹思，卒断其为内热伤津，肝火炽甚。遂用平肝救津之法。服之连下大便，神气即畅，渴止热退而愈。后乃加减药方连服数剂，即已开胃宁神。"[1] 此为效仿温病增液加减法而有创新，卒收起死回生之功效。

1927年，吴采南治阮文村之女。该女生后百日，初起时见咳而吐乳、气喘促。唯身体弱，症见面青蓝、脉微、手足冷，服除痰下气之品不效。一般认为这是虚寒之证，但患儿服甘温之方不效，服附桂理中汤加减亦不见效，且神陷、眼上视、汗出淋漓，以为不治。后经吴采南细心思索，认为此证乃先天不足，寒涎壅滞，于是拟一方先通窍道使寒痰降，后进辛温之药。服药后，果能挽回。再后又连服理中汤加减数十剂而愈。吴采南评述说："此方为起死回生之方，儿科一切虚寒闭塞之症，服之多能挽回，已救活多人也。"

吴采南还自创"小儿惊风散""小儿疳积散"处方，制成药散，给患儿冲服，深受欢迎。据载，吴采南对劳苦大众有同情心，对婴幼儿有爱护之心，经常赠医施药。在20世纪三四十年代，吴采南在两广声名大噪，竟至家喻户晓，妇孺皆知。省港及本地前来求医者众，每日不下数百人。[2]

八、喉科、眼科类

岭南地区土地卑湿，气候炎热，日久熏蒸，易致喉疾眼病。现存佛山喉科、眼科著作及讲义有周兆璋的《喉证指南》、古绍尧的《喉科学讲义》、邓雄勋的《眼科启明》、杨志仁的《中医喉科学讲义》和《中医喉科学中级讲义》等。

（一）周兆璋与《喉证指南》

1. 生平简介

周兆璋，广东顺德龙山人，光绪二年（1876）进士。曾追随左宗棠入新疆，驻守哈密，总办大军营务。他还通晓医术，在新疆时，曾治愈大批患白喉症的士兵。乡居时也热心救死扶伤，名声远播邻近各州县。医学著作有《同症辨异》《喉证指南》《医门守约》等。

2. 学术成就

（1）用药如用兵，反对株守一隅。周氏认为："用药如用兵，兵不精则贼不灭，药不当则疾不疗，喉病用药自内攻出为上策，取痰攻上为中策，沉为下策。"又如"医士临症"篇曰："医士临症，如战士临阵，固贵心细胆大，尤宜通权达变，若心浮气粗，或以猛剂而治轻病……不顾本原，杀人易如反掌。"这些反映出他胆大而又心细的诊治风格。同时，他主张博取众家之长，灵活变通，反对株守一隅，墨守成

---

① 佛山炎黄文化研究会、佛山市政协文教体卫委员会编：《佛山历史人物录》（第2卷），花城出版社2009年版，第160页。

② 参见陈万里《佛山家风家教研究》，南方日报出版社2017年版，第89页。

规，指出："业是科者，非株守喉风无热症，白喉无非时疫二语，即拘执白属寒三字之说，胶于偏见，有识者所不许也。"①

《喉证指南》重点是对白喉的防治。周氏认为白喉是由时疫、痨证、虚寒、蛾风转变并易传染，用药时须辨明四证。时疫白喉乃缠喉急瘄，至危至险。初起用葛根、蝉蜕、僵蚕以散风退热，用牛蒡、连翘、金银花、土茯苓以消肿败毒，用玄参、地黄、天冬、麦冬以清金生水，用黄芩、黄连、生栀仁、山豆根、生石膏以泻火救水，用木通、泽泻、车前子以引热下行。蛾风白喉则先用牛膝根煎服，引热下行，再以治时疫白喉方法治之，或兼用郑梅涧养阴清肺汤。痨证白喉宜用郑梅涧养阴清肺汤。虚寒白喉宜多服温胃汤、桂附理中汤，白退自安。

（2）喉科辨证特点，重视经络，强调寒热。在喉科辨证治疗上，周氏认为咽喉疾病人一身十二经中，除膀胱经外，尽得以病之。凡咽喉病，两关及左尺脉多沉数有力，而其中又多属于足三阴经有病，从脏腑来讲，又总离不开肺胃。这些都是现今喉科值得借鉴的地方。周氏重视八纲辨证，以寒热为主，书中共列有辨寒热、辨喉色寒热、辨舌苔寒热、辨唇鼻目寒热、辨小便寒热等 11 种寒热辨证方法。他对咽喉各证，条分缕晰，一寒一热，举以为对，而寒热之中，又分轻重、气血、虚实、表里，辨证非常详悉。②

（3）喉科慎用表药，总宜宣肺，注重防护。在用药方面，周氏又有其独特的观点。首先，他说咽喉证无论寒热，总宜宣肺，不宣肺则热不退，寒必敛，加味甘桔汤，郑梅涧的紫地汤是要药。平时慎用表药，盖表药多辛窜，过用不但耗损真气，且虚者必至气壅，至咽喉干燥者，尤不可用表药发汗，此由足三阴经血虚少，不能上滋，若误汗之，命将难全。另外，周氏也提到了喉科疾病的看证防护，这在岭南其他喉科著作里是不常见的，如："看证日间令病人向光明处正坐，医者左手按发际，右手持箸，按住舌心，细看喉咙两边是何证，看后再拟方用药，晚间则用两油纸燃，一照脑后，一照口前，方看得明，医者亦须自防护，不可空腹入病家看证，须先饱食，或饮雄黄酒一杯，或食蒜一二瓣，即不传染。"③ 这些内容对研究岭南早期喉科诊断技术的发展有很重要的意义。

《喉证指南》有喉科吹药方 21 首，临证经验殊属珍贵。如回生丹，主治一切喉证。组方：硼砂一钱，牙硝三分，用水煎滚投入白萝卜一二片收尽浮末，倾入瓦盆内喷冷水一口，另以瓦盆盖之露一宿沉结成马牙者良。倾去水取出晒干。大梅片六厘，麝香四厘，共研极细末收储瓷缸封固，临用挑少许于净细长管内吹患处，孕妇去麝香。开关后，次日体虚头弦者去麝香，名品雪丹。毒肿渐平并用针刺破，后者再去牙硝。名吕雪丹，加青黛名青雪丹。又如金锁匙方，主治弄舌、喉痹、缠喉风、痰涎壅塞，口禁不开及一切心脾实火，及外寒凝滞等证。药物组成：冰片三分，白僵蚕一钱，明雄黄二钱，硼砂五钱，焰硝一两五钱，各研极细，封固，临用挑少许吹喉内

① 周兆璋：《喉证指南》，顺德龙山乡桃盛京果店刻本 1892 年版，第 1－3 页。
② 参见周兆璋《喉证指南》，顺德龙山乡桃盛京果店刻本 1892 年版，第 1－3 页。
③ 参见周兆璋《喉证指南》，顺德龙山乡桃盛京果店刻本 1892 年版，第 11 页。

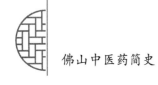

佛山中医药简史

肿处。上述验方，近代岭南喉科广泛使用。

（二）古绍尧与《喉科学讲义》

古绍尧不仅精于儿科，还精于喉科，撰有《喉科学讲义》，他配制的"喉症散"，医治白喉甚为灵验。现将其喉科成就介绍如下。

1. 喉证总方清咽散

古绍光善用"清咽散"（芥穗三钱，薄荷三钱，炒僵蚕、桔梗、甘草、防风、前胡、枳壳各二钱），在所治喉病中，有呛食哑喉、内外肿喉、风热喉、紫色虚喉、烂沙喉、烂乳蛾、白色乳蛾、双单喉痹、伏寒喉痹、烂喉痹、走马喉痹 11 证皆用清咽散加减治疗，尤其是喉痹和乳蛾各证皆用，他说："清咽散乃治喉证之总方。"

2. 喉风证多用清咽利膈汤

对于喉科稍重的病症，如喉闭、锁喉毒、单双乳蛾、紧喉风、弄舌喉风、哑瘴喉风 6 证，古氏多用"清咽利膈汤"（炒牛子、连翘、荆芥、防风、栀子、桔梗、元参、黄连、忍冬、黄芩、薄荷、甘草、大黄、朴硝各一钱），尤其是喉风证常用之。

3. 外用吹药冰硼散、珍珠捷妙散、辛乌散

古氏治疗喉科疾病，外用吹药多用冰硼散（冰片五分、朱砂六分，硼砂、元明粉各五钱），各种喉痹则专用自制的吹药珍珠捷妙散（珍珠末三分、正个牛黄三分、硼砂二钱、玄明粉二钱、朱砂二钱、白矾二钱、灯芯煅存性一钱、手甲煅存性二钱、朱砂三分、大梅片三分、地猪煅存性五十双、正川麝二分、僵蚕二钱），这就是古氏在民国时期闻名广东省城的"指甲散"。重症急症喉病则会用外用药异功散救急，此方源自沈青芝的《喉科集腋》，用于时疫白喉、蛾风、烂喉痧、缠喉等喉科急救，外用贴于颈项间，须对应喉内肿处，左肿贴左、右肿贴右。此外，对于舌病和牙病，如木舌、重舌、小舌风、牙痛、合架风，古氏常采用内服紫地汤（紫荆皮、小生地各二钱，净茜草一钱，荆芥、防风、赤芍、南丹皮、桔梗各八分，薄荷、生甘草各六分，北细辛四分，引加灯芯十丸，茜草藤一钱开水泡药蒸），配合外用冰硼散和辛乌散（赤芍梢一两、草乌一两、桔梗五钱、荆芥穗五钱、甘草五钱、柴胡三钱、赤小豆六钱、连翘五钱、细辛五钱、紫荆皮一两、皂角五钱、小生地五钱）相间吹或含的方法治疗。

4. 方多出名门，但不泥古

古氏所用方剂大多出自名门，据笔者考证，其所使用的清咽散、八仙散、玉枢丹都是出自清代张宗良的《喉科指掌》，而且清咽散是在张氏"六味汤"的基础上再加前胡、枳壳两味组成。又如鼠粘汤、矾精散、清咽利膈汤、桐油钱、少阴甘桔汤、冰硼散、金锁匙散、蟾酥丸、紫雪散、清凉散、消瘤碧玉散等方均选自清代吴谦的《医宗金鉴》。另外，在治疗白喉时，所选方剂除瘟化毒汤、养阴清肺汤和神仙活命汤都是清耐修子所著《白喉治法忌表抉微》中的代表方剂。可见古氏学术多受这些名家名著的影响，学术源流比较正统，但他并不泥用古方，生搬硬套，如上述清咽散一方，虽是喉证总方，但古氏也只是在 11 种喉病中采用，稍重者，则用清咽利膈汤。

此外，古氏还用一些自创方剂，如珍珠捷妙散、凤凰散（鸡蛋壳存性，儿茶、胆星、橄榄核存性各等分，加大梅片三分）等。

（三）邓雄勋与《眼科启明》

1. 生平简介

邓雄勋，字捷卿，广东南海人。著有《眼科启明》，书成于光绪十一年（1885），时年将耳顺，故邓氏应生于道光五年（1825）或稍后。《眼科启明》自序称其家姐曾目患疳疡，延医服药两年不愈，后得一僧人治愈，其父遂命其拜僧人为师。邓氏曰："（吾师）遂将眼科内外障等症，各法逐一点授，惟针灸刀割之法，余未之学也。当时余有求名之念，故未以此道行世。后间遇亲朋患目疾，余以师传之法试之，无不立瘥。"①

《眼科启明》共二卷，乃本于内经，法诸龙木、孙思邈，且集群圣之大成，而广采诸家善法而成。卷一介绍五轮、八廓、五脏所属、五脏表里、七情说、五夜说、外障说、内障说、眼科总论、见症用药用方、临证法则等理论，以及胬肉扳睛、天行赤眼等病症。卷二主要介绍各种病症论治，如小儿疳伤、视物不真等，另外还有古方歌括、药性便览、医案四则等。《眼科启明》目前现仅存光绪十一年（1885）稿本，未刻板印行。

2. 学术成就

（1）重视五轮辨证。邓氏此书虽多沿自《银海精微》，但从其所选取内容亦可见其眼科学术思想。邓氏非常重视五轮学说，认为："盖天有五曜，人有五行，而名之曰五轮，分属金木水火土五行。凡目疾必看五轮，而知某脏某腑受病。""凡有目患必见诸五轮，分别金木水火土五行，能知五脏六腑所受何逆，且知阴阳表里寒热虚实。"②他还认为五轮为诊断之提纲，尤其是外障，审五轮便可知某脏某腑，所受何病，治以何方，不用诊脉。

（2）善于治疗内外障。邓氏认为外障从肝，内障从肝肾，凡审理目患外障，必从肝经打点，内障必从肝肾经打点，皆以调和气血为其根本。对于外障，曰："患眼有外障，或红或赤，或眵泪或胬肉，或生翳膜，或起点，凡人所共见有物，见于五轮之上而碍于眼睛者，皆谓之外障。其致病之由，皆缘人之肝经有所窒碍，偶感风寒湿热燥火六淫之邪而成病。"③对于内障，曰："患眼有内障，如辘轳展开，瞳人反背，能远视不能近视，能近视不能远视，又或视大见小，视小见大，凡一切无物见于五轮之上，而视物模糊者，皆谓之内障。其致病之由，皆缘人之肝肾二经有所窒碍，偶为喜怒忧思悲恐惊七情之气所伤而成病。"④外障从肝，是因为肝开窍于目，目受血而

① 〔清〕邓雄勋：《眼科启明》，光绪十一年（1885）稿本，"自序"第 1 页。
② 〔清〕邓雄勋：《眼科启明》，光绪十一年（1885）稿本，"自序"第 1 页。
③ 〔清〕邓雄勋：《眼科启明》，光绪十一年（1885）稿本，"自序"第 8 页。
④ 〔清〕邓雄勋：《眼科启明》，光绪十一年（1885）稿本，"自序"第 9 页。

能视，肝为多血之脏；内障从肝肾，是由于肝肾同源，肝经受病波及肾经，导致肝肾二经气血有所窒碍，因此多从肝肾着手。在治疗方面，外障以调荣养卫为根本，内障以滋肾养肝为根本。

（四）杨志仁喉科学术经验

杨志仁（1909—1986）（如图3-34所示），广东南海人。少年曾在香港拔萃英文书院读书，1932年进入广东中医药专门学校学习，并于1933年参加广州市卫生局之中医师考试，取得中医师证书。1934年，在广州市开设曦云医务所，执业中医，善治喉科。新中国成立后，返回广州行医。曾担任广东中医药专门学校中医内科教师、广州中医学院眼喉科教研组主任及中华全国中医学会广东分会五官科学会顾问等职。主编了全国教材《中医喉科学讲义》《中医喉科学中级讲义》等。

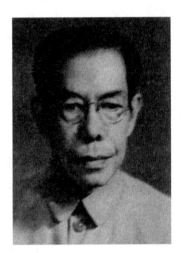

图3-34　杨志仁

杨志仁善用一名方"疏风清热汤"，为佛山一柯姓喉科女医所传。方药共有十四味药（金银花、连翘、牛蒡子、赤芍、荆芥、防风、桑白皮、桔梗、花粉、当归尾、玄参、川芎、白芷、甘草），辛温辛凉药并用，集疏风、清热、活血、消肿药于一方，常以此加减治疗各种喉病。他认为南方人所患喉病，以热证与阴虚者较多，故常去当归尾、川芎、白芷三味，加入黄芩、浙贝母，效若桴鼓。对于治疗慢性咽喉病，他认为凡咽喉病日久不愈者，多有体质虚弱，正气不足之内因，而且常兼见痰湿和血瘀，需审因论治。如声带息肉，若声嘶较重，语音嘶哑难辨，咽喉干燥，睡眠不宁，舌红苔少，脉细数。杨氏认为证属肺肾阴亏，虚火上炎，灼伤阴血，血滞成瘀，当养阴清肺，活血化瘀。选方：干地黄、玄参、麦冬、桔梗、甘草、龙脷叶、桑白皮、括蒌皮、柿霜、茜草根、赤芍、川红花、田三七，水煎服，另取西藏青果含服。

另外，杨氏还善治失音病，且多宗《景岳全书》之学说，而自创泻火开音汤、理气开音汤等方剂，认为"喑哑之病，当知虚实，实者其病在标，因窍闭而喑也，虚者其病在本，因内夺而喑也"，因而在临证上对于失音病也常作虚实之分。实证包括外感风热、外感风寒、燥邪犯肺、肺火、气滞痰瘀5种，虚证包括阴虚、气虚2种。外感风热证治宜疏风清热，方用清热开音汤（荆芥、防风、桔梗、甘草、银花、连翘、牛蒡子、蝉蜕、桑叶、板蓝根、木蝴蝶）；外感风寒证治宜疏风散寒，方用祛寒开音汤（荆芥、防风、桔梗、甘草、僵蚕、陈皮、香附）；燥邪犯肺证治宜清燥开音，方用清燥开音汤（桑叶、北沙参、麦冬、花粉、甘草、桔梗、蝉蜕、人参叶、木蝴蝶）；肺火证治宜泻火开音，方用泻火开音汤（玄参、麦冬、桑白皮、黄芩、甘草、马勃、瓜蒌皮、胖大海、桔梗、木蝴蝶、车前草、蜡梅花），若便秘或痰多者，加牛蒡子、冬瓜仁；气滞痰瘀证治宜行气化痰，方用理气开音汤（苏梗、香附、陈皮、菖蒲、甘草、茯苓、郁金、桔梗、麦冬、白芍、法半夏、木蝴蝶）；阴虚证须用滋润之品，方用养阴开音汤（百合、干地黄、天冬、麦冬、北沙参、荠苨、玉竹、甘草、女贞子、乌梅、人参叶、诃子），常吃二冬膏（天冬、麦冬）、梨叶、冰糖、炖雪耳，亦对病情有所帮助；气虚证治宜补中益气，方用益气开音汤（黄芪、党参、白术、五味子、麦冬、陈皮、法半夏、淮山、百合、玉竹、枸杞、诃子肉），忌苦寒、咸寒之品，开音之品不宜过多，否则耗伤元气。

除了上述著述，文献记载的喉科、眼科著作还有：顺德周耀銮《喉症全书》（1933 年），该书辑张绍堂《咽喉秘集》、陈修园《经验百病内外方》《符丽堂经验良方》、耐修子《白喉忌表抉微》及西医《生理学》《内科学》等内容，附有急救经验良方；《异授眼科》，清代南海江灏勤、顺德杨士楷校订，光绪二十六年庚子（1900）重刻，该书关于眼科药物及炮制与眼科方剂等颇具文献价值，其序文收录于吴粤昌的《岭南医征略》。

九、针灸类

近代以降，佛山针灸文献记载有南海梁大川《经穴撮要歌诀》、连可觉《针灸试验》等，但未见书；目前可见书者有梁慕周所编广东中医药专门学校教材《针灸学讲义》。

（一）梁慕周与《针灸学讲义》

1. 生平简介

梁慕周（1873—1935），字湘岩，广东南海西樵人（如图 3 - 35 所示）。梁氏自幼勤奋好学，聪慧过人，少从儒，后研岐黄，潜心攻读《素问》《灵枢》等，并四处拜访名医，得邻乡名医黄赤诚指导，医学造诣大为提高。1906 年，广东地区第一个中医社团——医学求益社成立，梁慕周积极参加活动，是该社第六期（1913 年）同人。在广州西关洞神坊四十三号设诊授徒，曾任广东中医公会编辑部主任，并受聘于广东中医药专门学校和广东光汉中医专门学校，主讲针灸学，兼授病理学、药物学等课程。在全国性中医风潮中，执笔起草《告海内外同胞书》，广为散发，影响很大。著有《针灸学讲义》《内经病理学讲义》《病理学讲义》《医学明辨录》等，医术传儿子梁端侪、孙子梁念祖。

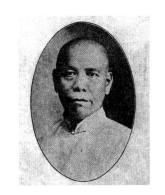

图 3 - 35　梁慕周

2. 学术成就

梁慕周精于针灸，他先后在广东中医药专门学校和广州光汉中医专门学校任教，为教学需要编写了多种教材。

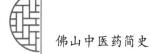

《针灸学讲义》是他任广东中医药专门学校针灸学教授时所编的教材，著于1936年。全书共8章183节，分为3册。第一章针刺总论，摘取《内经》经文，分类论针灸原理，刺法要点，误刺、禁刺理论和《内经》刺法等，并附各家注解。第二章针体总论，讨论九针形制和适应证。第三章灸法总论，为灸法基础并介绍寒热灸法。第四章寻穴揭要，分5节介绍取穴要点和人体度量。第五章穴道备纂，系十四经经穴歌块和奇经八脉循行及经穴歌。第六章经穴备考，按任督脉、手足三阳手足三阴顺序详列十四经经穴定位、刺灸法、主治。第七章针灸要录，共22节，论述刺灸的操作、注意事项、治则等，尤详于灸论。第八章针灸赋选，收录灵光赋、席弘赋、百症赋、玉龙赋和指要赋5首针灸临证歌赋。梁氏在书中结合自己临证所得，经常提出有别于前人的观点。例如，对于膏肓穴位，历代医家都说宜灸不宜针，梁慕周说："昔贤多主用灸而禁针，慕尝疗治疟疾，乘其方来，如发寒则用补针，如发热则用泻针，出针立愈，不一而足，愿以公诸同好者。"他提出了针刺膏肓治疗疟疾的新经验。

针灸中的灸法，梁慕周指出其可分补泻的不同用法。如果用泻法，应取绿豆大的艾粒，放在穴位上用火灸，在病人觉得疼痛时，即让病人小口吸气，然后由丹田长呼出气，大概吸气时间占十分之二而呼气时间占十分之八，在这时医生即以口吹去其火，此为灸泻法。补法则取如绿豆大的艾粒，同样点燃，在病人觉得疼痛时，反过来小口呼气，然后长吸气以达到丹田，吸气时间占十分之八而呼气时间占十分之二，医生即在这时以手压熄其火，此为灸补法。这些经验都是前人较少论及的。

在广东光汉中医药专门学校任教时，梁慕周编写了《医学明辨录》（1936年），前列阴阳、五行、脏腑、表里虚实寒热等医论39则；后论汗病，并选录《伤寒论》原文及柯琴等注文，分述太阳、阳明、少阴、厥阴等汗证证治。又编有《内经病理学讲义》（1935年）、《病理学讲义》（1937年），将《内经》有关病理内容分为阴阳、时气、寒热、虚实、筋骨、气血、脏腑、生死8章，逐节论述病因病机、病证及转归。每章每节先条述《内经》经文于前，再选列王冰、马莳、张介宾、张洁古、汪纫庵、张志聪、李念莪等前代医家的注释于后，并酌加按语以发明之。这些讲义成为他的学术代表作。除了《内经》外，梁慕周还在报刊上发表多篇有关《伤寒论》的论文，如《六经伤寒病证治总论》《六经伤寒病状证治方剂总论》《"少阴之为病脉微细但欲寐"释义》《论太阳病二日反躁一节》等。

梁慕周的儿子梁端侪（1909—1990），继承家学，为广州市第二人民医院主任中医师，1978年被评为广东省名老中医。他自幼秉承庭训，学有所成。后入广东中医药专门学校学习，曾在韶关广生善堂任中医师。梁端侪临床擅长治疗水肿病、慢性肾炎、肝硬化、脑血管意外后遗症、前列腺肥大，对于儿科的麻、痘、惊、疳等疾病亦有颇深的造诣。善用人参治疗各种疾病，对于该药物配伍、用法、品种选择的灵活掌握已臻化境。代表作有《谈霍乱病的认识和预防方法》《什么是祖国医学理论体系的核心的我见》《中风管见》《慢性肾炎水肿之研究》《水肿、鼓胀说明书》《中医治疗肝硬化腹水的疗效观察》《中医治疗急性心肌梗塞病例报告》等。

（二）连可觉与《针灸试验》

连可觉（1886—1955），字伯伦，广东顺德人（如图 3-36 所示）。曾从两广大学堂肄业，后拜新会名医卢钧堂为师，研读中医经典，又从名医林晴波习《华佗针灸穴口症》，手习口诵，日练夜思，遂精通针灸奇术，尤擅肿痛痹麻治疗。清末民初设医馆于今广州龙津西路 54 号，后在医馆开办广东国医传习所，自任所长，传授针灸技术，每期 3 年。学员多来自四乡，至抗日战争胜利前两年，共有学员 100 多人，其中就有吴粤昌。吴粤昌是广东梅县人，1928 年来广州，拜名医连可觉为师，后又入国医传习所学习。因其勤奋好学，尊师重道，平素执弟子礼甚恭，深得连可觉的喜爱，暗许要将他培养成为第一个得意门生，减收其学费，助他完成学业。后吴粤昌不负所望，成为广州市名中医。[1]

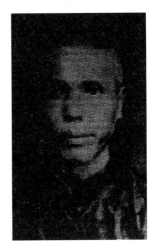

图 3-36 连可觉

连可觉上午坐诊，下午授课，并撰写《针灸试验》等书。1919—1926 年间受聘于西关四庙善堂针灸赠医所，任内外科主任医生，其子连景衡也在诊所协助工作。1926 年，连可觉任广州市政府卫生局考试中医委员会一届中医考试主试委员。[2]

1931 年，应中大医院内科主任柏尔洛柯教授之请，到中大医院诊治残症，进行中西学术交流。其《针灸试验》也被柏尔洛柯教授翻译成外文流传到国外。在四庙善堂针灸赠医所期间，连可觉曾用针灸治愈各种奇难杂症病人近万人。1932 年，连可觉当选为广州市参议会候补参议员兼建设委员。

1937 年连可觉在香港挂牌行医，1945 年在广州长寿西路宝仁南 12 号开业。擅长中医针灸、内外全科，精医手足全身痛肿痹痛等症。

曾历任中央国医馆广东分馆董事、广东省中医公会常务委员和医务委员、广州市中医公会常务委员兼学术股主任和监事长等职。[3]

十、方书验方类

近代佛山方书著作见存的有：《集验救急良方》（1879 年）二卷，清代南海罗熊光撰，二册。《奇方备检》（1884 年）不分卷，南海何多文堂撰，省城龙藏街藏版，一册。《符乐善堂经验良方》六卷，南海符霁光撰，初版刊印于光绪甲午年（1894），

① 参见广州市荔湾区政协文史资料研究委员会编《荔湾文史资料》（第 3 辑），1991 年版，第 168 页。

② 参见中国人民政治协商会议广州市东山区委员会学习文史委员会编《东山文史》（第 3 辑），1994 年版，第 128 页。

③ 参见广州市荔湾区地方志编纂委员会办公室编《西关名人选介》，广东省地图出版社 1997 年版，第 78 页。

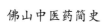

二册。后又作增补，改名曰《新增经验良方》六卷补遗一卷，光绪三十年（1904）广东刊本，六册。《良方撮要》不分卷，《粤东罗广同济增订验方新编全书》（1911年）一册，南海罗广同济撰。《无价宝方》（1899 年）一卷，南海李世昌撰，佛山刊本，一册。《经验杂方》（1903 年）不分卷，南海劳守慎撰，广州刊本，一册。劳守慎另还撰写有《恶核良方释疑》（1903 年），一册。《验方备用》（1902 年）不分卷，清代南海黄德仁撰，一册。《梁公圣佛良方》（1890 年）二卷，南海六吉轩同人撰，佛山刊本，二册。《提携便览》（1893 年）不分卷，又名《医方不求人》，顺德陈义撰，永成书庄刊本，一册。《传家宝》（1906 年）不分卷，顺德仇春荣撰，收录祖传之方剂存于后世，故曰《传家宝》，铅印本，一册。《吴鞠通方歌》《陈修园方歌》二卷，南海黄霄鹏撰。宣统三年（1911），其侄儿黄任恒刊印行世，共两册。《广东贵宁堂马百良丸散膏丹药酒目录》，清代南海马百良撰，光绪末年广东木刻本，一册。

　　见于史书记载的佛山方书文献还有：《经验医方》一卷，南海黎景垣撰，载《南海县志续》卷十一《艺文略·子部》。《验方备考》二卷，南海谭瑀撰，载《南海县志续》卷十一《艺文略·子部》。《景岳新方歌诀》一卷、《良方记》一卷，南海邹锡恩撰，载《广州府志》卷九十二《艺文略三》。《大生方论》，南海阮遂松撰，载《广州府志》卷九十二《艺文略三》。1949 年 3 月，苏寿琪先生在《广东文物特辑》发表《清代广东中医药文献》，其中，记载的佛山方书文献有：《简便经验济世良方》，南海黄兆鸾撰，清宣统三年（1911）刊本，一册。《孽海慈航医方》，一册，顺德潘霭云撰。《经验方歌》，顺德琰敬善堂撰，光绪三十三年（1907）刊本，一册。《经验良方》，顺德梁次留撰，咸丰乙卯年（1855）刊本，一册。方书种类多，内容丰富，本书选介现存方书验方类有代表性的著作如下。

（一）《吴鞠通方歌》《陈修园方歌》

　　《吴鞠通方歌》《陈修园方歌》二书均为黄霄鹏所著，与《医林猎要》合为《贻令堂医学三书》。

　　1.《吴鞠通方歌》

　　《吴鞠通方歌》一书，是黄霄鹏在以《温病条辨》为蓝本的基础上整理的，主要有 4 个方面的内容：温病名目解、治病法论、方目及方歌正文。"温病名目解"节抄了《温病条辨·卷一·上焦篇》第一条作为温病学的纲领，"治病法论"摘录自《温病条辨·卷四·杂说》的"治病法论"作为治法总论，然后到方目并编成方歌。

　　方歌是古代学习中医常见的形式，黄霄鹏选择将《温病条辨》的名方编成方歌，实是有益于后学。书中共收录了 21 条，方歌正文内容包括黄霄鹏自编的方歌、黄任恒附加的原书注、黄霄鹏撰写的原文及注，以及黄任恒的按语。以《温病条辨》"上焦"篇中的名方银翘散等为例，黄霄鹏所拟方歌为："初温竹桔芥银翘，苇薄甘牛豆豉调，胸闷须凭香郁散，衄成还取柏茅消。杏仁又可咳中进，花粉应从渴上浇，热渐趋中生地麦，黄芩栀子亦堪邀。"① 读起来朗朗上口，又准确地把银翘散原方以及根据上焦各证变化的用药情况进行了说明，确有利于初学者。

2.《陈修园方歌》

陈修园是清代中医大家，其学术特点是重视伤寒经方，又善于用简明的方式普及中医。他的许多著作在清代流传很广，如《医学实在易》《时方妙用》等，此外还有《长沙方歌括》《时方歌括》这样的方歌著作。黄霄鹏从陈修园的著作中精选出 133 首常用方，对其中大部分亲撰方歌，编成《陈修园方歌》一书。全书分为三部分：方目、原歌、各症类方歌。133 首方中有 25 首陈修园原撰有方歌，黄霄鹏原著仅存其目，而黄任恒整理时将陈修园原歌原注增入。对其他黄霄鹏自撰方歌，黄任恒补充注解及其出处附注，对间有黄霄鹏先生原注的条文，黄任恒则加按语。

书中的方歌体现了黄霄鹏的见地。如关于头痛的治疗，他根据陈修园《时方妙用》的方剂编成如下歌诀："伤寒头痛六经分，痛在阳明麻葛根，认得太阳羌活解，逍遥芩夏少阳云。少阴五积加辛附，脾土星苍入二陈，更有吴萸汤妙制，厥阴邪聚杀纷纷。"② 黄霄鹏列举了各经头痛的常用方，也做到了医理与文理的上佳结合。

（二）劳守慎与《恶核良方释疑》

劳守慎，字朗心，南海人，汇编《恶核良方释疑》，成书于光绪二十九年（1903），一册。另撰有《经验杂方》不分卷，光绪二十九年广州刊本，一册。

恶核，是指烈性传染病腺型鼠疫病变全身淋巴结肿大，是书收集了罗芝园《鼠疫汇编》、黎佩兰《鼠疫良方释疑》内容，劳守慎加以序略，书首谓："此方传自高州，应验已经千万，平日留心细看，临事方保无患，见症放胆服药，伏望广传印送，切忌温补燥散，救人功德无限。"

《恶核良方释疑》前有光绪丙午（1906）岁孟冬顺邑陈卓林序，说明罗芝园《鼠疫汇编》与黎佩兰《鼠疫良方释疑》的关系："恶核一症，医者之术，染者可危，诚近世之奇症也，自有罗氏《鼠疫汇编》，斯医者有所借手，更有黎氏《良方释疑》，斯病者共出生天，此诚寿世之奇书。若不相继重刻，广为流传，既有负作者之苦心，更难保后来之无阙用，联同志重刻是书，愿家刻一编，细心审察，俾以奇方治奇症，随时得著奇效，是又捐资重刻者之期望也，夫是为序。"黎咏陔（佩兰）《鼠疫良方释疑》对罗芝园《鼠疫汇编》在临证中有所发展，主要是"撮其症要，并施治诸法，分列层次，兼附医案，使人易晓易从"，俾成为鼠疫防治津梁，高州患鼠疫症，几将十年，后得此方，不久寝息，天地好生，其有转机乎。

劳守慎《恶核良方释疑》汇集上述资料，评述认为："自芝园罗氏《鼠疫汇编》行于世，而治疫有法；自咏陔氏《良方释疑》行于世，而信守《鼠疫汇编》以治疫者尤有法。《良方释疑》者，《鼠疫汇编》之羽翼，《鼠疫汇编》之慈航宝筏，可以

---

① 〔清〕黄霄鹏撰，黄任恒编校：《贻令堂医学三书》，广东科技出版社 2014 年影印本，第 175 页。
② 〔清〕黄霄鹏撰，黄任恒编校：《贻令堂医学三书》，广东科技出版社 2014 年影印本，第 259 页。

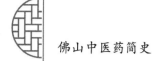

扩张，芝园氏之苦心发明，芝园氏之微诣，读而易晓，晓而易用，用而易效，济世寿世，两得之焉。"① 劳守慎光绪二十九年（1903）癸卯岁在羊城之西怡怡书塾，根据鼠疫出现"恶核"主要临床证候命名是书，其良方释疑，包括服药法、加减法、善后法、敷核药法、辨证、治法、论买药、煎药法、居处衣服饮食、思患预防、医案等解释说明。

十一、汇通类

由于西医的传播，中医药界也比较关心这种外来的医学，在晚清时形成一种中西医学术汇通的思潮。岭南作为近代西医传入中国的首途之地，中医对西医的关注和了解比较早且深，中西医汇通医家不乏其人。广东近代最有名的中西医汇通医家当属佛山的朱沛文，著作《华洋脏象约纂》主要在解剖学上对中西医进行比较。民国时南海籍医家谭次仲提倡"中医科学化"，其著作《中医与科学》也风行一时。其他有顺德谭楷，"善医术，尝欲著东西医论"②，不过未见传世。

（一）朱沛文与《华洋脏象约纂》

1. 生平简介

朱沛文，字少廉，一字绍溪，南海人。生卒年不详。著作有《华洋脏象约纂》四卷，今存光绪十九年（1893）佛山首刻本；后经章炳麟收入《医学大成》中，更名为《中西脏腑图象合纂》，有光绪二十三年（1897）宏文阁石印本。

据《华洋脏象约纂》书前朱沛文兄朱碧文于1892年作的《引言》介绍，朱家原是轩岐世家，朱沛文父亲临证60年，数十里内人以华佗奉之。但父亲过世后，朱氏兄弟"嗜古成癖，不解治生"③，生活立见困顿。1887年，朱沛文得以"入泮"，即考中秀才。但此后参加乡试，却连续三次败北，未能中举。日久他对仕途心灰意冷，在亲友劝说下开始继承家业，以医为业。朱沛文在读书期间一直未曾间断学习医学。《华洋脏象约纂》"自序"中提到他少承庭训习医，临证已有20年，可见并非纸上谈兵。按朱沛文自述，他还辑有《华洋证治约纂》，另尚拟辑针灸内容成书，现均未见存。

2. 著作成就

朱沛文生活在社会变革的清末，他的著作《华洋脏象约纂》代表了这一时期"睁眼看世界"的中医对中西医学比较的最新认识。

（1）汇集中西医学论人体。《华洋脏象约纂》一书的主旨是"杂汇华洋脏腑官骸

---

① 〔清〕劳守慎：《恶核良方释疑》，云泉仙馆安怀堂重镌，光绪二十九年（1903）本，第1-4页。
② 民国《顺德县志》卷17，见《中国方志丛书》（第4号），成文出版社1966年影印本，第226页。
③ 〔清〕朱沛文：《华洋脏象约纂》，光绪十九年癸巳（1893）佛山首刻本。本节所引均据此本，不再出注。

体用异同之说，采其浅而易明、简而有要者，笔而成帙"。"华"是指中国医学，"洋"是指西方医学，"脏腑官骸"指人体结构，在中医称为"脏象"，在西医则属于解剖生理学。西方医学传入广东，人们最直观的印象是西医特别擅长解剖，与其比较，人们发现中医学著作中对人体内脏的论述有很多不同。是中医错了？这是清末医学界特别关注的一个问题。《华洋脏象约纂》全书主要围绕这一问题来展开。朱沛文采取了合理的科学研究方法，即围绕共同问题，将中西医理论逐一罗列，对比双方观点，然后结合临证应用进行评价，这就是书名中所说的"约纂"。《华洋脏象约纂》主要围绕人体构造来进行讨论，未刊行的《华洋证治约纂》应该是就中西医关于疾病的看法进行比较的著作，可惜没有流传下来。《华洋脏象约纂》中的西医解剖骨骼图如图 3 - 37 所示。

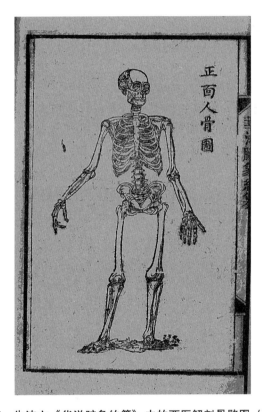

图 3 - 37　朱沛文《华洋脏象约纂》中的西医解剖骨骼图（1893 年）

（2）通其可通，并存互异。朱沛文兼读医书，对两种医学的特性都有较深入的了解。通过汇集中西理论，他认为中西医学各有所长，应该"集华洋诸医之说合而参之"。具体从脏象来说，同为对人体的认识，中西医不少地方表述不同，但实质是有相通之处的。例如，胆的功能，西方医学指出胆贮胆汁，有助于消化，朱沛文指出《黄帝内经》也有"胆病者呕苦，胆汁泄"之语，"则洋呕苦之说，亦不谬也"，认为西医说法有道理，还能帮助理解和印证《黄帝内经》的经文。

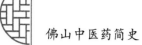

但是，中医医学理论更注重从人体的外部表现和活动状况来把握人的精、气、神，因此没有把内脏结构形态放在很重要的位置上，一些理论也不是建立在解剖结构基础之上。在这些方面，中西医的说法很明显地出现了差异。例如，中医认为"心主神明"，西医解剖生理则证实人的思维意识是由大脑掌管的。那么，中医的说法应不应放弃？在这个问题上，朱沛文提出一种有价值的认识方法，即医学是实证科学，实证不等于解剖，还要看临床应用。就此问题，朱沛文指出："心所生者谓血，心所藏者为神，华义甚确。惟洋但以心主行血，而一切知觉运动，其功皆属之脑。故一切血病，华洋皆知治心；其一切神病，洋但知治脑。岂知心为藏神之舍，脑为运神之机，缘脑由肾所生，心与肾有表里交通之义，病则相连。故凡神病者，心肾兼疗为允。"

这段话涉及几层意思。一是指出中医的理论不是单纯看某一个脏腑器官，往往是结合多个脏腑的关联性来进行综合治疗，有其长处；二是中医理论对神志方面的疾病，虽然没有提到治脑，但中医理论中治心或治肾的药，其实都可能通过改善血液供应等对大脑产生作用。所以，不能光看到中医说"心主神明"就认为其不准确，要看到中医这一理论指导下用药治疗的实际疗效。

但是，朱沛文也不因为中医的临床实践而盲目地指责西医不对。他主张"通其可通，并存互异"，对有异见的地方先尊重事实，给予保留。通过详尽比较后，他提出对待中西医理论的一个总的原则，即"各有是非，不能偏主。有宜从华者，有宜从洋者"。

（3）概括中西医学方法特点。为什么中西医学会有这样的不同？不说清这一点，人们还是难以理解两种医学的区别。朱沛文的见解，又比同时代的人高出一筹，他有一段著名论断：

> 大约中华儒者，精于穷理，而拙于格物；西洋智士，长于格物，而短于穷理。华医未悉脏腑之形状，而但测脏腑之营运，故信理太过，而或涉于虚，如以五色五声配五脏，虽医门之至理，乃或泥而不化，则徒障于理，而立论转增流弊矣；洋医但据剖验脏腑之形状，未尽达生人脏腑之运用，故逐物太过，而或流于固，如五脏开窍于五官，五志分属于五脏，本人身之至理，乃或遗而不究，则不衰于理，而陈义未免偏枯矣。夫理非物则无所丽，穷理贵求其实；物非理则无为宰，格物贵彻其源。择而守之，神而明之，存乎其人耳。

的确，中医的理论非常灵活，有时"涉于虚"；西医的认识非常确切，但"流于固"，也就是过于依赖解剖和实验这一类具象的认识，对人体整体性和关联性认识不足。朱沛文的这个评价是十分中肯的，尤其是他说西医"未尽达生人脏腑之运用"这句。此外，还提出了注意人体在生命存亡两种不同状态下的区别。对于这一点，他在讨论经络学说时还有进一步的论述："所有十二经脉、奇经八脉、十六大络、三百六十五孙络，皆洋书所不著。夫诸经络运行人身，全凭生气鼓舞，若呼吸一绝则经络灭然，杳无所睹。苟非服膺岐黄，见道真切者，曷足与谈古义耶！"也就是认为，经络是人体气的运行通道，人死气散，经络就找不到了，所以经络非"剖验死人"之洋医所能明了。

由上可见，朱沛文是一位学术贡献非常突出的医学家。他提出了中西医学应"通其可通，并存互异"的观点，在比较中注重理据，立论公允，被列为近代"中西汇通四大家"之一。

（二）谭次仲与《中医与科学》

1. 生平简介

谭次仲（1887—1955），广东南海石湾张槎人。早年毕业于两广方言学堂英文专科，后自修中西医学，1933 年考取中医执照而业医。历任广西梧州中医学会会长、广东仁爱医院中医部主任。抗日战争期间一度任广东保元中医学校校长，后于港、穗两地开业、授徒。新中国成立后曾任教于广东中医药专科学校，后考取西医师，于佛山开业。1952 年被聘为全国卫生科学研究委员会会员，1953 年当选为南海县人民代表大会代表。著作有《中医与科学首集之一：医学革命论战》《中医与科学首集之二：中药性类概说》《中医与科学二集》《伤寒评志》《金匮削繁》《医理浅释》《肺痨病自疗法》等，还有众多论文发表于各种刊物。

2. 倡论中医科学化

自五四运动以来，"科学"的观念在中国得到普及。在当时，很多传统文化被认为落后或不科学，受到过度的批判。中医也是如此，在当时被一些西医和社会人士认为"不科学"，不但未被纳入国家教育体系，甚至有人建议在卫生行政系统中废除中医。在这种环境下，一部分中医界人士为了争取政府支持和社会认同，提出了"中医科学化"的主张。谭次仲就是"中医科学化"的著名倡导人之一。

在世界范围内，很多国家与地区由于西医盛行，传统医学都日渐式微了，但中医在中国有深厚根基，深得民众信赖。1929 年，余岩提出废除中医的议案遭到举国反对，可见此路在中国走不通。但是，中医与西医如何并存于卫生体系之中，谭次仲认为应当要解决这个问题。从世界发展大势来看，他认为中西医学应当统一于"科学"之下。[①] 他的多本著作定名为"中医与科学"，对于何谓"科学"，谭次仲认为："然则科学者，乃以精确之知识，有效之方法，寻得其实物与实象之谓也。"从科学的角度，谭次仲将传统中医知识划分为三类：玄理、药物与经验。传统中医发展了数千年，不少古代理论在近代尚难被科学验证，故谭次仲称之为"玄理"。谭次仲认为中医科学化的目标，是达到"理真效确"四字。所谓"理真"，谭次仲认为是"理之真否，决于实验"。所谓"效确"，谭次仲称"效之确否，决于统计"，相比于理论，谭次仲认为中药是中国最有价值的贡献，他的著作《中药性类概说》将中药分为 20 大类，分别是解热、泻下、涌吐、理胃肠、理肺、利尿、血分、强壮、兴奋、提载、降辑、涩敛、驱虫、调缓、退炎、养阴、气分、发汗、平抚、专治，不同于传统著作分

---

① 参见谭次仲《中医与科学首集自序》，见《医学革命论战》，求实出版社 1952 年版。

为理气、补阴、补阳等类别的名称。谭次仲将自己的观点概括为"科学为体，中药为用"。不过，他的着眼点是将来医药的统一，反对政府以中医不科学为理由压制和取缔中医。他指出："研究中药者，又非先注意其经验之整理不为功矣。然而经验之整理未易言也。……实验一日未明，即经验之应用一日不能废止。"[1]

3. 建言兴办国医学院

南京国民政府教育部一直不允许中医学校立案。但是20世纪30年代，广东有一位非常支持中医的军阀陈济棠。1934年，陈济棠召集广东中医界集会，提出了开办中医学校的议题。[2] 为了筹办学校，陈济棠专门约谭次仲商议办学方针。对于陈济棠的垂询，谭次仲非常积极地响应，专门写了《为广东国医学院上陈总司令济棠条陈》，指出陈济棠谈到建设国医学院要"取长补短"，这正符合"中医科学化"的主张，并对陈济棠提出改良中药"制成药水"的想法提出商榷，认为中药可以制造膏剂成药，"不独利便中医之应用，更可资西医之应用及代用，以开西医国药化之先声"，但"煎剂暂有保存之必要"，[3] 未可轻易取消。1934年9月，广东省参议会通过了成立国医学院的提案。1935年，省政府下拨筹备经费近3700元，当年开始招生。不料1936年陈济棠联合广西李宗仁举兵反蒋失败，通电下野赴港，广东"还政中央"。不久，广东省立国医学院被改组，未能完全实现谭次仲所建议的事项。

谭次仲在《伤寒评志》《金匮削繁》《医理浅释》等书中，解释伤寒、金匮或论述医理，都是以西医的生理病理为基础。他的这些观点在当时毁誉参半。然而，谭次仲认为自己的出发点也是为了发展中医，他说："吾固中医，吾爱护中医之忱，岂让诸君？……顾诸君出之以气化虚无之说，假之于天人缥缈之论，以此自固篱藩，难逃反对科学，策之至下者也。"[4] 谭次仲的观点虽然有着明显的时代局限，但其对中医革新的热忱值得肯定。

十二、其他

民国时期还有不少声誉甚高的佛山籍名医，如马雨川、廖炳祺、高健伯、程蓬、欧阳涤非、梁耀文、梁君觉等，但可见学术资料少。现仅将部分事迹较为突出而前面未曾提及的略记于此。

马雨川（1877—1949），号泽周，广东南海西樵人。曾拜李文轩老中医为师，并进入广东医学实习馆学习。毕业后，在广州西关悬壶行医。抗日战争时期一度迁到香港开业，后返回广州设诊所。他擅长男科、妇科、儿科等，尤长喉症，创制的"喉症散"名扬一时。其子马荫遐继承父业，就读于广东中医药专门学校，毕业后应考香港东华三院，被聘为广华医院中医师。

① 谭次仲：《医学革命论战》，求实出版社1952年版，第23-24页。
② 参见潘诗宪《西南国医药之新趋势》，载《克明医刊》1934年第3期，第2页。
③ 谭次仲：《为广东国医学院上陈总司令济棠条陈》，载《社会医药报》1943年第3期，第36-40页。
④ 谭次仲：《中医与科学二集》，（马来亚雪兰莪）中国医学会1948年版，第8页。

廖炳祺，1897 年生，广东顺德勒流人。1934 年执医业于香港，1937 年经卫生局医生考试及格，任中医公会交际委员，先后在广州、顺德、东莞等地分设医所。抗日战争期间，广州遭敌机空袭，廖炳祺见民众伤情严重，即自筹经费，训练救护人员，组织红十字会独立救急班从事救护工作，得到当时报刊舆论一致好评。

　　高健伯（1905—1977），字鎏华，广东南海人（如图 3 - 38 所示）。出身中医世家，1927 年起随父高植生学医，20 世纪 30 年代初在广州市龙津中路 19 号自设诊所开业行医，后随父到香港继续行医。香港沦陷后返回广州原医馆与妻子林秀兰中医师共同执中医业。曾任广东省中医师公会监事等职。临床上善于对古方加以化裁，如对吴鞠通的"加减复脉汤"化裁另立"高氏加减复脉汤"，用西洋参取代高丽参，并把吴氏弃用的生姜、大枣适量加入方中，效果更佳。对小儿疾病也有独特的治疗验方，如甘麦大枣汤、柴胡四逆散、导赤散、加味升麻葛根汤、单味鲜葛散、燕窝健脾散、去积散、发麻散、止虚汗丸等儿科方剂。在长期的临床实践中，他还研制了不少秘方，如燕窝露、宝生精、吉星油、清肺止喘散等。

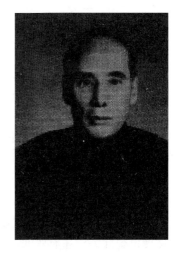

图 3 - 38　高健伯

　　程蓬，别号秉三，1897 年生，广东南海人，从小跟从父亲程渭泉学医，后游历古巴，1931 年归国。先后就读于广东光汉中医学校与广州汉兴中医学校，并成为广州汉兴中医学校第一届毕业生。曾任广州汉兴中医学校教师、广州市中医师公会理事等。兼任南海南胜乡省公益会常务理事，后任广州志德慈善中医院院长。

　　欧阳涤非，名栋，亦名材，别号擎天，1883 年生，广东三水人，曾在广东医学实习研究社就读。1935 年参加广州市中医考试被录取为中医生，先后任广州爱育善堂赠医处主任医生和城西平宁大街基督教浸信会基督教赠医所所长。抗日战争时期曾避难于香港，在香港九龙执业，香港沦陷后返回内地，历任多所学校校医及担任教席。1944 年参加国民政府中央考试院检考及格，成为卫生部注册中医师。

　　梁耀文，1888 年生，广东南海人。毕业于中医教员养成所，在广州行医。广州沦陷期间在香港执业，后返广州，任崇正善堂男科、妇科医席。参加考试院中医检考合格，曾创制多种成药行世，如号称"逢痛必止，逢热必退"的玫瑰精、消积壮体的儿科药肥儿果、"胃病救星"胃宝和、祛病延年的茸腰补肾丸等。后定居香港。

　　梁君觉（1887—1950），广东顺德人。其父梁桑林，曾设医馆于广州西关第七甫，名"养正草堂"，以"金公仔"为标记，主治儿科疳积。梁君觉自幼随父习医，1913 年在广州市西关第七甫设馆行医，并在附近开设丽和堂药店。1938 年广州沦陷后先迁南海县北村，后迁至香港中环威灵顿街 39 号开业。抗日战争胜利后回广州，在光复中路 173 号复业。梁君觉善治小儿疳积，又曾研制"代刀脱眼膜散"治疗眼病，疗效良好。著有《起死回生》和《专传独部》等治疳积和眼病的著述。其妻湛日明，也得梁桑林传授，在顺德新洲乡行医。

第六节 佛山中成药业的兴盛

一、近代佛山中成药业概况

清光绪元年之前，粤汉铁路、广三铁路尚未兴建，各省货客、货船及办庄聚集佛山，佛山成为国内商业重镇，其旺盛繁荣程度超过广州。中成药便于携带，为普通百姓所乐于使用，销路甚广，而本小利大，商家也乐于开发，许多名医也纷纷创制成药，因此，佛山中成药增添了许多知名品牌。例如"黄祥华如意油"，店始创于清咸丰年间，创始人黄大年，字兆祥，其药方据传来自佛镇白衣庵主持，后由黄兆祥儿子黄奕南等制成药油，称"黄祥华万应如意油"，销售极广。原籍三水的黄积昌，"有善行，精医，设肆佛山"，儿子黄殿中继承药铺，"所制丸药收效虽速而皆合乎卫生，存活甚众。乃设分肆于省港津沪，中外皆知有黄慎堂名"①。其药铺黄慎堂号在后来发展也很壮大。还有罗润灿（号恕斋）开设的药号罗恕斋堂，"所制丸药以宝蜡膏为最畅行，中外莫不知有罗恕斋之名"②。近代创建的老字号还有梁家园、源吉林、李众胜堂等著名老字号，以及人和堂、梁财信、迁善堂、黄世昌、潘务本、林治平、朱炳吕、敬寿阁、芝兰轩、瑞芝堂、关大生、梁家园、吴可宽、释济堂、何善廷、民生、福山、梁谦益、培和堂、葆芝堂、甘露园、松柏堂、伍巧泉、叶万全、陈善性、怀香阁、阮时和、扬五桂、灵芝圃、广芝馆、海草园、招颂南、招禄合、陈家济、陈尚英、叶得时、源永元、钱日佳、桂明堂、陈俊臣、刘万草、易沃林、龙保昌、林逢春、梁六合、黄中璜、黄吕济、李广海、两仪轩等40多家。原有的老字号，如梁仲弘蜡丸馆、陈李济药店、黄恒庵、马百良、冯了性、何明性、保滋堂潘务庵等药号纷纷扩大经营，开设分店。

类似的知名品牌在佛山不断出现，佛山药业不断发展。佛山拥有"岭南成药发祥地""岭南成药之乡"的美誉。据《佛山忠义乡志·实业志》载，光绪年间，佛山有参茸店数家，生药材店10多家，熟药店40多家，西土药材行数家。后来随着粤汉铁路、广三铁路的兴建，省城广州交通更为发达，药业集散中心逐渐转移至省城广州，包括当时的南海县。据光绪《南海乡土志》载，当时输入广州的药材主要来自四川、云南、河南、安徽等省③，而输入佛山的药材多来自广西、四川、山西、

---

① 民国《佛山忠义乡志》卷14《人物八·艺术》，见《中国地方志集成·乡镇志专辑》（第30册），江苏古籍出版社1992年影印本，第619页。

② 民国《佛山忠义乡志》卷14《人物八·艺术》，见《中国地方志集成·乡镇志专辑》（第30册），江苏古籍出版社1992年影印本，第619页。

③ 参见光绪《南海乡土志》抄本，转引自广东省社会科学院历史研究所中国古代史研究室等编《明清佛山碑刻文献经济资料》，广东人民出版社1987年版，第346页。

陕西①。

20世纪前，凭借水运优势，佛山北胜街一直是各省药材的交易中心，清乾隆年间，仅在200米长的佛山豆豉巷中就有27家药店。当时佛山制药店铺近百家，百年老字号有30多家。而自从广三铁路、京广铁路全线通车后，运输到广州及省外的货物，逐步改成铁路运输，佛山的商务活动随之减少。李众胜堂、马百良、黄祥华、刘诒斋等老铺纷纷到广州开设分店。

一直到民国时期，佛山的成药都长盛不衰，民国《佛山忠义乡志》卷六《蜡丸行》载："本乡所出丸散膏丹向颇有名。"② 其所记载的成药字号见图3-39、表3-2。

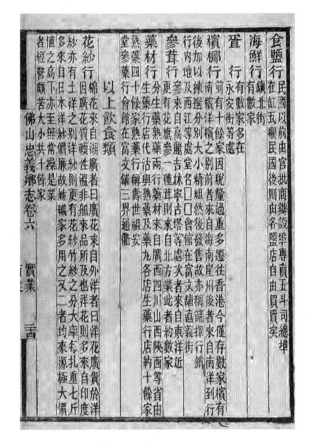

图3-39　民国《佛山忠义乡志》记载的药号

① 参见民国《佛山忠义乡志》卷6，1926年刊本。
② 民国《佛山忠义乡志》卷6《实业》，见《中国地方志集成·乡镇志专辑》（第30册），江苏古籍出版社1992年影印本，第392页。

表 3 - 2 　《佛山忠义乡志》所载成药字号

店名	著名制品	所在地	店名	著名制品	所在地
黄恒庵	蜡丸	走马路	钱日佳	太平茶	旱市
梁仲弘	抱龙丸	旱市	迁善堂	盐蛇散	汾流街
刘诒斋	卫生丸	汾宁里	马百良	百胜散	豆豉巷
李众胜堂	保济丸	祖庙大街	芝兰轩	平安油	汾流街
黄祥华	如意油	文明里	招禄合	膏药	金线上街
冯了性	药酒	汾宁里	梁六合	膏药	金线通街
源吉林	甘和茶	南擎后街	罗恕斋	药膏	普君吁细巷
黄世昌	膏药	石巷	敬寿阁	万灵茶	新宁街
朱炳昌	甘露茶	黄伞巷	林治平	戒烟丸	豆豉巷

二、药业的组织与经营

在近代营商的环境中，同行业之间为加强联络和应付厘税，还形成了各种行会组织。

佛山"参药会馆"初建于乾隆三十二年（1767），主要是当时经营参药的"豆豉巷二十余肆"，恐"真赝□陈斯□误不浅"，于是相约组织会馆，以"矢慎矢诚"[1]，互相监督。道光《重修参药会馆碑记》又重申："参药之为用至巨，人之伪为参药以渔利者亦至多。苟无章程以为之统属，则讹伪悟（误）人，入市者惧矣……然同归于参药之行者，即同式于参药行之例。"其所谓"参药"，其实是"以参冠药"，作为药材通称，"或疑参乃药之一耳，言参而反先药何欤？不知参虽列名诸药之中，而独高出诸药之上……以药统参可也，以参冠药亦无不可也"。[2] 乾隆时参加组织会馆的有 27 家，道光重修时有 28 家。不过，在两次碑记中均有出现的，仅有福裕堂、赞宁堂、万春堂、人和堂 4 家，这也反映出佛山药业变迁较大。

此外，佛山成药业组织还有寿世祖安堂。民国时，根据政府有关组织同业公会的规定，寿世祖安堂先后演变成佛山的国药业公会和成药代售业公会。

药业经营者众，彼此之间当然也存在着竞争关系。为了在商业竞争中胜出，药商们经营手法多种多样。据林文陔先生回忆，佛山成药业注重广告，广告费一般占到营

---

①〔清〕陈炎宗：《参药行碑记》，见广东省社会科学院历史研究所中国古代史研究室等编《明清佛山碑刻文献经济资料》，广东人民出版社 1987 年版，第 79 页。

②〔清〕何佩鱼：《重修参药会馆碑记》，见广东省社会科学院历史研究所中国古代史研究室等编《明清佛山碑刻文献经济资料》，广东人民出版社 1987 年版，第 141 - 142 页。

业额的一成以上。① 很多药店的宣传手法也别出心裁，如梁谦益雇人在厕所粉刷"食左梁谦益，唔忧冇仔激"标语，推销其精武丸、坤乾丸；蛇王满在店前放着装有蛇的大玻璃箱，以宣传其蛇药；邝石泉雇人每天托着纸扎大脚游行各街，宣传其脚气丸功效；等等。

其他还有在报纸刊物上登广告，自印街招、小册子，刊登（印）病者来信，医生报导或函件、证明等。尤为突出的是李众胜堂，其曾举行诗会，将作品编印成《神农外夷诗集精华》《诗赋精华合璧》等随药品赠送。有的药店逢年过节赠送宣传物品，端午送纸扇，年终赠日历，举子赴试赠送药物。或在农村迎神赛会时雇请艺人，唱龙舟，玩音乐，乘机推销药品，还有赠饮试用等。另外，招请代理商号，给予销售回佣等也是常见手法。著名品牌为防假冒，也有许多招数，有的采用新技术包装印刷，如佛山黄祥华早在1894年就运用水印单纸技术以分辨招牌真伪，陈李济在1905年放弃原土纸改用机器纸印包封票单，李众胜于民国时将保济丸改为昂贵的红色精细凹凸版装等②。民国时期各种广告如图3－40至图3－43所示。

以上种种，都反映出佛山中成药业吸收了当时商业文化的特色，形成了多种多样的经营手法，在扩大知名度的同时也宣传了中医药。

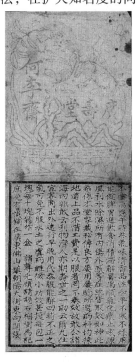

图3－40 佛山广寿堂何李斋万应午时茶仿单（民国），现藏于广东中医药博物馆

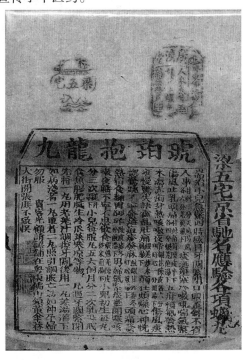

图3－41 佛山梁五宅琥珀抱龙丸仿单（民国），现藏于广东中医药博物馆

---

① 参见林文陜《建国前佛山商业的行规及其规约》，见中国人民政治协商会议广东省佛山市委员会文教体卫委员会、佛山市地方志编纂委员会办公室编《佛山文史资料》（第14辑），1995年版，第29页。

② 参见张晓辉《近代粤港华商药行的防伪打假》，载《广东史志》2002年第4期，第23－25页。

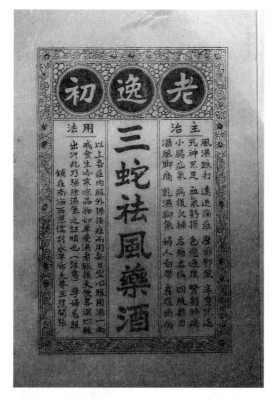

图 3-42　南海老逸初三蛇祛风药酒广告（民国），现藏于广东中医药博物馆

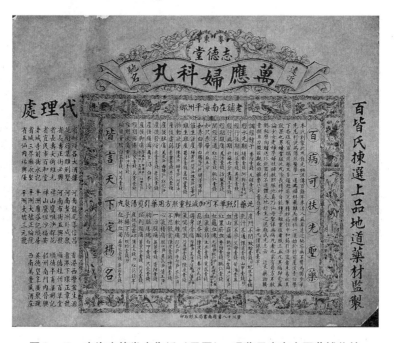

图 3-43　南海志德堂广告纸（民国），现藏于广东中医药博物馆

三、佛山中成药对外传播

佛山中成药传播到各地，有多种方式。一种是通过活跃在内地市场的"广帮"商人传播。例如，天津的"广帮"北上时常带去各种特效药品，如陈李济苏合丸、黄祥华如意油、李众胜堂保济丸、梁财信跌打丸酒、冯了性药酒、三蛇酒、蛇胆酒、蛤蚧酒。①

另一种方式是在外地开设联号。如陈李济在上海、香港、澳门等地有支店，佛山梁财信则在广州、香港、上海、顺德等地设店等。

还有一种则是在各地广招代理。如人和堂在民国初年"行销山西、陕西、河南、河北、绥远五省，全店职工 40 多人"②，主要靠外省代理。同时，由于广东成药名声远扬，国内不少地方专设广东药庄，代理销售各个厂家的成药。例如，民国时天津的保太和广药庄，代售的佛山成药就有陈李济宁坤丸、源吉林甘和茶、马百良白凤丸、马百良苏合丸、马百良活络丸、马百良回春丹、马百良百胜散、李众胜堂保济丸、潘务庵卫生丸、潘务庵红灵丹、潘务庵时症丸、潘务庵痧气丸、两仪轩陈皮末等。③

此外，有的药店还通过邮购推销，如佛山梁家园少林膏药在全国发展的代理客户逾万户，每日发出包裹七八十件④，可见销量之大。

近代有大批广东和福建人出洋，在国外逐渐形成华侨聚居区，于是中药的海外需求大为增加。香港在 19 世纪中期迅速发展起来，在对外贸易方面起到重要作用，很多佛山药号到香港开设分支以增强外销。如黄祥华太和堂、黄慎昌、黄世昌、李众胜堂、芝兰轩、源吉林、庶和堂、黄仁广、迁善堂、梁谦益堂、利群轩、陈李济、马百良、保滋堂、何明性等。新中国成立后，内地实行公私合营时，这些老字号的后人分支仍在香港、澳门等地继续经营，延续至今。

成药的崛起也带动药材业的兴旺。佛山成为南方的药材贸易重镇，清朝乾隆年间的陈炎宗所撰《参药行碑记》说"佛山□□□□（注：原碑缺字）货辐辏，而以药材为首称"⑤，碑上列出的仅售卖人参等名贵药材的店铺就有 27 家。清代龙廷槐《敬学轩文集》卷二《初与邱滋畲书》记载的南海县诸行业中，与药材相关的有参茸行、槟榔行、药材行等。⑥ 民国《佛山忠义乡志·实业志》载，光绪年间佛山有参茸店数

① 参见杨仲绰《天津"广帮"略记》，见中国人民政治协商会议天津市委员会文史资料研究委员会编《天津文史资料选辑》（第 27 辑），天津人民出版社 1984 年版，第 46 页。

② 梁津乘：《佛山成药业调查》，见佛山市政协文史组、佛山市史志编集办公室编印《佛山文史资料选辑》（第 2 辑），1982 年版，第 68 页。

③ 参见（天津）广东保太和广药庄编印《广东保太和广药庄家庭备用平安药品目录》民国石印本。

④ 参见梁津乘《佛山成药业调查》，见佛山市政协文史组、佛山市史志编集办公室编印《佛山文史资料选辑》（第 2 辑），1982 年版，第 67 - 68 页。

⑤ 〔清〕陈炎宗：《参药行碑记》，见广东省社会科学院历史研究所中国古代史研究室等编《明清佛山碑刻文献经济资料》，广东人民出版社 1987 年版，第 79 页。

⑥ 参见广东省社会科学院历史研究所中国古代史研究室等编《明清佛山碑刻文献经济资料》，广东人民出版社 1987 年版，第 341 - 342 页。

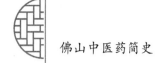

家，生药材店 10 多家，熟药店 40 多家，西土药材行数家。

四、近代创建的老字号

（一）黄祥华如意油

黄祥华药铺始创于清朝咸丰年间，其创始家族——黄氏家族，祖籍广东南雄州珠玑巷，为当地望族。1644 年清兵入关，黄氏即离开南雄州避难于佛山，讳南雄，以佛山为祖籍。起始，黄祥华（兆祥）的父亲黄元吉随父亲落籍佛山，依靠制作"金花""花灯"糊口。黄元吉约在咸丰元年（1851）去世，其子黄祥华继承父业，并使业务有所发展，除在佛山本镇内经营销售"金花""花灯"外，还向镇郊各乡广泛销售，总铺即设立在佛山镇文明里内。为使客户方便寻找联系，定铺名为"黄祥华灯饰"（《佛山忠义乡志》为"五福灯饰"）。①

传说黄元吉在世时，一年夏季的某天，猛然间下了一场狂暴的"白撞雨"，黄祥华有两个弟弟，其时正相率挑货下乡贩卖，货物与衣衫尽湿。弟弟及父亲均感暑而卧床不起，得一老尼赠方，父亲及弟弟们竟好了起来，见效之快实乃振奋。因方子来自禅门，黄祥华及父亲便把此药方视同拱璧，袭什藏珍，留存子孙。②

有了"神方"之后，黄祥华和儿子们每逢下乡回来，如感不适，即按"神方"配药煎液服用，每次都可以得到很好的缓解。当时，市面上已出现梁仲弘、冯了性、黄恒庵、刘诒斋等药号所制的能治一般常见病的成药，为百姓所接受，这启发了黄祥华第四个儿子黄奕南，他想把"神方"熬制成药浓缩起来随身携带，以防不时之需。他把这个想法告诉了父亲、五弟（当时镇内较知名的儒医）、母亲和妻子，得到了他们的支持。其间由于黄奕南痴迷于试验，就缩短了下乡贩卖金花的时间。这引起了一位兄长的不满，认为黄奕南乱花他们辛苦挣来的钱，每逢挑完金花回来看到黄奕南在炼药，兄长愤恨难平，由此产生了分家的争吵，结果兄长被父亲责骂了一顿。黄奕南有老父撑腰，有妻子在背后默默扶持，便有了比较稳定的环境继续进行他的试验。

药液的浓缩取得了成功，但是浓缩的药液携带不方便。于是，黄奕南便和五弟商量，要制作出一种药油，"只吃一点点，便能把病治好"，于是兄弟俩携手为之努力。五弟运用医学知识，分析了"神方"的药物构成，多次进行了药物成分和药物分量的加减，提出了熬炼成药油的新方法；而黄奕南则按此方法进行了多次的熬炼试验，终于熬制出一种既保存有原药方的特效又能治疗一般常见疾病的药油。药油搽食兼用，可治疗四时感冒、肠胃不适、小儿腹痛、风痰咳嗽、小刀伤出血、汤火小烫伤、蚊虫蜇伤。

---

① 参见陈志杰《佛山成药业的祖铺老号》，见中国人民政治协商会议广东省佛山市委员会文教体卫委员会编《佛山文史资料》（第 10 辑），1990 年版，第 130 页。

② 参见冯锦卿《"黄祥华如意油"的创建、盛衰和中兴》，见中国人民政治协商会议广东省佛山市委员会文教体卫委员会编《佛山文史资料》（第 10 辑），1990 年版，第 162 页。

黄祥华、黄奕南父子首先给家人、亲友、邻居使用，疗效满意。为了更广泛地检验疗效，黄奕南随身携带这种药油，下乡贩卖"金花""花灯"时，随手送给顾客使用。起初，药油是赠送给购买"金花""花灯"的顾客，药油的原材料成本低廉，多卖"金花""花灯"，钱就赚回来了。但后来由于口碑好，人们对药油索取日多，黄奕南唯有收回药油成本费才能平衡家里收入，但即使如此，出钱索求药油的群众不减还增，以扎制"金花""花灯"之后的业余时间熬炼药油，已经供不应求。征得父亲同意，黄奕南便专职熬炼药油，由于功效广，故定名为"黄祥华万应如意油"。随后，药油销量日益增加，所取得的利润远远高于扎制"金花""花灯"的利润，于是，他们卸下"黄祥华灯饰"的招牌，改为"黄祥华药铺"，专营"黄祥华万应如意油"。

据传，清代光绪十年（1884）四月，太子太傅、文华殿大学士、直隶总督、军机大臣李鸿章巡视广东，有一宠姬随行。此宠姬初到广东，不习惯广东气候，水土不服，一天深夜，突然腹痛吐泻，慌得仆妇们手忙脚乱，一名广东仆妇急忙掏出一瓶如意油来，给她又服食又外搽。不久，那位宠姬腹泻停止，安睡至天明。第二天，李鸿章知道此事后，既责怪仆妇们"胆大妄为"，又颇感此药油"怪异"（当时广东以外各省少有成药销售），于是立即传召黄祥华药油铺号的东家黄奕南（当时黄祥华已去世），询问如意油的药效及其经营情况。因有为宠姬治病之功，又知道药油已经广泛行销于佛山镇内及四乡，补医疗之所不足，李鸿章一时高兴，立命僚属取来一幅宣纸，大书"韩康[1]遗业" 4 个字赠给黄奕南。黄奕南如获至宝，立即造镜框收藏，在铺中披红升挂。这件事一时间轰动了全省各市、镇、县、乡，黄祥华如意油不胫而走，销量猛增。[2] 李鸿章题字原件约在沦陷时期时丢失，黄奕南的孙子黄凝鎏幼时曾多次听父母述及，后又在黄奕南遗留下来的药油说明书上发现印刷版，至今沿用（如图 3–44 所示）。

黄奕南看到了推广宣传的效果，又派人在广州试场（贡院）门口给所有入场考试的秀才无偿派送"如意油"。因此药油平时涂搽有提神醒脑之功，深受欢迎。"如意油"迅速深入千家万户，佛山镇文明里的祖铺不足以接待川流不息的顾客，黄奕南于是在现升平路增设店铺一间，随后在广州桨栏街开设总铺，又在汕头、江门、上海、香港地区，以及新加坡漆木街等地设分店。

1918 年，"黄祥华"由其侄子黄颂陶接任司理，总管业务。1929 年黄奕南去世，享年 82 岁。1938 年，佛山沦陷，国内战火蔓延，各地交通梗阻，成药内销全部中断。太平洋战争爆发后，东南亚一带亦立即中断联系，药油外销全部崩溃，"黄祥华"设在各地的分店纷纷倒闭，黄氏子孙各自奔忙，各谋生路。

"黄祥华"倒闭后，黄祥华后人黄凝鎏跟随母亲前往一位同姓的义姐家中寄食，1950 年全家前往香港。在曾是"黄祥华"香港分店老伙计的支持下，母子俩开始重

---

① 韩康为东汉时民间医士，常采药于名山，在长安市上卖药 30 余年，口不二价。

② 参见冯锦卿《"黄祥华如意油"的创建、盛衰和中兴》，见中国人民政治协商会议广东省佛山市委员会文教体卫委员会编《佛山文史资料选辑》（第 10 辑），1990 年版，第 165 页。

159

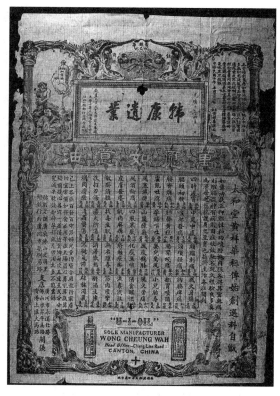

图 3-44　黄祥华广告纸（民国），上有"韩康遗业"字样，现藏于广东中医药博物馆

操祖业。母亲负责买药制药，黄凝鎏负责销售，实行随购药料、随产随销的模式。当时香港社会经济开始稳定，医药卫生受到重视，所以药油一放出市面，销路很快打开。随后，销售业务拓展了，便开始设厂生产，供货给全港及澳门各个药房销售。药油要有注册商标，黄凝鎏希望经济发展一帆风顺，便以"黄祥华流行堂帆船牌万应如意油"的名称申请注册。除在中国香港注册外，先后又在新加坡、马来西亚、印度尼西亚等国注册，接着在中国台湾注册，从此"黄祥华如意油"行销世界各地。

　　1987年，黄祥华第五代后人黄启昌经过一系列手续，使"黄祥华如意油"返回祖国，由佛山药材分公司负责向各地经销。现位于岭南天地文明里7号的店就是始创于清咸丰时期的"黄祥华如意油"的第一间祖铺，1998年被佛山市政府列为文物保护单位。店中保留着佛山清代商业街"竹筒屋"式铺面，为传统前铺后居式布局，尚存竖式招牌石础。

　　"黄祥华药铺"主营"黄祥华如意油"，该油主要成分有薄荷油、艾油、玉桂油、丁香、玉桂、甘草、血竭、杏仁，适用于四时感冒、水土不服、舟车晕浪、头痛脑昏、腰脊痹痛、小儿肚痛、祛风化痰、关节肿痛、风湿骨痛、散瘀消肿、提神醒脑、消暑散热、跌打肿痛、烫火所伤、疥癞疮疖、蚊虫咬伤。

（二）李众胜堂

李众胜堂药行的创始人是李兆基。1896 年，李兆基在广东佛山镇祖庙大街开了一间李众胜堂药行，开始生产保济丸、保胜油、保和茶、金蝉散等中成药。其生产的保济丸对消食化滞、解暑清热甚有疗效，且价格便宜，因此销路渐广，远近闻名。于是李兆基在佛山商业中心区域豆豉巷大街（今升平路）44 号设支店经营，1910 年又在广州浆栏路 15 号增设分行，扩大生产。1916 年在香港设立分行，药品标识除原来所用的"双雄伴塔"外，加添香港注册的"八宝花篮"商标。1940 年在上海设立分销处。该药行的主要产品保济丸逐渐成为我国华南地区及东南亚一带著名的常用药。新中国成立后至 1953 年，李众胜堂药行先后将佛山老铺及上海分销处全部归并到广州的李众胜堂药厂集中生产经营，由孔复光先生代理，而在香港的分行则由李兆基之子李赐豪主管。

1956 年公私合营时，以李众胜堂药厂为基点厂，联合何明性堂成药社、必得胜药厂、胜利药号、广祯祥中药厂、唐人中药厂、邹家园药厂、太和洞药厂、马伯行药厂 8 间中药厂成立"公私合营李众胜联合制药厂"，当时也称"第十三基地"。公私合营后的李众胜联合制药厂人数增加到 135 人，生产规模迅速扩大，药品产量大幅度提高，以生产销路广的保济丸、人丹、何明性泻丸等为主，其他小丸和少量散剂为辅。1959 年生产的化痔丸、化痔膏荣获广州市轻工业名牌产品二等奖；银皮小人丹远销东南亚各地，在当时的国际市场上压倒了日本同类产品。1962 年该厂产量最大、行销国内外的众胜牌人丹、广中牌保济丸被评为广州市一等名牌产品。"文革"期间，该厂易名为广州中药三厂。1989 年该厂正式更名为广州众胜药厂，是广州地区片剂生产的主要厂家。该厂产品质量优良、疗效独特、蜚声中外，为"广药"赢得了荣誉。①

李赐豪迁港后，在香港上环文咸东街继续设厂经营保济丸，香港沦陷期间搬到湾仔，20 世纪 60 年代迁往北角，改由机器生产。保济丸的商标仍用佛山始创的"李众胜堂"，并印上李兆基头像。20 世纪 50 年代广州分行被收归国有后，香港李众胜堂跟内地正式分家，李氏后人其后更在包装上标榜"香港制造"。产品除畅销港澳外，东南亚地区也盛行一时。70 年代，香港李众胜堂成功开拓东南亚市场，又斥巨资大卖广告，宣传其生产和包装全自动化，保济丸成为家喻户晓的品牌。

2004 年以后，受惠于《内地与香港关于建立更紧密经贸关系的安排》，香港保济丸可零关税在内地销售，但因商标问题名称改用"普济丸"。

李众胜堂祖铺建于民国初年，为李众胜堂创始人李兆基建造，属传统商铺建筑。建筑坐北向南，前楼下面是商铺，上面是李兆基家人居住的地方，后面有花园、工场，为三进三层硬山顶青砖木结构。李众胜堂祖铺是海内外药业连锁店铺的总号所

---

① 参见孔令仁、李德征、苏位智等编《中国老字号·药业卷》（第 9 卷），高等教育出版社 1998 年版，第 303 - 305 页。

在，为佛山现存传统中成药老字号保存较完整的祖铺样式（如图 3-45 所示）。地处东华里 68 号的龙塘诗社原是清末民初李众胜堂药铺的东侧后花园，2011 年重新修葺，已恢复当年的高墙青砖旧模样。李兆基当年经常参加龙塘诗社的活动，平时还举行各种"校诗之会"，征集诗赋、对联作品，编印成册。1925 年印行的《神农外夷诗集精华》和 1927 年印行的《诗赋精华合璧》①记载了六场诗会的"联首"。

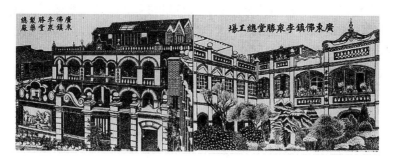

图 3-45　李众胜堂总厂及制药工场（民国）

李兆基还热心公益事业，积极参加慈善活动。如李众胜堂编印的《广州市新辟马路及各街道全图》上收载了多个社会感谢赠匾，其中 1906 年佛山山紫铺五约值理赠送李众胜堂"普济众生"匾额云："光绪丙午宝山铺赈，见所用万应保济丸，能医毒核、疴呕肚痛、抽筋急症、食滞心翳、痰多咳嗽、小儿惊风、酒醉作呕等症，救活甚众，请饮保和茶，但觉身热、骨痛、痰火、湿毒，到饮者各称奇妙，特刊数言申谢。"1908 年佛镇义仓耆绅耆送李众胜堂"万家甘露"匾额则说："光绪戊申（1908）夏秋之交，风水为灾，佛山开仓赈贫民八万余口，贵堂主人助施保和茶三十余天，兼施胜保油，贫民冒暑赴厂，籍以无恙，造福多矣，爰署榜题，用张义举。"② 1924 年，"香港联义社"《鸣李众胜堂药物》公告布中说："李兆基君由戊午年（1918）将各种药品敬送，便利客商，已逾四载，不惜牺牲利权，惠及同胞，救活世人，指不胜屈。"③ 这些善举换来社会的敬重，也增加了产品的美誉度。

李众胜堂的产品，以保济丸（如图 3-46 所示）为主，其主要组成药物为钩藤、薄荷、蒺藜、白芷、木香、神曲、菊花、广藿香、苍术、茯苓、厚朴、化橘红、天花粉、薏苡仁、葛根、谷芽。其工艺要求严谨，例如：钩藤要用清水浸两天，去胶钑片后，用白酒 2 两、生姜 4 两榨汁共调匀后蒸熟干燥；谷芽要炒透至微香呈金黄色；其他各个药物的炮制都有要求。这样制出来的药丸具有解表、祛湿、和中的功效，用于肚痛、腹泻、噎食、嗳酸、恶心呕吐、肠胃不适、消化不良、舟车晕浪、四时感冒、发热头痛。公私合营后，保济丸原安排给广州羊城制药厂生产，1987 年佛山市制药一厂向广东省卫生厅要求恢复生产李众胜堂保济丸，获得批准。保济丸现由国药集团

① 李众胜堂编：《诗赋精华合璧》，佛山民国日报 1927 年版，第 4 页。
② 张雪莲：《民国时期佛山李众胜堂药业发展及其旧址的现实意义》，载《岭南文史》2010 年第 2 期，第 58 页。
③ 李众胜堂编印：《神农外夷诗集精华》，1925 年版，第 4 页。

冯了性（佛山）药业有限公司生产。

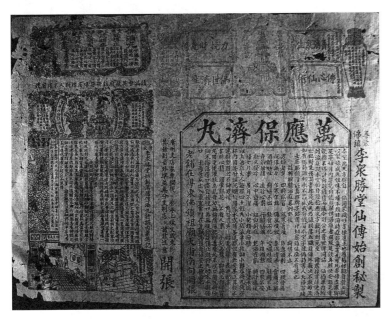

图 3 - 46　李众胜堂万应保济丸广告（民国），现藏于广东中医药博物馆

（三）源吉林

源吉林甘和茶的创始人为日本归侨源吉荪，他是广东鹤山龙口宵乡人。源吉荪少年随亲友旅居日本经营小生意，由于省吃俭用而略有积蓄，中年时回乡经商，在佛山龙聚街开设三昌颜料铺，生意兴隆。又到广州增设广和号颜料铺，工人从几个增加到20 人。1890 年，由于受五口通商的洋颜料冲击，源吉荪和儿子源文瑞、源文湛商量兼营多样产品。因为源文湛对中医用药精通，业余常常替亲友邻里诊病，有一定的临床经验，遂在 1892 年研制出几条制药的处方，制造甘和茶、回春散、戒烟丸（戒鸦片烟）、牙痛水、肚痛丸等。配制成药成功后，就用"流泽堂源吉林"的牌子（如图 3 - 47 所示）发行，改颜料店为"源吉林"成药店。① 开始由于成药刚面世，尚未得到认可，因此销量不佳。为了扩大甘和茶的销量，源吉林采取多种多样的宣传措施，有赠送、试销（先贷后款和销余回收），还有印挂历手袋、下乡写墙上广告等方法。后来又派人到珠江三角洲一带的乡村进行施茶赠饮，请农民试饮等，随着面众增加，源吉林逐渐为人们所熟知。②

---

① 参见陈志杰《佛山成药业的祖铺老号》，见中国人民政治协商会议广东省佛山市委员会文教体卫委员会编《佛山文史资料》（第 10 辑），1990 年版，第 123 - 142 页。

② 参见李德、源秉勋《谈谈源吉林甘和茶》，见鹤山县政协文史工作委员会编《鹤山文史资料》（第 5辑），1985 年版，第 26 - 29 页。

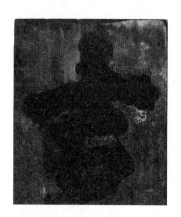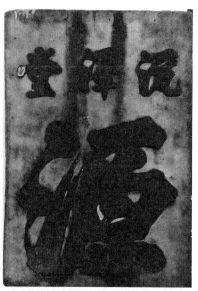

图 3-47　源吉林号早期创业时的牌匾（民国），原文字为"流泽堂源吉林"，现仅存"源"字和"吉"字，目前藏于国药集团德众（佛山）药业有限公司

　　1898 年，珠江三角洲出现一场十分猖獗的时疫，并蔓延至粤北和湖南一带，源文瑞、源文湛便带领佣工到疫区赠送甘和茶和推销成药。甘和茶对疫症具有独特的疗效，很多患者服后病情得到痊愈或减轻，不少地方民众送牌匾以表谢意，如南海狮山孔敬慎堂的乡亲父老赠送了一块写有"甘露和风"的牌匾给源吉林，赞颂甘和茶"立起沉疴，百发百中，救治多人"的奇效。通过这件事，源吉林茶信誉猛然提高，在两广、湖南的销路突增，从年产七八万盒直线上升至 20 万盒，1907 年又增到 40 万盒，纯利润为 30% 以上。于是源家结束广州、佛山两地的兼营颜料业，专营源吉林甘和茶。随着国内外销路的打开，甘和茶产量猛增到每年 150 万盒。1932—1937 年，该店业务达到全盛时期，国内销售遍及广东、广西、福建、湖南、云南、上海和香港、澳门等地区，并远销新加坡、马来西亚、泰国、加拿大等国家，年销售额已位居佛山药业各商号之首。[①] 当时源吉林单纯的制茶工场占地 4500 平方米，有熬药用的铜锅 4 个，每个一次可熬药 1700 千克，可分装 14200 盒。佣工有 150 多人，其中包装女工就有 90 多人。资产积累 200 万港元，其中约 1/3 在佛山祖铺。源吉林在佛山算是一个大企业，在广东省药行中也占有重要地位。

　　1937—1945 年，佛山甘和茶生产几乎陷于停滞。抗日战争胜利后，1946 年，源氏家族在中国的广州、香港和国外新加坡的三间联号调动资金 18 万港元，重组佛山源吉林号。同时，采用新技术，改进焙茶炉，实施机械化包装，产量很快恢复到 100 万盒左右。

---

　　① 参见源汝湘《源吉林甘和茶七十年经营史》，见中国人民政治协商会议广东省委员会文史资料研究委员会编《广东文史资料》（第 17 辑），1964 年版，第 176-187 页。

新中国成立后，1956 年，实行公私合营，佛山、广州分店归国家所有，香港及海外其他 4 家分店仍独立经营，香港分店源广和号变成境外总行。佛山祖铺初期更名为"甘和茶厂"，后并入佛山市联合制药厂。1971 年，佛山市政府决定改组联合制药厂，根据剂型划分为佛山市制药一厂和佛山市制药二厂。甘和茶由原来佛山市制药二厂独家生产，产品继续沿用"源吉林"商标，并大力开发经营。佛山市制药二厂于1998 年转制为佛山德众药业有限公司，现为国药集团德众（佛山）药业有限公司，仍完好地保留着源吉林甘和茶的生产工艺和配方。而境外独立经营的源吉林，如今只余香港一店。

源吉林在发展中形成了一套经营管理方法和分红形式。源吉林主要设有司理、司库、司账，司理掌管企业大权。这一职务，形式上是三年一任，由有股份的家族出席选举和被选举产生的。在分配形式上首先划定股份享有者 6 份：源吉苏的长子嫡系占二股，名下是称时若堂，其余是镇平堂一股、慎乐堂一股、另房份一股、丁份一股（凡男子都可享受）。新中国成立前，凡源氏子女读书、就业、婚丧、养老等开销，都由氏族支付，股息每次都分至 6000 港元的水平。[1]

源吉林药店最经典的产品为甘和茶，甘和茶最独特的地方是其制作工艺，其制备方法与普通中成药不同，它不是普通茶叶，而是包含牡荆叶、千里光和玉叶金花三种土产药材。由于工艺独特，"源吉林甘和茶"2009 年被评为广东省岭南中药文化遗产，2011 年被列入广东省第四批省级非物质文化遗产名录（详见第四章第二节）。

（四）梁家园药号

梁家园药号创于清光绪十二年（1886），创始人为梁奕纲，原籍新会，世居佛山山紫村，祖辈从事中医业。1886 年研制成药，开始在佛山祖庙区隔塘大街开业，药号"梁家园"，出售止咳丸、疳积散、癣癞药等。年余后，遇到福建少林寺西谷禅师挂锡来粤，由于戚谊关系，西谷禅师有一段时间移居梁家，彼此相处友好，成为知己，经常谈心。得西谷禅师传授，梁奕纲制成少林跌打药膏，依法制售，效验显著，业务大进。可惜好景不长，3 年后，梁奕纲重病逝世，时年 97 岁。

第二代为梁世杰，子承父业，初尚平稳，但因梁世杰嗜酒好棋，不务正业，后更沉迷于鸦片，没过多久店铺就衰落了。1895 年受邻居火灾连累，铺遭半毁，于是迁到禄丰社，业务仍无起色，靠兼制毛笔和兼售咸鱼、梅菜等维持。

1927 年，梁世杰之子梁津乘从香港回归掌理，重新计划，单独制售少林膏药一味，并且大力开展宣传，试贴广告宣传，初在本市四方角落分设代售，随即业务大进，仅仅一年，全省各县市镇代售药行（店）者的销售额几乎达到户户过千。1929年，梁津乘又招请省外代理，广泛开展邮购业务，并在香港设办事处，产品远销国外。梁氏注重广告宣传，联系办庄和经纪，享以特殊厚利，至各省各埠则依邮政版

① 参见李德、源秉勋《谈谈源吉林甘和茶》，见鹤山县政协文史工作委员会编《鹤山文史资料》（第5辑），1985 年版，第 26 - 29 页。

图，按地分发广告，招请代理，并定优待格例，初办可得一次赠货，额无一定，有十元、五元，也有分文不取的。定寄货费用全部由梁家园药号负担。当日邮政办理商务传单，收费极廉，派到各省各埠每百张纸收一角两分。邮局又办代收货价，物资交流简易，各地用者，多从试用至药用，每到一市镇都利市畅销，客路十分巩固。经过七八年的苦心经营，客户逾万，运至国外各埠，十分流行，达到鼎盛时期，在全国膏药界可说是首屈一指，店内工作人员，初由三四人增至 20 余人，外勤工有 10 人。

"七七"事变爆发后，1938 年 9 月 28 日佛山沦陷，店铺受毁。1939 年，梁家园迁建新址于福贤路，但当时形势混乱，交通阻塞，邮购业务全部停顿，新中国成立前夕面临破产。

新中国成立后，梁家园得以继续发展。1956 年，梁家园与马百良、潘务本、梁财信、梁仲弘、黄恒庵、蛇王满等 16 家厂店合并为佛山中药厂。少林跌打止痛膏的配方由梁家园内的族人掌握。1957 年 1 月，佛山中药厂、源吉林制药厂、三联药厂合并成为佛山联合制药厂。少林跌打止痛膏的配方通过师徒关系传给当时的技术股长何潮，此后配方一直通过师徒关系在几任技术股长中传承。1966 年，佛山联合制药厂更名为佛山市人民制药厂。少林跌打止痛膏的配方先后由何潮传给严木源，再由严木源传给邵五。1971 年，佛山市人民制药厂"一分为二"，即佛山市制药一厂和佛山市制药二厂（即德众药业前身）。少林跌打止痛膏的配方划归新成立的佛山市制药二厂，由当时任技术股长的梁燕茹保存。1981 年，佛山市制药二厂对少林跌打止痛膏进行剂型的改造，少林跌打止痛膏由黑膏药转化为更方便使用的橡皮膏。梁燕茹将配方

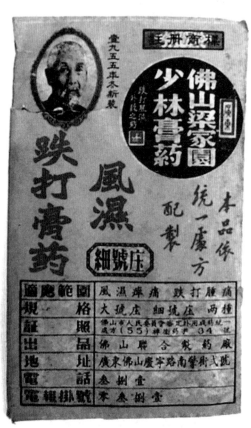

图 3-48　梁家园少林膏药广告（1955 年）

传给后来的技术股长梁炳辉。1998 年 11 月，佛山市制药二厂转制成为佛山德众药业有限公司，成为一家中外合资企业，继续保有少林跌打止痛膏的配方。技术部长陈云鹄传承少林跌打止痛膏的配方并保存至今，现属于国药集团冯了性（佛山）药业有限公司。梁家园少林膏药的广告如图 3-48 所示。

（五）唐拾义药厂

唐拾义，原名振之，拾义是他的字，广东三水县南边白泥土布村人。年幼时，他在家乡从其契爷（干爹）钱鼎臣学习中医，年岁稍长到广州市博济医院学习西医。学业成绩出众，毕业后回三水芦苞行医，积累了临床经验。[①]

鸦片战争后，西医、西药传入。19 世纪中叶，广州陆续开设了西药房。唐拾义适逢其会，于 1912 年在广州华林街开设医馆，初起时，仅出品哮喘丸、久咳丸二药，专治咳喘病症。久咳丸、哮喘丸二药所用主要原料为麻黄或者麻黄素。唐拾义很有经营头脑，据说广州军阀"南天王"陈济棠的爱女得了哮喘病，经唐拾义治愈，陈济棠送他一块牌匾和几只粤菜名肴"广州烧猪"作为谢礼。精明的唐拾义把陈济棠送的牌匾端挂在店堂，又把烧猪分成许多小块，送给左邻右舍，"唐拾义妙手回春""唐拾义治喘极灵"的说法不胫而走。[②] 他又把这一轶事写成广告，宣传新产药品"哮喘丸""久咳丸"是止咳特效药，这两种药品很快成为羊城的名药。[③] 唐拾义还率先在西药业中实行"验真券"制度，在所售名特产品"久咳丸""哮喘丸"的包装盒内装入一帧"验真券"，上面注明若查无此券，即为假冒；如果产品质量有问题，持此券到店里可加倍调换。这一措施打消了人们对于药品掺杂作假的顾虑，放心购买"唐药"，树立了良好的品牌声誉。由于经营得法，宣传到位，业务蒸蒸日上，后来为了把诊所迁往闹市下九路，除拓宽门面外，还与留学德国获得医学博士学位的长子唐太平成立唐拾义父子制药厂，自任药厂经理。该药厂创制了一种名药——"唐拾义发冷丸"（又名"唐拾义疟疾丸"）（如图 3－49 所示），对治疗疟疾卓有成效。

药厂在广州发展成熟后，唐拾义将目光投向了全国市场。为了掌握药品市场的动态，他利用清政府刚创办的大清邮政进行邮路函件的市场调查，创我国医药业函件市场调查的先河。通过写信到邮局征询各地的药店、代销店的字号名称、地址，并与他们通过邮局建立业务联系，请他们把需要的药品告知，药厂则按销定产，货品对路；药厂有新产品上市，也把广告和样品寄给各地药店进行推广。这样一来，唐拾义药厂销售网络基本覆盖全国。1919 年，唐拾义赴上海设立诊所，在站稳脚跟之后，于1924 年又开设了药厂。不久，他又在天津、香港、汉口等地陆续设立分厂，面向华北、华中和东南亚各国。随着规模扩大，为了保密药方和提高利润，他在广州秘密增设增寿堂药房作为旁支机构，批发药厂产品，代药厂收购主要原料，增寿堂购置原材料打成粉售卖给药厂制丸，制成的成药还可以再折扣批发给增寿堂售卖。由于距离隔得远，双方工人和民众都未察觉两家店原来是入同一家门。增寿堂药房初设在广州浆

①　参见佛山炎黄文化研究会、佛山市政协文教体卫委员会编《佛山历史人物录》（第 1 卷），花城出版社 2004 年版，第 332 页。

②　参见中国人民政治协商会议广东省委员会文史资料研究委员会编《广东文史资料》（第 20 辑），1965 年版，第 95 页。

③　参见李刚《中国著名老字号经营秘诀》，陕西人民出版社 1992 年版，第 119 页。

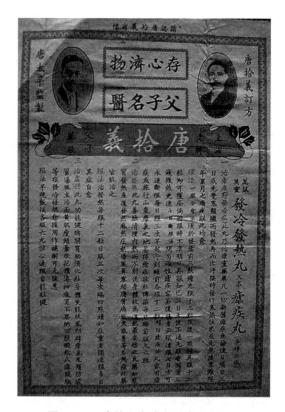

图3-49　唐拾义发冷丸广告（民国）

栏路，后迁到太平南路（今人民南路）。①

　　1931年，唐拾义药厂购进新式制药机械代替手工操作，建造新式厂房，研制出八卦丹、疳积散等新药。由于药品疗效较好，远销全国和东南亚各地，在国内外众多同类型成药中独领风骚。唐拾义药厂销售运用点到面的方式，广州厂负责推销华南、西南，而以两广、两湖、福建、云南等省为主；上海厂推销华中、华东、西北及东北，而以长江流域为主；天津厂推销华北；香港厂推销香港及南洋群岛一带。其中，天津厂最小，不制药，仅推销上海厂所运去的成药；香港厂虽自制药，但销路始终未打开，主要任务是输入原材料。

　　1939年，唐拾义因脑出血不治在上海去世。他的3个儿子唐太平、唐非洲、唐欧洲继承其业。广州解放初期，资方将厂内资金抽调一空，药厂宣布停业。1950年6月，资方由香港派来代理人，将所遣散职工调回，恢复营业。1956年，唐拾义药厂实行公私合营。

---

　　①　参见黄中业《唐拾义药厂简介》，见中国人民政治协商会议广东省委员会文史资料研究委员会编《广东文史资料》（第20辑），1965年版，第95-105页。

第四章　新中国成立后的佛山中医药
（1949—2020 年）

1949 年中华人民共和国成立，佛山中医药发展掀开了新的一页。由新中国成立初期的百废待兴，到"中医药强市"建设，佛山中医药发展大致可分为以下 3 个阶段。

第一阶段（1949—1978 年），新中国成立后至改革开放之前。这一时期，卫生管理部门设立中医科主管中医药行政。佛山中医从业人员通过联合诊所等方式，逐渐国有化。中医医院和中医临床各科开始建立，骨伤科发展突出，中西医结合开展。从 1962 年开始，名老中医学术经验传承受到重视。

第二阶段（1979—2005 年），改革开放后，佛山中医药行业迎来了新的发展，成立了佛山市振兴中医工作领导小组，中医医院进一步增多，出现三甲医院，名老中医学术经验传承工作持续开展，参与遴选了 6 批次的"全国老中医药专家学术经验继承工作导师"、4 批次的广东省名中医，中医药学术团体建立，中医药临床与学术科研日新月异。

第三阶段（2006—2020 年），佛山中医药向"中医药强市"迈进。2006 年开始，与广东省建设中医药强省相呼应，中共佛山市委、市政府发文实施中医药强市重大策略。2019 年，佛山市卫生健康局加挂佛山市中医药局牌子，专门管理佛山中医药事务。这一时期，佛山中医医疗、保健、教育、科研、产业、文化和对外交流与合作获得全面发展，主要体现在 3 个方面：①打造了一批名院、名科、名医。目前全市已经有 20 人获得广东省名中医称号，拥有国家临床重点专科 2 个。佛山市中医院获"广东省中医名院"称号，其骨伤科获得"广东省中医名科"称号。②佛山新医药产业集团化快速发展。2009 年，佛山市主要医药企业重组，经过不断整合发展为中国中药控股有限公司，集科研、制造、销售为一体，业态涵盖中药材种采、中药饮片、配方颗粒、中成药、中医药大健康等相关领域，位居 2019 年度"中国中药企业 TOP100 排行榜"第五位。③非物质文化遗产评定受关注，与传统医药相关的有源吉林甘和茶、冯了性风湿跌打药酒、佛山伤科正骨、佛山伤科制药技艺入选广东省非物质文化遗产代表性项目。源吉林甘和茶与少林跌打止痛膏入选广东省岭南中药文化遗产保护名录。

第一节 中医药政策与行政管理

1952 年,珠江专员公署卫生科由石岐迁往江门,成立粤中行署文教处卫生科。1953 年粤中行署由江门迁至佛山大福路,1954 年撤销行署改称佛山专署,下设佛山专署文教处卫生科,1957 年设佛山专署卫生局。1959 年 1 月,市卫生科与市卫生防疫站合并,改名为佛山市卫生局。1968—1969 年改名佛山地区卫生战线革命领导小组,1969 年年末改名为佛山地区卫生局。1983 年 6 月,佛山市卫生局和佛山地区卫生局合并为佛山市卫生局,设局长室、党委办公室、人事科、科教科、医政科、药政科、预防科、妇幼科、中医科、秘书科、图书室,同时还代管公费医疗办公室,干部 42 人。[①]

新中国成立初期,佛山市私人挂牌开业的医生有中医 91 人、西医 31 人、牙医 30 人。新中国成立后,国家鼓励城市私人开业医生逐步走上合作化的道路,组织联合诊所。联合诊所最少由 3 名医生组成,自由组合,自定所址,工资待遇自报公议,协商评定,自负盈亏,提取少数积余为本单位的公积金。建市初期,市区划分为 4 个区,各区设一个卫生所(集体性质)。不久,撤销区改为街道办事处,同时取消卫生所名称,改为联合诊所。1951 年 7 月,佛山市成立中西医药联合委员会,在莲花路附设一间联合诊所,罗毓秀兼任联合诊所主任。联合诊所常任应诊医生有叶钰芳、江卓练等人,并由私人开业医生轮流值日应诊。约半年后,联合诊所除个别医生外,全部由市卫生科接管,改名为佛山市工人卫生所,陶家棠为主任。1953 年开始,由市卫生科派人到各私营诊所宣传发动,鼓励他们组织联合诊所。至 1954 年,佛山市中西医生组成了 17 间联合诊所:同仁、福贤、福禄、永安、汾宁、上沙、公正、升平一所、升平二所、三元、普君、纪岗、忠义、大同、东方、健康、锦华。[②]

1956 年,以冯德瑜、李广海、彭玉林 3 位医生为首的汾宁、健康、同仁 3 间联合诊所组成佛山市中医院,民办公助。1958 年,佛山市中医院从原筷子路 10 号迁至亲仁路 6 号,建起新院舍。1957 年,吴满福、吴祖赐、吴国明等开办的普君、福贤两间联合诊所组成普君医院,现为佛山市第二人民医院。1958 年,成立佛山市联合医疗机构管理委员会,佛山市中医院的梁理平医生为主任。1955 年,佛山市首届中医代表大会在顺德县召开(如图 4-1 所示),随后相继组织起 29 间中医联合诊所和中西医联合诊所。县人民医院则开设中医科,吸收中医参加县医院的医疗业务工作。至 1958 年,全县大多数中医都参加了联合诊所。1960 年,广东省制订贯彻中医政策十项措施,各地认真贯彻执行,组织中医带徒、中医温课,组织中医编写学术著作,收集民间中医秘方、验方、单方等。

---

① 参见佛山市卫生局编《佛山市卫生志》,1989 年版,第 4 页。
② 参见佛山市卫生局编《佛山市卫生志》,1989 年版,第 14 页

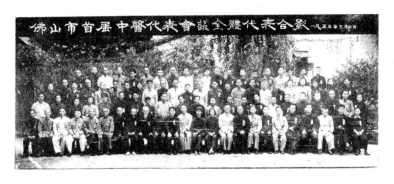

图 4 - 1　佛山市首届中医代表会议全体代表合影（1955 年）

　　"文革"期间中医事业受到一定影响。

　　改革开放后，20 世纪 70 年代末，佛山开展了名老中医学术经验继承工作座谈会；80 年代，成立佛山市振兴中医工作领导小组，卫生局里面开设中医科，专门管理中医药卫生行政事务；90 年代，对中医医院实行分级管理制，组织"名老中医"评选，并实现了县县建中医院。

　　1979 年，佛山仅有中医院 2 家，床位 223 张，工作人员 487 人。[①] 1979 年 8 月，佛山地区在顺德县召开"省、地级名老中医、特级药工"座谈会，对如何发展、振兴中医提出意见和建议。佛山地区的省级名老中医陈典周、彭玉林、林品生，佛山地区名老中医李家达、罗仁伯、何少海、张凤鸣、李仁春、陈公望、陈仲楠、刘景良参加了座谈会。1980 年，佛山地区卫生局通过考试的方式从民间择优录取 60 名中医药人员安排到医疗单位工作。此后又委托顺德县中医院举办了中药人员培训班和中医医师进修班。1986 年 5 月，佛山市政府召开振兴中医工作会议，成立佛山市振兴中医工作领导小组，市卫生局设立中医科，各县、区成立振兴中医工作领导小组，并提出县县建中医院、增加床位、改善装备、抓好中医人才培养、提高中药质量、坚持中西医结合方针，落实中医政策和知识分子政策等措施。1988 年 3 月，佛山市卫生局被省卫生厅授予"振兴中医工作先进单位"称号。至 1991 年，全市农村中医中药人员有 1309 名，平均每千人口有 0.52 名，有病床 750 张，平均每千人口有 0.29 张，全市 51 间镇卫生院均开设了中医科。1990 年，佛山市成为全国、全省医院分级管理的试点城市。同年 5 月，佛山市卫生局发出《关于实施医院分级管理试点工作的通知》，确定在全市开展医院分级管理与医院评审试点工作。在深入调查研究的基础上，市卫生局制定《佛山市医院分级管理实施办法（试行）》《佛山市医院分级管理与医院评审试点工作方案》和《佛山市区域医疗发展概略规划》等配套文件，指导全市开展医院分级管理试点工作。试点医院包括全市所属综合医院、中医医院和专科医院。经评定，佛山市中医院被评为三级甲等医院，南海市中医院、顺德中西医结合

―――――――――

　　① 参见佛山市地方志编纂委员会编《佛山市志（1979—2002）》（第 4 册），方志出版社 2011 年版，第 2374 页。

医院、三水市中医院被评为二级甲等医院。[①] 1993 年，佛山市中医院通过国家中医药管理局组织的全国示范中医院考核验收，成为全国首批示范中医院。陈渭良、元日成（佛山市中医院）、周焕钧（佛山市第二人民医院）、洪启德（顺德市中医院）被省政府授予"广东省名中医"称号。1994 年 11 月，佛山市中医院通过了"全国中医骨伤科医疗中心"的考核验收，成为全国 4 个中医骨伤科治疗中心之一。1995 年，全市各市（县）全部设立中医院的规划目标实现。2000 年，南海市中医院信息化系统通过卫生部信息中心的评估。2001 年，佛山市中医院钟广玲被省政府授予"广东省名中医"称号。省中医药管理局批准南海市中医院为广东省示范中医院，南海市被列为广东省农村中医工作先进市建设单位。[②]

2004 年以后，广东省开始建设"中医药强省"，广东省人民政府印发《广东省推进中医药强省建设行动纲要（2014—2018 年）》。与此相呼应，从 2006 年开始，佛山市开展"中医药强市"建设，相继推出一系列政策文件，推动佛山市中医药传承创新发展。

2006 年，中共佛山市委、市政府印发了《关于加快中医药发展的意见》，实施中医药强市重大策略，推动中医医疗、保健、教育、科研、产业、文化和对外交流与合作全面协调发展。中医医疗保健服务体系不断完善。组织实施了"三大工程"：名院名科名医工程、基层中医药能力提升工程和治未病健康工程，加强中医人才队伍建设。[③] 2010 年，佛山市《四化融合 智慧佛山发展规划纲要（2010—2015）》提出要以构建佛山中医药产业集群为重点，以建立完善的医药保健品制造和流通产业体系、医药人才培养体系、医药创新体系为基础，着力增强企业自主创新能力，做大做强特色优势产品，加强产业协作和结构调整，发展和引进配套企业，形成产业集聚和企业集群，实现佛山新医药产业的快速发展。[④] 2014 年，顺德区启动基层中医药服务能力提升工程，出台《顺德区基层中医药服务能力提升工程实施方案》。[⑤] 2016 年，佛山市健全中医药管理和服务机构，市卫生计生局独立设置中医科，加强全市中医药工作统筹管理，起草《佛山市推进中医药强市建设的实施方案》；禅城区将澜石医院升格为禅城区中医院，按二级中医医院标准选址重建。[⑥] 2017 年 7 月 6 日，佛山市政府公布《佛山市推进中医药强市建设实施方案（2017—2020 年）》，同时公布了建设中医药强市的详细计划。2018 年，适应佛山市中医药事业发展的管理体制和运行机制基本建立。2019 年，根据《佛山市机构改革方案》和《佛山市卫生健康局职能配置、

---

① 参见佛山市地方志编纂委员会编《佛山市志（1979—2002）》（第 4 册），方志出版社 2011 年版，第 2389 页。

② 参见佛山市地方志编纂委员会编《佛山市志（1979—2002）》（第 4 册），方志出版社 2011 年版，第 2375 页。

③ 参见刘继洪主编《佛山养生文化探源》，南方日报出版社 2017 年版，第 262 页。

④ 中共大庆市委政策研究室《建设现代化国际化城市参考资料》，2012 年版，第 135 页。

⑤ 《广东卫生和计划生育年鉴》编辑委员会编《广东卫生和计划生育年鉴（2015）》，广东人民出版社 2015 年版，第 236－237 页。

⑥ 《广东卫生和计划生育年鉴》编辑委员会编《广东卫生和计划生育年鉴（2017）》，广东人民出版社 2017 年版，第 255 页。

内设机构和人员编制规定》的精神，佛山市卫生健康局加挂佛山市中医药局牌子，内设中医药科，主要职责是组织拟订中医药事业发展规划并组织实施，管理和指导中医、中西医结合的医疗机构及基层和其他医疗机构的中医药业务，负责组织中医药科研、人才培养、学术交流工作。2020 年 7 月，中共佛山市委、市政府召开全市中医药大会，对促进佛山市中医药传承创新发展、加快建设全国中医药强市进行全面部署。

第二节 中医药医疗、教育事业

一、中医医疗机构

1956 年，佛山市中医院创建，开启了佛山中医医疗机构新的一页。1979 年，佛山有中医院 2 家，床位 223 张，工作人员 487 人。1980 年，中医院诊疗 690450 人次，入院治疗 2763 人，病床使用率 81%，平均住院日 22 天。至 2002 年，佛山中医事业有了较大发展，中医院 5 家，床位 2137 张，工作人员 2308 人，分别是 1979 年的 2.5 倍、9.58 倍和 4.74 倍；中医院诊疗 2977517 人次，入院治疗 40088 人，分别是 1980 年的 4.3 倍和 14.5 倍；病床使用率 107%，比 1980 年提高 26 个百分点；平均住院日 19 天，比 1980 年减少 3 天。[①] 截至 2017 年，佛山市共有中医（包括中西医结合）医院 6 间，实际开放床位达到 4000 张，每千人口中医类床位数达到 0.53 张。基层中医药服务能力不断提升，100% 的乡镇卫生院、社区卫生服务中心能提供 15 种以上中医药技术方法，91% 社区卫生服务站能提供 6 种以上中医药技术方法，能开展常见病、多发病中医药基本医疗和治未病预防保健等服务。[②] 全市 48 家（个）乡镇卫生院、社区卫生服务中心中，已有 41 家（个）建成或在建中医馆，占比 85.4%。[③] 现将主要中医医疗机构介绍如下。

（一）佛山市中医院

佛山市中医院创建于 1956 年，是一所集医、教、研、康复、养生和养老于一体的三级甲等现代化大型中医医院。1993 年医院被评为三级甲等中医医院及全国示范中医医院，2007 年被广东省卫生厅、广东省中医药局授予"广东省中医名院"称号。医院也是全国第一家加入中国创伤救治联盟成为国家级创伤救治中心的中医医院，是

---

① 参见佛山市地方志编纂委员会编《佛山市志（1979—2002）》（第 4 册），方志出版社 2011 年版，第 2374 页。

② 参见刘继洪主编《佛山养生文化探源》，南方日报出版社 2017 年版，第 262 页。

③ 《佛山年鉴》编纂委员会、佛山年鉴社编《佛山年鉴（2018）》，广东旅游出版社 2018 年版，第 373 页。

广州中医药大学和南方医科大学附属医院（非直属）、中山大学的教学医院。

1956年7月1日，佛山市中医院于筷子路10号正式成立并对外开诊。1958年，医院迁至亲仁路5号，住院病床为80张。1966年，医院增设西医西药，开展普通外科及骨科手术。1975年，医院成为广东省第一批18间中西医结合医院试办单位之一。20世纪80年代，医院把握改革开放的机遇，先后建成门诊大楼、制剂大楼及门诊综合大楼。1991年，医院实行各科夜诊及周日日诊。1994年，医院被评为首批"全国中医骨伤科医疗中心"，同年建成高17层、建筑面积2.8万平方米的住院大楼，是当时全国中医系统最大的医疗楼，住院病床增加至821张。21世纪，医院进入高速发展阶段。自2011年起，实现全国地级市中医院竞争力排名八连冠。2012年，骨伤科被遴选为国家临床重点专科（中医专业）建设项目，骨伤科、脑病科、糖尿病科、肿瘤科被评为国家中医药管理局重点专科。2017年，医院牵头组建佛山市中医院医疗联盟，目前联盟已发展成为拥有15省（直辖市）68家医院的共生型医学卫生健康组织。2019年，医院成为佛山市高水平医院建设"登峰计划"重点建设的医院之一。同年，医院成为广东省首家互联网中医院。医院入选2019届粤港澳大湾区最佳医院80强。在艾力彼2019届中国中医医院最佳专科评选中，医院的骨伤科、脑病科和急诊科（含重症医学科）上榜"最佳研究型专科"，肝病科、肿瘤科、内分泌科上榜"最佳临床型专科"。

目前，佛山市中医院包括医院本部、三水医院、禅城高新区医院、南山医院、高明医院、三水南部中心医院、一个大型的制剂中心和互联网医院。医院集团目前总开放病床2757张，固定资产约11亿元，配置了总值约4亿元的医疗设备。2019年，年门急诊总诊疗人次超过522万人次，年出院近10.5万人次，年手术6.17万多台次。医院本部业务用房建筑面积为17.05万平方米，设有49个临床科室和10个医技科室。医院拥有广东省名中医6人，佛山市名中医4人，硕士研究生导师63人，博士研究生导师12人。医院已建成陈渭良全国名老中医药专家传承工作室、谭峰全国名老中医药专家传承工作室、钟广玲全国名老中医药专家传承工作室及蒋开平广东省名老中医药专家传承工作室，拥有国家名老中医药专家学术经验继承工作指导老师6人，广东省中医师承项目指导老师10人，全国优秀中医临床人才2人，各级优秀中医人才、学术继承人近40人。

佛山市中医院以骨伤科为最具特色的专科，骨伤科由骨伤名家李广海创立，有独具特色的"正骨十四法"及自行研制的"伤科黄水""伤科黄油"等60多种骨伤科制剂，运用中西医两套治疗手段抢救治疗各种严重创伤及骨伤科疾病，有闭合复位手法、小夹板固定、内外用药、功能锻炼、手术治疗等一套完整的治疗体系。1958年，广东中医骨伤名家齐聚佛山市中医院（如图4-2所示）。1980—1989年，受广东省卫生厅委托，医院连续举办9期中医骨伤科进修班，学制为1年，招收学员共237人。1992年，医院被国家中医药管理局定为"全国中医骨伤科专科医疗中心建设单位"。1994年医院成立骨伤科研究所，2000年成立了骨伤科疑难病会诊中心，全国40位知名骨伤专家教授受聘担任会诊专家，解决骨伤科疑难病例。经过60余年的努力，目前全科开设17个独立核算单位，共有病床1057张，2019年出院4.06万人次，年手术 3.14 万台次，年门诊病人超过 66.99 万人次，拥有中医骨科技术 26 项，门诊实行 24 小时应诊。科室在运用中西医两套治疗手段抢救各种创伤危重伤员、治疗骨关节损伤及疑难病症等方面有丰富的临床经验，在闭合复位手法、小夹板固定、功能重建等方面已形成一套完整的治疗体系。目前，90% 以上的闭合性骨关节损伤都运用中医手法整复及内外中药治疗，疗效满意。骨伤科还积极引进国内外先进的医疗设备与技术，能开展骨折内外固定、肢体矫形术、关节镜、椎间孔镜、脊柱矫形手术、脊柱三维导航技术、3D 打印辅助（膝、髋）人工关节置换术、显微外科断肢（指）再植再造、大面积骨软组织缺损修补、骨科手术机器人辅助精准定位等手术，部分项目已达到国内及国际先进水平。骨伤科多年来先后研制了"伤科黄水""李广海跌打酒""李广海跌打祛风膏"等 60 多种专科内外药品，并广泛应用于临床。骨伤科 2008 年被中华中医药学会骨伤科分会授予"中医名科"称号、2009 年被评为"广东省中医名科"，并被遴选为 2012 年国家临床重点专科（中医专业）建设项目。2017 年科室引进华南地区首台国产第三代骨科手术机器人系统，2019 年医院荣获"骨科机器人远程手术中心创建单位"称号。2018 年，"中医正骨疗法（佛山伤科正骨）"入选广东省第七批省级非物质文化遗产代表性项目。

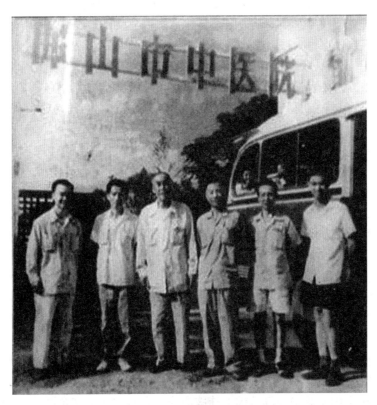

图 4-2　1958 年广东中医骨伤名家齐聚佛山市中医院
（左起：李家达、蔡荣、何竹林、李广海、黄耀燊、黄宪章）

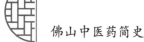

医院脑病科是国家中医药管理局重点专科、广东省中医药管理局重点专科和佛山市首批重点专科，在国内率先应用中医"三早"法（早期活血化瘀、早期情志调理、早期中医综合康复）治疗缺血性脑血管病，大大降低了患者的死亡率和致残率。科室运用中西医结合抢救重症肌无力危象、急性格林－巴利综合征、重症急性播散性脑脊髓炎等急危重症及治疗各种神经内科疑难杂病疗效显著。

1999年，国家级重点专科糖尿病内分泌科成立糖尿病强化治疗中心，在国内率先开展胰岛素泵及联合动态血糖监测对2型糖尿病进行强化治疗的临床研究，在糖尿病足的中西医结合防治方面处在全省前列水平。

医院重视中药剂型改革、研制工作，拥有一大批疗效确切、富有专科特色的中药制剂。2010年医院建成新的制剂中心，极大地提升了院内制剂的生产及研发水平。配制生产的有丸剂、散剂、膏药、片剂等24种剂型，共122个品种，其中纯中药制剂有19种剂型105个品种，基本满足临床需要，深受广大患者的好评。

在中医药科研方面，1991年医院成立了骨伤科研究所。1993年，骨伤科医务人员承担了由国家中医药管理局组织的《全国中医骨科疾病诊疗标准》及《中医急症医学》中骨伤科部分的编写任务。2018年，国家中医药管理局中医药标准化项目成果《中医治未病技术操作规范 耳穴》成功颁布，为中华中医药学会团体标准。医院获各级科研立项共484项，其中国家自然科学基金项目3项、国家中医药管理局项目1项、省科技厅项目3项、省自然科学基金项目4项、省卫生厅项目16项、省中医药局项目42项等；获各级科技成果奖14项，其中省科学技术奖三等奖1项、市科技进步奖5项等；发表学术论文2172篇，其中SCI源期刊37篇、核心期刊798篇；出版学术专著36本；获得国家专利79项、中华中医药学会团体标准1项。

（二）广东省中西医结合医院（佛山市南海区中医院）

广东省中西医结合医院（佛山市南海区中医院）建于1993年，是一家集临床、教学、科研、保健、康复于一体的三级甲等中西医结合医院，下设沙头分院。1990年，南海县政府出资建设南海县中医院。1993年南海撤县改市。经过3年筹建，1993年8月18日南海市中医院门诊部开张试业，10月18日住院部开始收治病人。医院将10月18日定为"院庆日"。2003年1月，随着佛山市行政区划调整，医院更名为佛山市南海区中医院。2006年2月，《中共广东省委、广东省人民政府关于建设中医药强省的决定》（粤发〔2006〕3号）文件第8条指出，"以南海中医院为基础，整合区内优质医院，建设一所不设行政级别的广东省中西医结合医院"。按照中共广东省委、省政府关于建设中医药强省的精神，南海区政府无偿划拨现桂江一中地块作为广东省中西医结合医院扩建用地，扩建后的医院占地面积达100亩。2007年3月28日，在佛山市南海区中医院基础上挂牌成为广东省中西医结合医院。2007年12月15日，正式挂牌为广州中医药大学附属广东中西医结合医院。2009年12月成为三级甲等中西医结合医院，2013年成为南海东部医疗集团——广东省中西医结合医院集团牵头单位。2016年4月通过验收成为第三批全国重点中西医结合医院。2017年12

月挂牌暨南大学南海中医院，成为暨南大学中西医结合研究所临床研究基地、国家及广东省首批中医住院医师规范化培训基地、港澳首个名医传承培训基地。

医院先后荣获"广东省文明窗口单位""广东省中医名院"等称号，并被评为"卫生部数字化医院试点示范单位""全国中医医院信息化示范单位""全国医院药事管理优秀单位""全国首届中医护理先进集体""全国中医医院中医药文化建设试点单位"。医院连续多年在南海区医疗机构第三方患者满意度测评中名列前茅，多次获得南海区公立医院群众最满意奖。

医院位于南海区桂城南五路，占地面积 56163.8 平方米，建筑面积 145241 平方米，业务用房面积 111418 平方米；开放床位 850 张（编制床位 980 张）；设有 22 个职能部门，1 个党总支，16 个党支部，5 个教研室，37 个临床医技科室，28 个护理单元；全院职工 1257 人，专业技术人员 1193 人，其中中高级职称 641 人，博士研究生 10 人，硕士研究生 161 人，硕士生导师 28 人，博士生导师 2 人。拥有全国老中医药专家学术经验继承工作指导老师 2 名，省名中医师承指导老师 4 名，省名中医 3 名，佛山名医 2 名，佛山市名中医 3 名，南海区名中医 7 名、名西医 3 名、学科带头人 8 名、护理学科带头人 5 名、医技带头人 2 名、药学带头人 1 名，邓铁涛中医医学奖 1 名。

近年来，医院坚持中医为主、中西医结合的发展方向，已建成多个本地区、省内乃至国内有影响力的中医及中西医结合重点专科。其中，国家级重点专科 3 个，省级重点专科 14 个，市级高水平医学重点专科 8 个，市级重点专科建设项目 1 个，市级特色专科建设项目 1 个，南海区高水平医学重点专科建设项目 8 个，南海区特色专科建设项目 3 个。

医院将现代医疗技术与传统中医技术有机融合，彰显了中西医结合特色优势。医院可开展全膝人工关节置换、冠状动脉支架植入、肌骨超声引导下可视化精准注射等新技术，大大提高了专科的诊疗水平；坚持开展"以病人为中心，发挥中医药特色优势提高中医临床疗效"主题活动，开展了 69 个广受群众喜爱的诊疗项目，积极推广天灸、自血穴注法、中药煮散剂、查氏正骨推拿手法、热敏灸等中医疗法，取得较好的社会效益。目前，医院正致力于胸痛中心、卒中中心、创伤急救中心建设，不断提升医院的综合能力，传承和发展中医药事业，打造高水平医院，为广大群众提供优质、高效、安全的医疗服务。

（三）广州中医药大学顺德医院（佛山市顺德区中医院）

广州中医药大学顺德医院（佛山市顺德区中医院）创办于 1958 年，是一所集医疗、预防、教学、科研、康复等功能为一体的具有鲜明中医特色和中西医结合优势的综合性三级甲等中医医院，现址位于顺德区大良顺峰山金沙大道 12 号。医院先后被授予"全国中西医结合先进单位""广东省百家文明医院"等荣誉称号。

广州中医药大学顺德医院原名顺德县中医院，于 1958 年成立。1980 年，郑裕彤、李兆基等港澳同胞及海外侨胞捐资以及政府投资在顺峰山建新医院。1983 年，

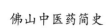

新医院落成启用。1985 年，医院被定为广东省顺德中西医结合医院。2005 年，在肿瘤科的基础上成立了顺德区肿瘤诊疗中心。2009 年，医院更名为佛山市顺德区中医院，并成为广州中医药大学非直属附属医院；2017 年 2 月，顺德区人民政府与广州中医药大学正式签约，将医院纳入广州中医药大学直属医院体系，更名为广州中医药大学顺德医院（佛山市顺德区中医院）。医院占地面积 9.2 万平方米，建筑面积 6.4 万平方米，设有 3 个综合门诊部和 20 多个临床科室，编制病床 850 张，专科开设齐全，医疗业务每年持续增长，医院急诊科承担周边区域 250 多万常住人口的院前急救任务，诊疗、抢救设施齐全，急救体系完善。现有在职职工 1125 人，其中高级职称 139 人，硕士研究生及以上学历 138 人。广州中医药大学兼职博士生导师 1 人、硕士生导师 4 人，兼职教授 18 人、副教授 27 人。医院配备了一批先进的医疗设备，拥有 64 排 128 层 CT、MRI、DSA、治疗计划系统（TPS）、数字化 X 射线摄影系统（DR）、直线加速器、立体定向放射治疗计划系统（光子刀）等一批先进的医疗设备，是全国较早开发和使用 CT 技术的县（区）级医院。医院确定了"中西并重，综合发展"的战略方针，先后与广东省中医院、孙逸仙纪念医院等建立技术协作关系，设立了"湖湘五经配伍针推"和"南少林骨伤"两个国家级中医学术流派的传承基地。2018 年获批设立广东省博士工作站，2019 年通过广东省胸痛中心验收。医院拥有广东省中医重点专科 2 个（肿瘤科、骨伤科），佛山市"十三五"高水平重点专科 2 个（肿瘤科、骨伤科）、特色专科 1 个（消化内科），顺德区级临床（医学）重点专科 9 个（肿瘤科、骨伤科、消化内科、康复科、胸乳外科、脑病科、心血管内科、麻醉科、治未病科）。其中，肿瘤诊疗中心（肿瘤科）对鼻咽癌治疗的 5 年生存率达到了国内先进水平，是顺德地区一个颇具规模的肿瘤疾病防治基地。

（四）佛山市三水区中医院（佛山市中医院三水医院）

佛山市三水区中医院原名三水市中医院，创建于 1958 年 9 月 1 日，1983 年 2 月复办，后更名为佛山市三水区中医院，2005 年更名为佛山市中医院三水分院，2011 年又更名为佛山市中医院三水医院。2012 年增挂"佛山市三水区中医院"牌子。

佛山市三水区中医院是一间集医疗、教学、科研、预防保健、社区卫生服务于一体的、按中西医结合模式发展的二级甲等中医院，是广州中医药大学、暨南大学医学院、湛江中医学校、新兴中药学校等多间医药院校的教学、实习医院。医院先后被评为广东省社会主义文明建设先进单位、广东省文明中医院。医院有高级职称 27 人，占 8.2%，中级职称 99 人，占 30.1%，兼职副教授、讲师 32 名；全院开放病床 100 多张，年门诊 56.5 万人次。临床科室设置齐全，有急诊科、内科、外科、骨伤科、儿科、妇产科、消化科、五官科、康复理疗科等，并设有骨伤、肝肾、心脑血管病、康复理疗、肛肠病、糖尿病等多个优势专科。医院还开展家庭病床、社区康复、老年护理、慢性病建档跟踪、社区健康促进等社区卫生服务。医院努力发挥中医治疗优势，采用中西医结合方法治疗各种危重病和疑难疾病，如心脑血管病、糖尿病、早期肝硬化、急慢性肾炎、前列腺疾病等；开展各类重建钢板的内固定术、人工髋（膝）

关节置换术、微创泌尿外科技术和吻合器痔上黏膜环切术（procedure for prolapse and hemorrhoids，PPH）、无痛性疗法治疗肛肠疾病等国内新技术，收到较好的效果。医院还引进和开发康复理疗新技术治疗各种脊柱病、中风后遗症等。

（五）佛山市高明区中医院

佛山市高明区中医院原名高明市中医院，位于广东省佛山市高明区文华路 387 号。医院创办于 1989 年，是一所集医疗、教学、科研、保健、康复于一体的综合性中医医疗机构，属于二级甲等医院，获"广东省文明中医院"称号。

医院占地面积 8500 平方米，总建筑面积 23000 平方米，现有职工 322 人，其中卫生技术人员 275 人，占职工总人数的 85.4%。卫生技术人员中，高级职称 19 人，中级职称 78 人，近几年新招入研究生 13 名。医院床位总数 200 张，拥有临床科室 12 个，医技科室 6 个。2014 年成为二级甲等中医医院，现有全国农村医疗机构中医重点或特色专科 2 个（骨伤科、康复科），是广东省"十二五"中西医结合特色专科建设单位。

佛山市高明区中医院坚持"以中医特色兴院"为理念，全力打造中医特色专科品牌。肝病科是佛山市"十二五"医学中西医结合特色专科，已成为广东省中医药局中医特色专科建设单位。骨伤科是全国农村医疗机构中医特色专科建设单位，是高明区"十二五"医学重点专科，其支架治疗跟骨骨折获得国家实用新型专利和佛山市高明区科技进步一等奖。康复理疗中心是全国农村医疗机构针灸理疗康复特色专科建设单位和高明区"十二五"医学特色专科。糖尿病科是高明区"十二五"医学重点专科。肛肠科是医院重点发展专科。医院将中医特色全面融入科室当中，在皮肤科、妇儿科、眼科、耳鼻喉科等专科都能体现中医特色。

佛山市高明区中医院不断落实和推进中医药政策，并将中医药文化与服务延伸到基层，探索出"医院+高校+中医药""医院+乡村+中医药"的基层中医药服务新模式。2011 年 9 月，医院在广东省职业技术学院开设校园社区卫生服务站；2012 年 6 月，在更合镇大幕村建成社区卫生服务站。

（六）佛山市南海区妇幼保健院

佛山市南海区妇幼保健院创建于 1999 年，坐落在千年古郡、岭南文化名城南海。医院坚持以保健为中心，以保障生殖健康为目的，实行保健和临床相结合，面向群体、面向基层和预防为主的妇幼工作方针，致力为妇女、儿童提供覆盖全生命周期的中西医医疗健康服务。经过 20 年的高速发展，医院成为一所有中医特色，集保健、医疗、预防、科研、教学于一体的三级甲等妇幼保健院。

医院相继被评定为广东省高等医学院校教学医院、广州中医药大学教学医院、广州中医药大学附属南海妇产儿童医院、佛山市南海区妇产医院、佛山市南海区儿童医院、南海区危重孕产妇救治中心、南海区危重新生儿救治中心、南海区产前诊断中

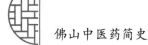

心、南海区产前筛查中心，先后成为国家级治未病试点单位、全国妇幼保健机构中医药工作示范单位、广东省妇幼保健协会副会长单位、广东省住院医师规范化培训协同专业基地、中国妇幼保健协会中医中西医结合培训基地、中国妇幼保健协会中医和中西医结合分会副主委单位、中国妇幼保健协会儿童康复专业委员会副主委单位、中国中医药信息学会妇幼健康分会副主委单位、广东省妇幼保健协会中医保健分会主委单位。

目前，医院占地面积 2.4 万平方米，建筑面积 4.7 万平方米，开放床位 440 张（编制床位 500 张），设有 23 个职能部门，1 个党总支、8 个党支部，4 个教研室，24 个临床医技科室，10 个护理单元。全院职工 892 人，专业技术人员 843 人。其中，教授 32 人，副教授 21 人，硕士研究生导师 8 人，博士研究生导师 2 人。国家优秀中青年专家 1 人，全国劳动模范、享受国务院政府特殊津贴 1 人，国家级医学专委会正、副主委 11 人，广东省医学领军人才 1 人，广东省名中医 1 人，广东省杰出青年医学人才 2 人，南海区二类人才 4 名，南海区三类人才 7 名，南海区首席医学人才 2 名，南海区名中医 1 人，南海区名西医 3 人。

医院坚持中西医并重的妇幼保健之路，大力开展专科建设，现有广东省中医重点专科 2 个、广东省特色专科 1 个，佛山市"十三五"高水平重点专科 2 个、佛山市"十三五"特色专科 2 个，南海区"十三五"高水平医学重点专科 4 个、南海区"十三五"医学重点专科 1 个、南海区"十三五"医学特色专科 2 个。

二、中医教育

（一）中医药学校

佛山未开设专门的中医药学校，但新中国成立初期，广东中医药专科学校教员中南海籍的梁乃津教"医学史"课目，谭次仲教"内科"课目，罗元恺教"儿科"课目。广东中医药专科学校从 1924 年创办，至 1949 年广州解放仍然在坚持办学，为新中国成立初期广东中医学校教育仅存者。1950 年，学校第一次校务会议推选罗元恺为主任委员，梁乃津为教材编辑主任。广东省中医进修学校于 1952 年 12 月正式成立，但当时并没有另设场所，主要借用广东中医药专科学校的教室和办公室。1953年起，广东中医药专科学校正式由广东省人民政府卫生厅接办，合并改制为广东省中医进修学校，时任校粤方董事长何信泉先生在征求穗港双方校董会同意后，决定将全部校产和院产献给国家。广东中医药专科学校于 1955 年停办。是年，南海籍李国桥、靳瑞、刘亦选等最后一批学生毕业。

目前，佛山市各中医医院如佛山市中医院、广东省中西医结合医院（佛山市南海区中医院）、广州中医药大学顺德医院等均是广州中医药大学的直属、非直属附属医院或教学医院，承担部分广东中医高等教育的教学任务。广州中医药大学原名广州中医学院，创办于 1956 年，当时为卫生部所属院校，设立在广州市大德路麻行街广东中医药专科学校内，成为广东地区中医教育的主要机构，佛山市中医院院长冯德瑜受聘任学院教务长。1958 年，经广东省人民政府批准，广州中医学院搬迁到新建成的三元里校区，广东省中医进修学校正式合并成为广州中医学院进修部。1995 年，改名为广州中医药大学。

此外，顺德县在 1958 年 7 月曾开办中医学校，设在顺德大良镇环城路旧圩地，开设检验、护理、中医进修班各一个，学习期限为 6 个月，学员由各乡、镇卫生院保送，共 83 人。1959 年秋，学校迁址大良镇县前路，改名为顺德县卫生学校，变成以西医为主体的学校。

（二）继续教育

改革开放以后，进修班、培训班成为佛山市中医药从业人员继续教育的主要方式。1979 年，佛山地区各县举办多期中医进修班、中医士班、西医和"赤脚医生"学习中医班。1980 年，受广东省卫生厅委托，佛山市中医院举办第一期"广东省中医骨伤科医师进修班"，学制 1 年。因为第一期进修班的成功举办，1981—1988 年又接连办了 8 期进修班，为省内外培训骨伤科专业人才 200 余名，大部分学员经过系统学习，回原单位后成为各单位骨伤科的技术骨干。1992 年，佛山市中医院与佛山卫生学校联合举办 1 期骨伤科大专班，学制 3 年半，招收应届高中毕业生 26 人，采用上午跟师、下午上课的学习形式，系统学习中医学理论，重点学习骨伤科学知识，锻炼临床能力。毕业学员达到大专水平，从事骨伤科临床工作。1979—2002 年，南海县举办中西医结合大专班 1 期、中药学大专班 1 期、中药士班 3 期、中药剂员班 2 期、中医护士班 1 期。1984—1985 年，佛山顺德县中医院举办了中药士培训班，对考核合格者发放中药士证书。佛山市中医院承办和召开了多次继续教育培训班，1999 年，与中华医学会创伤学会骨外固定技术培训中心联合举办全国带锁髓内钉和骨外固定技术培训班。2002 年，由中华中医药学会主办、佛山市中医院承办的中华中医药学会骨伤科分会学术交流年会暨全国"创伤救治与进展"学习班在南海西樵举行，262 名专家、学员代表参加了会议。2003 年，"世界中医骨科联合会国际培训基地（佛山）"成立暨揭匾仪式在佛山市中医院住院大楼前举行，医院面向世界接收学习中医骨伤科的学员，承担起联合会的培训、教学、科研等方面的任务和工作。2004 年，佛山市中医院小儿骨科病房承办全国小儿骨科新技术学习班。2004 年 12 月，中华中医药学会骨伤科分会于佛山市中医院举办了"全国多发性骨与关节损伤诊疗新进展"学习班。2007 年，由中华中医药学会主办、佛山市中医院及北京光明骨伤医院承办的"全国整脊学高级研修班"在佛山市中医院召开。2014 年，佛山市中医院陈渭良名医工作室主办的两个省级继续教育项目——"骨科康复的传统与创新学习班"和"组织工程化软骨的临床应用及其与中医药治疗关节软骨缺损新进展学习班"举行，近 200 名学员共同推广学习陈渭良教授的学术思想，并介绍国外最新的相关研究成果。

（三）人才培养

近年来，与建设"中医药强市"相呼应，佛山人才培养组织工作受到重视。一是高层次中医人才培养。佛山市卫生健康局参与广东省开展的省名中医评选工作，目前全市已有 20 人荣获"广东省名中医"称号。二是中医临床骨干培训。自 2017 年启动中医临床技术骨干人才培训项目以来，佛山市卫生健康局中医科先后组织开展了 6 期中医临床技术骨干培训班，分别委托佛山市中医院、广东省中西医结合医院、广州中医药大学顺德医院等进行为期 3 个月的全脱产培训。其中，第四期培训班遴选了 20 名来自五区和市直医院的中医临床技术骨干，优选了 10 位中医理论扎实、临床经验丰富的带教导师，经过为期 3 个月的理论加实践教学，全市累计培训超过 100 人次。三是基层中医药人才培养。佛山组织开展中医住院医师规范化培训和中医类别全科医生转岗培训工作。举办了基层卫生技术人员中医药知识与技能培训班，进一步提高佛山市基层医疗卫生机构中医药诊治水平和服务能力。

三、名老中医学术经验继承

老中医尤其名老中医的学术经验是中医药学伟大宝库的组成部分，新中国成立以后，国家重视老中医专家学术经验的继承整理工作，进行过多次国医大师、全国老中医药专家学术经验继承工作指导老师、省名老中医、省名中医、市名中医、区名中医的遴选与认定。其中，属于佛山市的名中医及在中医药界具有较大影响力的部分原籍佛山的医家记录如下。

（一）国医大师、全国老中医药专家学术经验继承工作指导老师

2009 年 6 月 19 日，人力资源和社会保障部、卫生部和国家中医药管理局在北京联合举办首届"国医大师"表彰暨座谈会，30 位老中医药专家当选"国医大师"，这是新中国成立以来政府部门第一次在全国范围内评选国家级中医大师。截至 2020 年 1 月 1 日，已经评选了三届国医大师。自 2013 年 11 月起，人力资源和社会保障部、国家卫生和计划生育委员会、国家中医药管理局共同组织第二届"国医大师"评选活动。2014 年 4 月，根据《人力资源社会保障部 国家卫生计生委 国家中医药局关于评选第二届国医大师的通知》（人社部函〔2013〕217 号），拟授予干祖望等 30 人"国医大师"荣誉称号并进行表彰，佛山三水人禤国维入选第二届国医大师。

1990 年 6 月 13 日，国家卫生部、人事部、国家中医药管理局公布《关于采取紧急措施做好老中医药专家学术经验继承工作的决定》。自 1990 年以来，先后公布批准 6 批全国老中医药专家学术经验继承工作指导老师。

1990 年第一批全国老中医药专家学术经验继承工作指导老师名单中有佛山市医

药商业总公司的刘俭、三水县中医院的林品生，还包括罗元恺（南海）、黄耀燊（南海）、关汝耀（南海）。

2002 年 11 月 25 日，国家中医药管理局发布《关于开展第三批全国老中医药专家学术经验继承工作的通知》（国中医药发〔2002〕26 号），佛山市中医院陈渭良、钟广玲入选第三批全国老中医药专家学术经验继承工作指导老师。

2008 年，国家中医药管理局发布《第四批全国老中医药专家学术经验继承工作实施方案》（国中医药发〔2008〕7 号），佛山市陈志维入选第四批全国老中医药专家学术经验继承工作指导老师。

2012 年，国家中医药管理局公布《关于公布第五批全国老中医药专家学术经验继承工作指导老师及继承人名单的通知》（国中医药人教函〔2012〕123 号），佛山市谭峰、潘志雄、老昌辉入选第五批全国老中医药专家学术经验继承工作指导老师。

2017 年，国家中医药管理局公布了《第六批全国名老中医药专家学术经验继承工作指导老师及继承人名单的通知》（国中医药人教发〔2017〕29 号），佛山市李俊雄、蒋开平入选第六批全国老中医药专家学术经验继承工作指导老师。

（二）广东省名（老）中医

新中国成立以来，广东省多次评定名（老）中医。

广东省第一批名老中医评定是在 1962 年。1962 年 9 月 3 日至 7 日，广东省卫生厅在广州市东方宾馆召开"继承名老中医学术经验座谈会"，会议由时任中共广东省委书记处书记区梦觉主持，出席会议的广东省各地名老中医有 72 人。来自佛山地区的参会名老中医有李广海、陈典周、余子修（中山县）、李延芳（梅州）（如图 4 - 3 所示），后两位不是来自今天佛山的行政区域，不予纳入。此外，南海、顺德等籍的

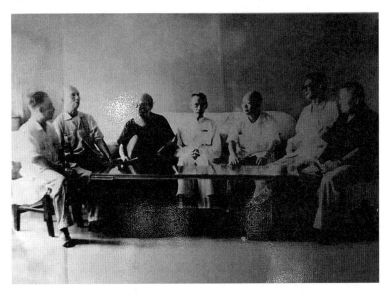

图 4 - 3　佛山地区老中医参加 1962 年"继承名老中医学术经验座谈会"（左一为李广海）

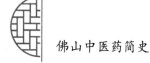

参会名老中医还有刘赤选（顺德）、梁乃津（南海）、罗元恺（南海）、管霈民（南海）、黄耀燊（南海）、张阶平（顺德）、区少章（南海）、何竹林（南海）、杨志仁（南海）、陶葆荪（南海）、周子容（南海）、杜明昭（南海）。

1978 年 12 月，广东省政府召开全省中医工作会议，授予 67 位名老中医"广东省名老中医"称号，当时的佛山地区有林品生、陈典周、彭玉林、梁伯南（新会）、李枝任（台山县）、李晗平（台山县）、李尘（中山县）、简锡禧（江门），后 5 位不是来自今天佛山的行政区域，不予纳入，但简锡禧为南海籍。此外，属南海、顺德、三水等籍的还有刘赤选（顺德）、关济民（顺德）、梁乃津（南海）、罗元恺（南海）、李仲守（顺德）、黄耀燊（南海）、关汝耀（南海）、杨志仁（南海）、张阶平（顺德）、岑鹤龄（顺德）、潘静江（三水）、管霈民（南海）、区金浦（三水）、杜蔚文（南海）、区少章（南海）、梁天照（顺德）、梁端侪（南海）、胡肇基（南海）、管铭生（南海）等。

广东省中医药管理局积极贯彻执行国家关于中医工作的方针政策，研究拟订中医、中西医结合的医疗医药政策和发展规划，从 1993 年开始，分别于 1993 年、2001 年、2012 年、2017 年呈报广东省人民政府批准授予四批"广东省名中医"称号。

1993 年第一批：佛山市陈渭良、周焕钧、洪启德、元日成，还有南海籍岑泽波。

2001 年第二批：佛山市中医院钟广玲，还有佛山籍王伯章。

2012 年第三批：佛山市中医院陈志维、徐志强，佛山市第二人民医院张卫华，广东省中西结合医院老昌辉、查和萍，佛山市南海区妇幼保健院潘佩光，佛山市顺德区第一人民医院龙倩玲，佛山市高明区中医院钟文。

2017 年第四批：佛山市中医院蒋开平、谭峰，佛山市妇幼保健院高修安，佛山市第二人民医院李逸群，广东省中西医结合医院李俊雄，佛山市顺德区大良医院蒋丽霞。

（三）佛山地区名老中医

1979 年 8 月，佛山地区行政公署授予盐步卫生院副院长李仁春、南海县人民医院副院长张凤鸣、佛山市第二人民医院（原普君医院）眼科中医师何少海、佛山市中医院骨科中医师李家达和外科中医师罗仁伯等"佛山地区名老中医"称号，授予丹灶卫生院潘卓林"佛山地区特级药工"称号。

（四）南海县名老中医

1979 年，南海县革命委员会授予李仁春、张凤鸣、梁福灿、岑日东、彭泽铨、吴勉伯、邓鼎华、董瑞伦、陈念淦、李仲贤、黄兆熊、崔湛康、陈贵石 13 人"南海县名老中医"称号，授予潘卓林、胡锦康、区信、周大丰 4 人"南海县特级药工"称号。

（五）佛山市十大名医

2014 年，佛山市评选首届十大名中医，邓丽莎、丘青中、李俊雄、陈逊文、林惠兴、高修安、蒋开平、谭明义、谭峰、潘国良当选。

（六）佛山名医

2018 年 11 月，《佛山名医扶持工程实施细则》正式印发，佛山全面启动佛山名医人才专项扶持项目。2019 年，佛山认定首批 30 名"佛山名医"，其中中医类有田华琴、刘效仿、丘青中、李逸群、高修安、蒋开平、蒋丽霞、粟漩、谭峰、魏爱生。

（七）南海区名中医

2011 年，首届"南海区名中医"评选，老昌辉、潘佩光、查和萍、谭明义、丘青中共 5 位医生当选。2014 年，评出的第二届"南海区名中医"则为田莹、杨大坚、李芳莉、李俊雄、金军。

四、中医药非物质文化遗产

近年来，非物质文化遗产越来越受到关注，根据《中华人民共和国非物质文化遗产法》规定，传统技艺、医药属于非物质文化遗产范畴。截至 2019 年，佛山拥有非物质文化遗产国家级 14 项、省级 48 项、市级 131 项，其中，属于传统医药相关的有源吉林甘和茶、冯了性风湿跌打药酒、佛山伤科正骨、佛山伤科制药技艺。此外，源吉林甘和茶与少林跌打止痛膏入选 2009 年首批广东省岭南中药文化遗产。目前，佛山市市级以上中医药相关非物质文化遗产名录项目见表 4 - 1。

表 4 - 1　佛山市市级以上中医药相关非物质文化遗产名录项目

级别	年份	批次	项目名称
省级	2012	第四批	中医养生（源吉林甘和茶）、中医传统制剂方法（冯了性风湿跌打药酒）
	2018	第七批	中医正骨疗法（佛山伤科正骨）
市级	2009	第二批	冯了性风湿跌打药酒、源吉林甘和茶
	2015	第五批	佛山伤科正骨、佛山伤科制药技艺

（一）源吉林甘和茶

源吉林甘和茶是佛山最著名的中成药茶剂之一，其配方始于清光绪十八年（1892）。源吉林为广东鹤山霄乡人源吉荪与其两个儿子创建，定名为"流泽堂源吉林"，其后逐渐专营源吉林甘和茶。清末民初，源吉林甘和茶曾一度行销广东、广西、福建、湖南、云南、上海、港澳地区及东南亚等地。

源吉林甘和茶由紫苏叶、青蒿、香薷、薄荷、葛根、前胡、防风、黄芩、连翘、桑叶、淡竹叶、广藿香、苦丁茶、水翁花、荷叶、川木通、栀子、茵陈、粉草薢、槐花、威灵仙、苍术厚朴、陈皮、乌药、布渣叶、山楂、槟榔、紫苏梗、龙胆、旋覆花、甘草、牡荆叶、千里光、玉叶金花等 30 多味药材组成，具有疏风清热、解暑消食、生津止渴的功效，主要用于感冒发热、头痛、骨节疼痛、食滞饱胀、腹痛吐泻等症状。

源吉林甘和茶制备方法与其他中成药不同，是以三味药用叶为基材，经反复蘸吸药汁制成药茶。其制作过程是首先将药材与药用叶分别炮制：将药材加水煎煮两次，每次 1 小时，合并煎液、过滤、浓缩并制成干膏粉；作为载体基质的 3 种叶类药材也加水煎煮 1 小时，经过滤、浓缩、干燥而成干膏粉；将两种干膏粉混合并用适量水溶解，趁热喷洒在作为载体基质的叶类药材上，充分搅拌至药液完全吸收，最后进行分装压制。

传统源吉林甘和茶通过采用药用叶吸取药汁的工艺，在炮制过程中完成了药物煎煮，人们只需用开水冲泡或稍微焗几分钟就可以服用，有效地解决了传统中药煎煮时间长、服用不便等问题。源吉林甘和茶以其使用方便、疗效显著成为珠江三角洲地区防暑、消食、治感冒的首选，在民间拥有良好的口碑。源吉林甘和茶创始至今一直保持着红、黑、绿三色的纸盒装，本地人习惯上称其为"盒仔茶"。①

源吉林甘和茶于 2009 年入选广东省岭南中药文化遗产、佛山市第二批市级非物质文化遗产名录，2012 年入选广东省第四批省级非物质文化遗产名录（如图 4-4、图 4-5 所示）。源吉林甘和茶现为中国中药控股有限公司旗下中药生产企业德众（佛山）药业有限公司（简称"德众药业"）产品。

（二）冯了性风湿跌打药酒

冯了性风湿跌打药酒，曾名为"万应药酒"，由广东新会人冯炳阳于万历年间创制，其子冯了性在佛山镇正埠渡头开设药铺，不断研究、改进药酒配方，并将药酒更名为"冯了性风湿跌打药酒"。

冯了性风湿跌打药酒传统组方由 27 味中药构成，包括有祛风除湿、舒筋活络、

---

① 参见广东省非物质文化遗产保护中心《广东省非物质文化遗产名录图典 2》，广东人民出版社 2013 年版，第 198 页。

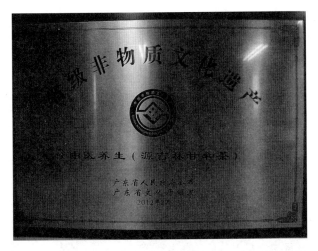

图 4-4 省级非物质文化遗产：中医养生（源吉林甘和茶）

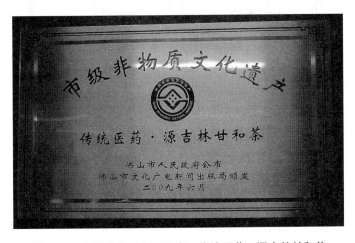

图 4-5 市级非物质文化遗产：传统医药·源吉林甘和茶

消肿止痛之效的丁公藤，有益精滋肾、健脾祛湿等功效的黄精、补骨脂、云灵脂、菟丝子、山药、白术，辅以祛风散寒、利水祛湿、通络止痛的麻黄、桂枝、杏仁、羌活、白芷、苍术、泽泻、蚕沙、没药等，配以凉血、活血、行瘀的牡丹皮，以及祛风除痰的猪仔皂，理气止痛的香附、厚朴、木香、陈皮、小茴香、枳壳等。诸药配伍能祛风除湿、活血散瘀、理气止痛，主要用于风寒、手足麻木、腰腿酸痛、跌打损伤等症状。

冯了性风湿跌打药酒传统组方及工艺以丁公藤为主药，占药材的绝大部分，针对其味辛、性温、有小毒的特点，将其与当归、川芎、补骨脂等中药材混合蒸煮，使药性和合，以降低毒性。药酒浸泡以白酒为主，以冷浸渍法为其核心工艺，浸流过程中严格把握时间、温度等条件。因药酒浸泡的药材比例较大，为保证药物有效成分充分析出，冯了性风湿跌打药酒传统工艺多采用定期人工抱罐摇动的方法，确保了药酒的药效。

冯了性风湿跌打药酒以其独特的传统组方和制作工艺在佛山世代相传，新中国成立后被《中华人民共和国药典》所收录。近年来，冯了性风湿跌打药酒主要原料野生丁公藤已十分稀缺，其组方及工艺具有重要的历史价值、文化价值和科学研究价值。

冯了性风湿跌打药酒传统组方及工艺于 2009 年入选佛山市第二批市级非物质文化遗产名录，2012 年入选广东省第四批省级非物质文化遗产名录（如图 4-6 所示）。[①]

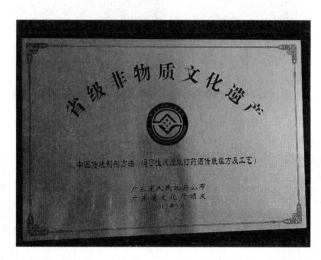

图 4-6 省级非物质文化遗产：冯了性风湿跌打药酒传统组方及工艺

（三）佛山伤科正骨

佛山伤科正骨技艺源于清代。以李才干为首的李氏骨伤世家是清末民初佛山骨伤科学派的重要流派之一，医武兼修，崇尚实干。第二代传人李广海确定了"治伤从瘀"的原则，创超关节固定法治疗四肢骨干骨折及近关节骨折，创建了佛山市中医院骨伤科。第三代传人在发扬光大李氏骨伤的基础上不断创新，表现出各自的特色，如李广海第九子、广州市名老中医李家裕将李氏骨伤发展到广州，李广海第十子、佛山市中医院原副院长李家达提出分期诊治观，省名中医陈渭良教授在李氏"正骨八法"的基础上创立了具有佛山特色的"正骨十四法"。第四代传人钟广玲、陈逊文等更是与时俱进，将传统正骨手法与现代医学有机结合。

几代传承人在充分继承传统技艺的同时，运用现代医学解剖和生物力学的原理，对传统正骨手法进行了总结和创新，有代表意义的"正骨十四法"，包括摸触辨认、擒拿扶正、拔伸牵引、提按升降、内外推端、屈伸展收、扣挤分骨、抱迫靠拢、扩折反拔、接合碰撞、旋翻回绕、摇摆转动、顶压折断、对抗旋转，手法巧妙，运用以上

---

① 参见广东省非物质文化遗产保护中心《广东省非物质文化遗产名录图典 2》，广东人民出版社 2013 年版，第 194 页。

一系列的手法指导临床医疗实践，具有安全、简便、疗程短、痛苦小、并发症少、功能恢复好等优点。该手法的创立使一些过去认为"不可复性骨折"，如青少年多见的关节内骨折、近关节骨折、陈旧性骨折等，达到良好复位效果，弥补传统"正骨八法"的不足。其不仅对新鲜的四肢骨折有效，还可用于陈旧性骨折和一些关节内骨折，具有很好的临床使用前景。而除了独特的医学价值，作为一种地域性医学，其又表现为一种传统医学文化资源，有较大的社会影响力。

　　2015 年，佛山市中医院"伤科正骨"入选第五批市级非物质文化遗产名录。2016 年，佛山市中医院成为该项传统技艺市级非物质文化遗产传承基地（如图 4－7 所示）。2018 年，"中医正骨疗法（佛山伤科正骨）"入选第七批广东省非物质文化遗产代表性项目名录中的"传统医药"名录（如图 4－8 所示），佛山市中医院骨伤科何利雷、邹运璇成为正骨技艺第五代传承人。[①]

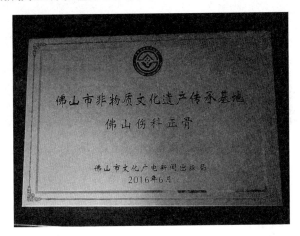

图 4－7　佛山市非物质文化遗产传承基地：佛山伤科正骨

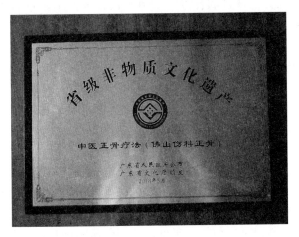

图 4－8　省级非物质文化遗产：中医正骨疗法（佛山伤科正骨）

---

　　① 参见张键怡、冯灿《"佛山伤科正骨"入选省非遗！这项技艺优点竟有这么多》，载佛山市中医院官网，2018 年 6 月 20 日。

（四）佛山伤科制药技艺

2015 年，佛山市中医院"伤科制药"入选市级非物质文化遗产名录。2016 年，佛山市中医院成为市级非物质文化遗产传承基地（如图 4 - 9 所示）。

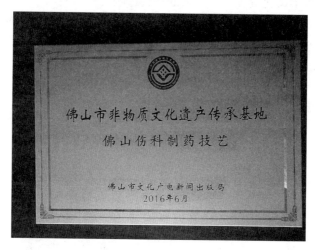

图 4 - 9　佛山市非物质文化遗产传承基地：佛山伤科制药技艺

成药的炮制方法和配制工艺是岭南伤科制药技艺的精髓，作为岭南伤科重要流派之一的李氏骨伤流派已历经五代，在专科用药方面不断创新，充分体现了"名医有名药"的传统中医药文化。

岭南伤科制药技艺源于清代，早在新中国成立前李广海开设私人医馆时，就已经有自己的药铺配套售卖各种自制膏方，至第三代传人，李家达研制了佛山伤科红药膏，陈渭良研发了治疗开放性损伤的外用伤科黄水。2011 年，佛山市中医院位于丹灶南海国家级工业园区的制剂中心建成并投入使用，极大地提升了院内制剂的生产及研发水平。该制剂中心占地 109 亩，符合 GMP 设计标准和医院制剂配制管理规范，配制规模、设备能力以及生产环境和设施目前在国内同行中处于领先水平。佛山市中医院将岭南伤科制药技艺与现代化技术设备相结合，运用现代技术、材料对传统工艺、剂型进行改革，形成了一系列现代化成药制作流程，使岭南伤科传统中药膏剂焕发新的活力。

目前，佛山市中医院研制并不断改良众多骨伤科内外药，包括丸剂、散剂、膏药、片剂、颗粒剂、胶囊剂、口服液等 60 多个品种，自成体系，独具特色。李广海跌打酒、李广海跌打膏药、伤科散、白药膏、驳骨散、生肌玉红膏、佛山伤科红药膏、外用伤科黄水、陈渭良伤科油等多种伤科用药家喻户晓，具有安全、简便、疗效好、费用低等优点，受到群众的欢迎和喜爱。①

---

① 参见《佛中医获两项非遗技艺传承基地殊荣》，载佛山市中医院官网，2016 年 6 月 20 日。

（五）少林跌打止痛膏

少林跌打止痛膏由梁家园创始人梁奕纲与少林禅师在光绪十二年（1886）创制。梁奕纲祖籍新会，在佛山发展传统中医药。

少林跌打止痛膏配方以 59 种名贵中药材和岭南特有的中草药为原料，分别是：芥子、牛膝、骨碎补、何首乌、木瓜、续断、泽兰、莪术、五加皮、猴骨、海风藤、韩信草、漆树根、人字草、鸡骨香、辣蓼、驳骨丹、黑面神、重楼、老虎簕、桔梗、大黄、独活、杜仲、红花、附子、地黄、蔓荆叶、一点红、大风艾、半枫荷、三棱、走马胎、马鞭草、荆芥、宽筋藤、节节花、草乌、小茴香、独脚乌桕、细辛、当归尾、鹅不食草、川芎、麻黄、飞天蟛蟧、琥珀、胡椒、自然铜（煅）、龙血竭、三七、血余炭、马钱子、樟脑、水杨酸甲酯、肉桂油、丁香罗勒油、枫香脂、薄荷脑；主要用到的设备有熬药铜锅、天碾船、石墨、切药刀等。制法：依据有效成分，部分主药作酒提，部分作磨粉处理，另选水杨酸甲酯（冬青油）、丁香油、樟脑、薄荷脑、玉桂油、白胶香等为芳香导入剂，以橡胶、立德粉为基础剂，以松香、凡士林、液状石蜡为增黏、软化剂，采用热压法制成胶布类的"少林跌打止痛膏"。少林跌打止痛膏具有活血散瘀、行气消肿止痛、舒筋活络的作用，适用于跌打肿痛、腰膝痹痛及风湿关节炎等症状。

膏药以"见效快、感觉佳、效果好"著称。2009 年，少林跌打止痛膏秘方入选首批广东省岭南中药文化遗产名录（如图 4 - 10 所示）。

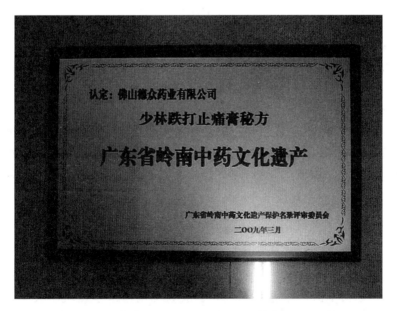

图 4 - 10　广东省岭南中药文化遗产：少林跌打止痛膏秘方

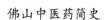

五、中医药学术团体

(一) 佛山市中医药学会

佛山市中医药学会原名中华全国中医学会广东省佛山地区分会,成立于1979年,位于佛山市亲仁路6号。该学会凝聚了全市中医药工作者,以开展中医药学学术交流,进行中医药知识普及教育为宗旨。彭玉林任首届理事会理事长。1986年,第二届理事会召开,陈渭良任第二届理事会理事长,分会名称改为中华全国中医学会广东省佛山分会。1988年,学会组织了退休老中医和在职会员成立了佛山中医之家和佛山中医学会门诊部。门诊部位于广东省佛山市禅城区汾江中路35号首层,设中医内妇儿科、骨伤科、外科,以及五官、针灸、推拿按摩等科,日夜应诊,为病人服务。门诊部以中医治疗为主,每年诊治近7万人次,专家挂号诊金仅7元,平均每处方仅54元,远低于全市及省内平均水平,真正发挥了中医中药有效价廉的特点。佛山中医之家成为中医药工作者交流的平台,也为退休老中医提供了一个发挥余热为社会服务的平台。

2003年7月19日,佛山市中医药学会与佛山市中医院共同举办了宫颈疾病诊疗新进展学习班。2005年,佛山市中医药学会联合佛山市中医院举办了"中医、中西医结合医师资格实践技能考试培训班",以配合每年的执业医师资格考试工作,来自全市各区的中医、中西医结合专业医师80多人参加了这次培训。之后,每年都举办了此类培训班。

2005年8月,学会召开学会理事会会议,进一步明确了"执行党的中医政策,发挥中医特色、继承发扬祖国医学遗产,促进中医药事业,为社会服务,为保障人民健康作出贡献"的宗旨,与会者认为学会不但应成为佛山中医药界研究学术、交流经验的中心,也应成为与国内外医学文化联系交往的纽带,拟通过定期邀请广州中医药大学专家教授来佛山进行中医药咨询服务促进两地中医药交流。同时,中医药发展不能故步自封,必须与时代接轨,必须充分应用现代科学技术成果,促进佛山中医药事业的发展。2006年,佛山市中医药学会组织"社区中医药健康系列讲座",定期每个月走进社区,由学会中医专家会员向广大群众介绍中医药的知识,普及中医药文化。

(二) 佛山市中西医结合学会

佛山市中西医结合学会成立于2013年,地址设在佛山市中医院。该学会与佛山市医学会、佛山市中医药学会并驾齐驱,成为佛山市医学领域三大学会之一。从2012年9月开始,佛山市中医院作为牵头单位,联合佛山市5区5家医院向民政局发起了筹备佛山市中西医结合学会的申请,并在其指导下成立了包括由12家医院的正副院长共15人组成的筹备会,开展了紧锣密鼓的学会筹备工作,发展会员单位13

家，吸引了全市 5 区 21 家有志于中西医结合研究的 2000 多名医护药技专业人员入会。2013 年 1 月 18 日，在第一届会员代表大会上，全体会员通过了学会章程，选举佛山市中医院院长刘效仿担任会长。学会业务范围包括开展中西医结合医学学术交流，加强学科间和学术团体间的横向联系与协作，提高会员及广大中西医结合科技工作者的学术水平，普及中西医结合医学卫生知识，协助政府对卫生政策法规、发展战略、科技政策和管理政策等进行论证等。学会下设风湿病、肾病、肝病、肿瘤、护理、治未病等多个专业委员会。

（三）佛山市中医药人才协会

佛山市中医药人才协会成立于 2015 年。佛山市成立中医药人才协会是响应落实广东省推进建设中医药强省的决定，根据全市中医药事业发展的现状，为中医药人才构架一个内外交流沟通的平台，以进一步维护中医药人力资源服务机构的合法权益，促进佛山中医药人力资源市场的健康发展。2015 年 6 月 5 日下午，佛山市中医药人才协会第一届代表大会在佛山市中医院行政办公楼召开。佛山市中医院副院长何明丰当选为第一届会长。协会开展的业务包括国内外中医药人才学术交流与合作，编辑中医药人才交流信息和资料，组织中医药人才交流服务新产品、新技术推广、展示和交流，为会员拓展业务提供平台，依法维护中医药科技工作者的合法权益。

（四）佛山市南海区中医药学会

佛山市南海区中医药学会成立于 1988 年，前身是中华全国中医学会南海分会（南海县中医学会），1995 年 4 月 3 日更名为南海市中医药学会。2003 年南海撤市改区，学会更名为佛山市南海区中医药学会，地址在广东省佛山市南海区南五路 16 号。学会是由南海区各医疗、医药、教育等单位自愿结成并依法在民政局登记成立的，是南海区卫生健康局主管的 4A 级学术性法人社会团体，主要开展各种形式的中医药活动。现有理事单位 21 个，理事 41 人，会员 463 人。

此外，佛山市的中医药团体组织还有佛山市顺德区中西医结合学会，成立于 2018 年 12 月 1 日，以广州中医药大学顺德医院为牵头单位，地址在佛山市顺德区大良街道金沙大道 1 号。

六、中医护理

中医护理是一种突出中医特色的临床护理。佛山市中医护理在新中国成立后从无到有，力量逐渐强大。《佛山市推进中医药强市建设实施方案（2017—2020 年）》中要求，要加强中医医疗和护理技术应用推广，鼓励社会力量办护理院，开展中医特色康复治疗、训练指导、康复护理、老年护理，对社会人员开展护理员等职业资格培训。近年来，佛山中医护理在人才培训、临床科研、继续教育等方面实现了跨越式发

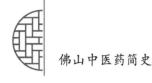

展，并开设了中医特色护理门诊，还形成了自己的学术团体，如佛山市中西医结合学会下设有护理分会，南海区护理学会也设有中医护理专业委员会。

（一）人才培训

2019 年 6 月 26 日，应《佛山市推进中医药强市建设实施方案（2017—2020年)》要求，佛山市卫生健康局组织主办，佛山市中医院承办了第一届佛山市中医护理骨干人才培训班，进一步培养高层次中医护理骨干人才。全市医疗机构遴选了 20 名中医骨伤科、内科、外科、针灸推拿科的护理骨干，通过理论、操作和实践相结合的 3 个月课程，打造了精品中医护理培训项目。

2020 年 9 月，佛山市护理学会急诊委员会策划了佛山市第一届急诊护理专业护士培训班。学员们在佛山市中医院进行了为期 14 天的培训，在临床实践中熟练掌握了耳穴埋豆、穴位贴敷、艾条灸、火罐等中医适宜护理操作的技能及相关知识，尤其在急症中的中医应用等，强化学习了临床常见病种的中医护理常规。

（二）中医护理学术团体

现佛山市中西医结合学会下设有护理分会。

佛山市南海区护理学会中医护理专业委员会（简称"专委会"）成立于 2018 年。在南海区护理学会的领导下，专委会借助中医优势，积极发展护理专业，积极开展中医护理学术交流培训，推进中医护理服务模式创新，促进中医护理工作规范化、专业化、体系化的发展。专委会重视中医药事业的可持续发展，与 7 家医院建立长期对口支援关系。帮扶医院有沙头医院、封开县中医院、江门新会第二人民医院、东莞市莞城医院、新疆喀什伽师县维吾尔医院等。专委会承担了广东省中医特色护理技术资质培训基地工作，积极举办各种学术活动，普及中医护理知识，发展中医护理适宜技术，做好社区推广。同时，专委会还注重中医护理优秀人才的培养，积极参加各种中医文化竞赛。2019 年 9 月，成功举办"匠心铸品牌　建功新南海"——南海区职工劳动和技能竞赛中医护理技术项目技能比赛，南海区 15 家医院共 66 名中医护理技术人员组成的 33 支小组参加竞赛。通过竞赛进一步强化中医护理的专业化、规范化、标准化水平，将中医护理操作技能在全区进行更深层次、更加广泛的推广和应用，充分发挥中医护理操作的优势和特色。

（三）中医护理临床科研

佛山市各中医院组织在职护士学习中医基础理论，使中医基础理论与护理知识相结合、护理程序与辨证施护相结合。佛山市中医院保留和发展骨伤科包扎换药、小夹板固定，推拿科的手法按摩、中药熏蒸疗法，针灸科的穴位针灸、穴位注射、叩击梅花针、拔火罐，以及妇产科、消化内科、肿瘤内科的中药灌肠等方法，在临床上收到良好的效果。① 2019 年 12 月，佛山市中医院两项护理技术——骨科门诊"夹板固定术"和骨十一科的"牛角罐疗法"分别入选中华中医药学会适宜技术推广项目和培育项目。

佛山市南海区护理学会中医护理专业委员会在两年内共有 3 个广东省中医药管理局立项课题，6 个中医护理课题获佛山市科技局立项，发表中医护理 SCI 高质量论文 2 篇。赖美艳、李志嫦、吴容芳以砭石罐灸技术参加广东省中医护理技术创新大赛荣获一等奖。多名护士参加佛山市中医护理骨干人才培训班，并获"优秀学员"称号。委员会成员严燕丽、陈婷婷荣获首届岭南中医护理联盟特色疗法大赛三等奖，委员会成员王珍、严燕丽、陈婷婷、李颖在佛山市中医护理技能大赛中获得团体二等奖、三等奖。

（四）护理技术继续教育

2020 年 9 月 18 日，佛山市中医院骨七科（创伤骨科）承办的省级继续教育项目"中医护理技术在创伤骨科病房应用新进展暨护理用具创新学习班"在佛山市中医院举行，以"中医护理"和"护理创新"为主题，旨在提高护理人员的创新意识和创新能力，解决临床护理问题，培养中医护理创新人才，吸引了省内近 200 名医务人员参会。

佛山市南海区护理学会中医护理专业委员会 2018—2019 年共举办省、市级继续教育项目 10 余项，2018 年 11 月举办中医护理适宜技术推广项目培训班——"李氏砭法虎符铜砭刮痧临床应用培训班"，2019 年 11 月 3 日联合儿科专业护理组共同举办小儿推拿技术推广学习班。

（五）中医护理门诊

2018 年 8 月，佛山市南海区护理学会中医护理专业委员会率先在南海区开展首个中医护理门诊，每周出诊中医护士达到 5 人次，服务内容包括铜砭刮痧、雷火灸、平衡火罐、耳部刮痧、固元灸、火龙灸、穴位注射、耳穴压豆、艾条灸、刺络放血、脐疗灸、气胶灸、隔物灸、开天门、穴位贴敷等 20 余项中医护理技术，服务涉及面广，服务对象包括健康的咨询者、慢性病患者、专科出院患者。护理门诊开诊至今共接诊 700 多人次，创造了良好的社会效益和经济效益。

2020 年 5 月，佛山市中医院开设广东省首家中医治未病护理门诊，成为治未病护理工作的一个新亮点。服务内容包括隔玉灸、耳穴压豆、揿针、刮痧、平衡火罐、耳穴压豆、经络刮痧、杵针、脐疗灸、腕踝针等中医护理技术。

---

① 参见佛山市地方志编纂委员会编《佛山市志（1979—2002）》（第 4 册），方志出版社 2011 年版，第 2388 页。

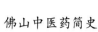
第三节　中医药学术与临床、科研的发展

新中国成立后，佛山中医药学术与临床科研以其实践的有效性和科学性继续前进，与中医药整体事业发展相一致，可分为3个阶段。

第一阶段（1949—1978年），新中国成立后至改革开放之前。这一时期，佛山中医药在中医基础理论研究、传染病研究、中医药治疗方法、中成药研究及中西医结合研究等方面取得进展，中医临床各科开始建立，骨伤科著作《骨折与脱位的治疗》获广东省科技成果四等奖，为这一时期标志性著作，体现了佛山骨伤科的学术地位。

第二阶段（1979—2005年），改革开放后，佛山中医药临床与学术科研日新月异，主要体现在应用研究方面。中医临床各科研究，包括骨伤科、内科（糖尿病、高血压）、皮肤科、肿瘤科、妇科、针灸科、儿科、中西医结合等，成果斐然。在中成药研究、中药包装和制剂研究，以及中药复方研究等方面，亦有不少成绩。在医用器械的研制方面与时俱进。多项中医药科研获得各级奖励，多项专利产生。

第三阶段（2006—2020年），佛山向中医药强市迈进。2006年，中共佛山市委、市政府开始实施中医药强市重大策略，组织实施了"三大工程"：名院名科名医工程、基层中医药能力提升工程和治未病健康工程，加强中医人才队伍建设。中医临床各科学术科研取得新成就，中医治未病科建设受到重视。这一阶段佛山中医药科技发展主要体现为中医专科建设取得突破，标志性的成果是两个"国家临床重点专科"。2012年，佛山市中医院骨伤科正式被遴选为卫生部国家临床重点专科（中医专业）建设项目，这是当时佛山唯一的国家级重点专科。佛山市中医院中医骨伤科荣获"广东省中医名科"称号，佛山市中医院成为华南区域中医诊疗中心（骨伤）建设单位。广东省中西医结合医院呼吸科是国家临床重点专科建设单位、国家中医药局"十二五"重点专科建设单位、广东省重点中西医结合专科、广东省中医名科，其自血穴位注射疗法治疗哮喘的研究居国内同类研究的领先水平。中医药重点学科建设是促进中医药学术发展的基础，是培养高层次中医药人才和科学研究的重要基础。2000年，国家中医药管理局发布《国家中医药管理局局级重点学科管理办法》，在全国中医药系统推行重点学科建设，广东省也相继开展中医药重点学科建设。截至目前，佛山市共有省级及以上中医类重点专科和特色专科48个，其中国家临床重点专科2个，国家中医药管理局重点专科5个，获认定广东省高水平临床重点专科6个，获认定广东省"十三五"中医药重点、特色专科建设项目共23项等。中医专科建设取得了明显成效。

原籍为佛山的人士也在中医药领域取得骄人成就。传染病研究及中药研究方面，李国桥青蒿研究的突破性成就举世瞩目；皮肤病研究方面，禤国维被评选为第二届国医大师。

据不完全统计，改革开放后，佛山市中医系统获得市级以上各项奖励50多项，

获得专利100多项，其中70%以上属于骨科。历年各项获奖课题、各项专利见表4 -
2、表4 -3。

表4 -2　佛山中医系统历年各项获奖课题一览（1981—2017年）

获奖课题名称	奖励名称	年度	获奖（主持）人	获奖单位
肱骨外科颈骨折432例治疗体会	佛山地区科技成果二等奖	1981	陈渭良、李家达、马镇松、元日成	佛山市中医院
中医治疗肱骨外科颈骨折	广东省医药科研成果三等奖	1983	陈渭良、李家达、元日成	佛山市中医院
移位型髌骨骨折治疗方法的探讨	佛山市科技进步三等奖、佛山市卫生局科技三等奖	1984	陈渭良、李家达、陈志维	佛山市中医院
"佛山红药软膏"的研制与应用	佛山市科技进步二等奖	1986	陈渭良、李家达	佛山市中医院
外用"伤科黄水"的临床及实验研究	广东省中医药科技进步二等奖、佛山市科技进步二等奖、佛山市卫生局医药科研一等奖	1989	陈渭良、李家达、元日成、钟广玲、陈志维	佛山市中医院
改良骨盆骨外固定器配合复杂牵引治疗不稳定骨盆骨折脱位的研究	佛山市科技进步一等奖	2000	钟广玲（主持）	佛山市中医院
骨折愈合应力适应性的研究	中华中医药学会科学技术奖二等奖	2003	佛山市中医院与中国中医研究院骨伤科研究所	佛山市中医院、中国中医研究院骨伤科研究所
补阳还五汤对家兔血小板PAF受体调节与活性的影响	佛山市科学技术奖二等奖 广东省科学技术奖三等奖	2004 2005	张继平、蔡丽云、姚晖、香卫红等	佛山市中医院
DZY - C型三叉神经立体定向仪的开发与应用研究	佛山市科技进步一等奖	2004	陈小华、董意如、张继平、孙泽源、江野峰等	佛山市中医院
陈渭良骨伤科学术思想及临床经验研究	佛山市科技进步二等奖	2004	钟广玲、陈逊文、杨海韵、陈志维、徐志强等	佛山市中医院

续上表

获奖课题名称	奖励名称	年度	获奖（主持）人	获奖单位
利用伤肢小隐静脉修复腘动静脉断裂的临床应用研究	佛山市科技进步三等奖	2004	高峻青、陈逊文、郭跃明、左中男、陈浩宇等	佛山市中医院
陈渭良骨伤科学术思想研究及临床经验研究	佛山市科技进步二等奖 中华中医药学会科学技术奖二等奖	2004 2005	钟广玲（主持）	佛山市中医院
颌面部术后头颌部弹力套研发	广东省传统医学会科技进步奖二等奖、佛山市禅城区科学技术奖三等奖	2005	谭玉莲	佛山市中医院
参附注射液对家兔缺氧型心脏骤停－心肺复苏模型血清心肌肌钙蛋白T的影响	佛山市科技进步二等奖	2005	何明丰、张英俭、陈文元、徐文冲、徐劲松等	佛山市中医院
雌雄全蝎及全蝎不同部位的宏量与微量元素特征谱研究	佛山市科技进步二等奖	2005	张继平、蔡丽云、姚晖、香卫红等	佛山市中医院
肝积方改善中晚期原发性肝癌病人生存质量的机理研究	佛山市科技进步三等奖 广东省科技进步三等奖	2005 2010	田华琴、郎江明、梁贵文、黄志庆、黄小青等	佛山市中医院
乙型肝炎感染状况及其影响因素研究	佛山市科技进步三等奖	2005	杜恩娜（主持）	佛山市中医院三水分院
牛磺酸对2型糖尿病血瘀证患者血管内皮细胞和血小板活化功能的影响	佛山市科学技术奖二等奖 广东省科学技术奖三等奖	2006 2007	郎江明、魏爱生、王甫能、孙丰雷、陈苹、郅敏、陈发胜	佛山市中医院
环维黄杨星D对脑缺血再灌注GAP－43mRNA与神经粘蛋白表达的影响	佛山市科技进步二等奖	2006	谭峰（主持）	佛山市中医院
渭良伤科油对老年卧床患者褥疮的防治作用	佛山市科技进步二等奖	2007	高少茹（主持）	佛山市中医院

续上表

获奖课题名称	奖励名称	年度	获奖（主持）人	获奖单位
中西医结合预防创伤骨折围术期高凝状态的临床研究	佛山市科技进步二等奖	2008	欧锦燕（主持）	佛山市中医院
内异丸合内异灌肠液联合治疗子宫内膜异位症的临床观察	佛山市科技进步二等奖	2009	邬素珍（主持）	佛山市中医院
肾维宁治疗早中期慢性肾功能衰竭的临床和实验研究	佛山市科技进步二等奖	2009	张小娟、余俊文、奔流、杨剑	佛山市中医院
穴位手法推拿治疗对颈性眩晕患者血液 D－二聚体含量的影响	佛山市科技进步三等奖	2009	张盛强（主持）	佛山市中医院、佛山市第二人民医院
灯盏细辛对血瘀证型急性脑梗死 VEGF、SI-CAM－1 的影响	佛山市科技进步三等奖	2009	巫祖强（主持）	广东省中西医结合医院
中草药挥发性成分活性物质提取关键技术	佛山市科技进步三等奖	2009		广东一方制药有限公司
环维黄杨星 D 对高血压大鼠脑缺血损伤保护作用的机制研究	广东省科技进步三等奖	2010	谭峰、顾卫、万赛英、吴海科、王金良、黄涛、陈文霖	佛山市中医院
佛山地区痛风与高尿酸血症流行病学调查研究	佛山市科技进步二等奖	2010	余俊文（主持）	佛山市中医院
手部小型功能支具的研制及临床应用	佛山市科技进步二等奖	2010	高峻青（主持）	佛山市中医院
补阳还五汤对脊髓损伤大鼠脊髓组织 PAF 受体 mRNA 表达的影响	佛山市科技进步二等奖	2010	张继平（主持）	佛山市第二人民医院、佛山市中医院、佛山市禅城区张槎医院
FES 及促通技术对急性脑梗塞患者调制功能的疗效评价	佛山市科技进步三等奖	2010	谭峰（主持）	佛山市中医院

续上表

获奖课题名称	奖励名称	年度	获奖（主持）人	获奖单位
参七汤防治冠心病支架植入术后再狭窄的临床和机理研究	佛山市科技进步三等奖	2010	赵华云（主持）	佛山市中医院
血液净化专业护士核心能力评价指标体系的构建及应用	佛山市科技进步三等奖	2010	高少茹（主持）	佛山市中医院、佛山市第一人民医院、佛山市第二人民医院
中药单体治疗 2 型糖尿病及其并发症疗效及机制的系列研究	中华中医药学会科学技术奖三等奖	2011	郎江明、魏爱生、陈苹、叶建红、陈发胜、王甫能、蒋开平、黄彪	佛山市中医院
中医药对外伤骨折及其术后的高凝状态的影响	佛山市科技进步二等奖	2011	吴征杰（主持）	佛山市中医院
医用管腔器械超声清洗影响因素的研究	佛山市科技进步二等奖	2011	刘莉（主持）	佛山市中医院
急性腹痛病变定位与耳穴诊断的相关性研究	佛山市科技进步三等奖	2011	刘继洪（主持）	佛山市中医院
侧卧位经皮肾微造瘘输尿管镜取石治疗复杂性肾结石的临床研究	佛山市科技进步三等奖	2011	张少林（主持）	佛山市中医院
手部小型功能支具的研制及临床应用	广东省科学技术奖三等奖、佛山市科技进步二等奖	2012	高峻青（主持）	佛山市中医院
电针干预脑梗塞 Nogo-A 及其受体 NGR 表达的研究	佛山市科技进步二等奖	2012	谭峰（主持）	佛山市中医院
耳穴穴注缓解癌痛的临床观察及机制研究	佛山市科技进步三等奖	2012	田华琴（主持）	佛山市中医院
对比增强超声在四肢血管损伤中的临床应用研究	佛山市科技进步三等奖	2012	刘照宏（主持）	佛山市中医院

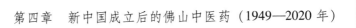

续上表

获奖课题名称	奖励名称	年度	获奖（主持）人	获奖单位
双能 X 线吸收测量法（DEXA）测定成年人单纯性肥胖症脂肪含量分布及应用研究	佛山市科技进步三等奖	2014	刘继洪（主持）	佛山市中医院
传统中药前处理与提取生产的技术改造	佛山市科技进步二等奖	2014		佛山德众药业有限公司
电针对脑梗死远隔损害的影响与机制	佛山市科技进步一等奖	2015	谭峰（主持）	佛山市中医院
三重刺激技术评价电针对急性脑梗死患者神经功能与皮质脊髓束影响研究	佛山市科技进步二等奖	2016	谭峰（主持）	佛山市中医院
髁突矢状骨折复位钳的研发	佛山市科技进步二等奖	2016	彭国光（主持）	佛山市中医院
ICPP 女孩的行为因子与中医证型的关系及中药疗效研究	佛山市科技进步三等奖	2016	莫珊（主持）	佛山市中医院
骨与软组织肿瘤的氢质子磁共振波谱研究	佛山市科技进步三等奖	2016	张家雄（主持）	佛山市中医院
人工髋关节置换术快速康复护理路径的建立及评价	佛山市科技进步三等奖	2016	莫柳仙（主持）	顺德区中医院
腋臭根治术皮片原位回植的临床研究	佛山市科技进步三等奖	2016	傅国（主持）	广东省中西医结合医院
电针促进脑梗死神经再生与调控 Nogo-A 抑制信号传导通路的研究	广东省科技进步三等奖	2017	谭峰、梁艳桂、陈杰、万赛英、吴海科、霍绮雯、陈文霖	佛山市中医院

表 4 - 3 佛山中医系统专利一览（1999—2020 年）

专利名称	发明人	公开日期	发明人单位
一种治疗软组织损伤的外用药及其生产方法	陈渭良	1999 - 05 - 05	佛山市中医院

续上表

专利名称	发明人	公开日期	发明人单位
一种保健食品及其生产方法	陈渭良	1999 – 07 – 21	佛山市中医院
三叉神经半月节立体定向仪	董意如	2000 – 03 – 08	佛山市中医院
扫床器（医用）	苏贺、林秋丽、刘璐、谭杏贤	2001 – 02 – 07	佛山市中医院
一种预防和治疗骨质疏松及促进骨折愈合的药物及其生产方法	陈渭良	2002 – 01 – 02	佛山市中医院
骨盆骨外固定器	钟广玲	2002 – 09 – 11	佛山市中医院
可调式眼镜	李豫明	2004 – 05 – 19	南海区中医院
仰俯可调式眼镜	李豫明	2005 – 03 – 23	南海区中医院
一种组合式可调节手部多功能牵引支具	高峻青	2009 – 11 – 04 2011 – 04 – 17	佛山市中医院
足癣外用药密封套	李豫明	2011 – 01 – 19	广东省中西医结合医院
医用注射液导液器	谭玉莲、邢玉英	2011 – 04 – 27	佛山市中医院
一种治疗掌指骨骨折的专用固定器	李豫明	2012 – 02 – 08	广东省中西医结合医院
一种用于治疗锁骨骨折的肩托固定带	李豫明	2012 – 03 – 14	广东省中西医结合医院
拇指固定器	李豫明	2012 – 04 – 25	广东省中西医结合医院
超声波直流电水疗仪	袁佳	2012 – 11 – 14	广东省中西医结合医院
多功能充气型下肢外展枕 一种多功能充气型下肢外展枕	陈玉梅、刘莉、林秋丽	2013 – 02 – 27 2013 – 04 – 17 2013 – 06 – 12	佛山市中医院
髋关节术后固定垫	高少茹、谭杏贤	2013 – 07 – 31	佛山市中医院
健身球	丘华、冯妙坚	2013 – 07 – 31	广东省中西医结合医院
经皮电刺激周围神经治疗仪专用电极 一种配置经皮穴位电刺激电极的腕管综合征专用支具	吴海科、朱海、黎鸣	2013 – 08 – 14	佛山市中医院

续上表

专利名称	发明人	公开日期	发明人单位
医用管腔类器械的半自动清洗机	王新鹤、玄兆宇、卓义海、邱晴玲	2013－08－28 2014－01－01	广东省中西医结合医院
简易手指功能锻炼器	刘可权、谭峰	2013－10－09	佛山市中医院
一种生物型人工髋关节表面置换假体	刘礼初	2013－12－18	佛山市中医院
一种生物型人工髋关节股骨柄	刘效仿、刘礼初	2014－01－15	佛山市中医院
一种多功能运动型交腿皮瓣修复术后防足下垂用具	陈玉梅、刘莉、林秋丽	2014－05－07	佛山市中医院
髁突矢状骨折复位钳	彭国光、王科、杨磊、谭玉莲、何善志	2014－12－10	佛山市中医院
一种防烫伤恒温艾灸盒 艾灸盒	罗文、田华琴、陈银崧	2015－03－18 2015－04－01	佛山市中医院
一种椎弓根螺钉植入的虚拟方法及装置	刘效仿、李建英、王琼、孙寅紫、秦璟、刘礼初、王平安	2015－04－22	佛山市中医院
舌部肌肉锻炼器	谭峰	2015－07－08	佛山市中医院
椎间孔镜体表靶向定位穿刺装置 椎间孔镜体表穿刺装置	禤天航、曹正霖、陈月娥	2015－07－15 2015－07－29	佛山市中医院
咽部肌肉锻炼器	谭峰	2015－08－05	佛山市中医院
膝关节热疗仪	谭峰	2015－08－12	佛山市中医院
椎间孔镜定位穿刺及固定装置（改良型）	禤天航、曹正霖、陈月娥、关宏刚	2015－09－02	佛山市中医院
一种基于机械模型的骨钻孔触觉交互方法	刘效仿、李建英、王琼、孙寅紫、秦璟、刘礼初、王平安	2015－09－23	佛山市中医院
鼻咽通气道的改进结构	赵红炜、谭峰	2015－09－30	佛山市中医院
一种新型医用鼻咽通气道	谭峰、赵红炜	2015－10－21	佛山市中医院
万向调整结构及牵引成骨固定装置	刘效仿、刘礼初	2015－10－21 2015－12－23	佛山市中医院

续上表

专利名称	发明人	公开日期	发明人单位
颌面部术后头颌部弹力套	谭玉莲、彭国光、王科	2015 – 12 – 02	佛山市中医院
下肢运动辅助装置	谭峰	2016 – 03 – 02	佛山市中医院
一种气囊式腕垫	谭峰	2016 – 03 – 09	佛山市中医院
一种步行辅助装置	谭峰	2016 – 03 – 16	佛山市中医院
吞咽功能冰刺激器及其制造方法	谭峰	2016 – 03 – 16	佛山市中医院
一种耳穴穴位艾灸盒	刘继洪、陈月娥	2016 – 07 – 27	佛山市中医院
一种半月板缝合穿线钢针	何利雷、傅秋媛	2016 – 08 – 10	佛山市中医院
一种半月板缝合拉线钢针	何利雷、傅秋媛	2016 – 08 – 10	佛山市中医院
一种新型耳部穴位艾灸盒	陈月娥、刘继洪	2016 – 08 – 24	佛山市中医院
一种防倒流胃管	谭峰	2016 – 09 – 28	佛山市中医院
一种方便监管的输液器	谭峰	2016 – 10 – 26	佛山市中医院
一种肠内营养输液器	谭峰	2016 – 10 – 26	佛山市中医院
可视化运动护具	何利雷	2016 – 11 – 09	佛山市中医院
一种应用于血压测量的四肢袖带	谭峰	2016 – 11 – 16	佛山市中医院
一种神经检查组合器具	谭峰	2016 – 12 – 14	佛山市中医院
髁突矢状骨折手术撑开器	彭国光、王科、谭玉莲、何善志	2016 – 12 – 21	佛山市中医院
一种抽药推进器	谭峰	2016 – 12 – 21	佛山市中医院
一种防脱落可调的吸氧管	谭峰	2017 – 01 – 11	佛山市中医院
一种下颌骨髁突挑拨器	彭国光、王科、谭玉莲、何善志	2017 – 02 – 22	佛山市中医院
一种颞下颌关节深窄拉钩	彭国光、王科、谭玉莲、何善志	2017 – 02 – 22	佛山市中医院
一种便携式多部位保护装置	谭峰	2017 – 03 – 15	佛山市中医院
一种下颌骨髁突探钩	彭国光、王科、谭玉莲、何善志	2017 – 03 – 22	佛山市中医院
医用拉钩（下颌骨升支拉钩）	彭国光、王科、谭玉莲、何善志	2017 – 05 – 17	佛山市中医院
医用探钩	彭国光、王科、谭玉莲、何善志	2017 – 05 – 17	佛山市中医院

续上表

专利名称	发明人	公开日期	发明人单位
医用拉钩（深窄双头拉钩）	彭国光、王科、谭玉莲、何善志	2017 – 05 – 17	佛山市中医院
医用挑拨器	彭国光、王科、谭玉莲、何善志	2017 – 05 – 17	佛山市中医院
一种下颌骨升支拉钩	彭国光、王科、谭玉莲、何善志	2017 – 05 – 17	佛山市中医院
牙垫型管路固定器	区智凤、赖慧晶、马明远、张改、刘彦鹏	2017 – 05 – 24	佛山市中医院
小檗碱在制备治疗急性软组织损伤的药物中的应用	刘效仿、余俊文、李子鸿、李怀国、刘东文、郑芳昊、刘礼初、李雪、蔡立雄	2017 – 06 – 13	佛山市中医院
伤科黄水在制备治疗毛周角化症的药物中的应用	刘效仿、余俊文、李子鸿、李怀国、刘东文、郑芳昊、刘礼初、李雪、蔡立雄	2017 – 06 – 13 2020 – 06 – 23	佛山市中医院
一种治疗急性软组织损伤的药物组合物	刘效仿、余俊文、李子鸿、李怀国、刘东文、郑芳昊、刘礼初、李雪、蔡立雄	2017 – 06 – 30	佛山市中医院
多功能输液固定装置	康玉闻、邓惠群、陈玉梅	2017 – 07 – 07	佛山市中医院
强筋通络止痛散方剂	沈楚龙、康玉闻、陈丽华、周宇星、陈鹤	2017 – 08 – 04	佛山市中医院
一种控制系统及智能组合式可调节手部多功能牵引支具	高峻青、王成勇、张家盛、罗桦杰	2017 – 08 – 18	佛山市中医院、广东工业大学

佛山中医药简史

续上表

专利名称	发明人	公开日期	发明人单位
一种智能组合式可调节手部多功能牵引支具	高峻青、刘效仿、付记乐、詹晓欢	2017 - 08 - 18 2018 - 09 - 07	佛山市中医院
一种医用直径测量仪	胡克萍、陈玉梅、谭艳庆、林小红、黄清华、傅秋媛、苏薏、杨康勇	2017 - 08 - 22	佛山市中医院
一种头部水力按摩帽	谭峰	2017 - 08 - 29	佛山市中医院
一种下肢关节辅助锻炼组合器	张朝鸣、何利雷、赵立连、邢基斯、许挺、胡克萍	2017 - 09 - 19	佛山市中医院
一种保湿口罩	何巧萍、许志茂、林悦平	2017 - 11 - 03	佛山市中医院
肌电信号采集系统	尚鹏、侯增涛、杨朝岚、刘效仿、刘礼初、李光林、叶新	2017 - 12 - 15	深圳先进技术研究院、佛山市中医院
一种足球训练器	谭峰	2018 - 01 - 12	佛山市中医院
一种倒立步行器	谭峰	2018 - 02 - 02	佛山市中医院
身痛罐逐方	沈楚龙、康玉闻、周宇星、沈钊雄、蓝义琨	2018 - 02 - 02	佛山市中医院
危重病人的翻身牵引固定装置	黄国敏	2018 - 02 - 09	佛山市中医院
一种距下关节融合螺钉置入导向器	李雪、朱永展、谭彩霞	2018 - 02 - 27	佛山市中医院
竹罐处理方法及竹罐三联技术	康玉闻、沈楚龙、沈钊雄、陈玉梅、陈苹、邓惠群	2018 - 03 - 09	佛山市中医院
一种马蜂窝清除器	谭峰	2018 - 03 - 16	佛山市中医院
一种椎间孔镜通道导向模块	袁世民	2018 - 03 - 20	广东省中西医结合医院

续上表

专利名称	发明人	公开日期	发明人单位
治疗口腔术后肿胀的中药及含有该中药的软膏制备方法	徐俊鸿、孙雷、孙小涵、邓卓燕、高卓维、梁淑和、洪毓嫦	2018 – 06 – 12	广州中医药大学顺德医院
重症患者便利服装	黄国敏、陈玉梅、区智凤	2018 – 06 – 29	佛山市中医院
伤科黄水制剂的质量控制方法	刘效仿、郑芳昊、陈韵姿、余俊文、李子鸿、李怀国、刘东文、杨雄辉、冼少华	2018 – 07 – 10	佛山市中医院
一种用于足外侧柱延长手术的撑开器	邹运璇、李雪、朱永展	2018 – 07 – 24	佛山市中医院
组合式多功能尿液收集装置	陈玉梅、李淑芳、刘莉、区智凤、刘彦鹏	2018 – 08 – 24	佛山市中医院
一种控制系统及智能组合式可调节手部多功能牵引支具	高峻青、王成勇、张家盛、杨松	2018 – 09 – 07	佛山市中医院
拉力检测模块及智能组合式可调节手部多功能牵引支具	高峻青、王成勇、王兮、黄昭华	2018 – 09 – 07	佛山市中医院
一种改善伤科黄水澄明度的制备方法	刘效仿、郑芳昊、陈韵姿、余俊文、李子鸿、李怀国、刘东文、杨雄辉、冼少华	2018 – 09 – 28	佛山市中医院
一种治疗糖尿病足的药物组合物	刘效仿、余俊文、魏爱生、李子鸿、李怀国、刘东文、郑芳昊、刘礼初、李雪、蔡立雄	2018 – 10 – 12	佛山市中医院

续上表

专利名称	发明人	公开日期	发明人单位
一种改良式艾灸吊篮 一种附子饼模具	李子勇、阮艳锋、邓聪、覃彪民、老锦雄、李树成、蔡少萍、谢冬群、卢佩斯、叶金丽、黄杏、丁旭萍、魏曼、招文意、穆瑞琴、陈晓君、丘彩婷、莫镭、杨世瑜、老洁慧、陈颜红、奚园园、韦贝华、郭丹丹、杨坤宇	2018－10－16 2019－06－14	佛山市中医院
一种医用牵引颈托	谭峰	2018－11－02	佛山市中医院
一种医用固定夹	付记乐、胡志奇、苗勇、易延华、高峻青、罗燕伟、王应琼、苏畅、刘志华	2018－11－13 2019－09－17	佛山市中医院
一种医用雾化鼻罩	谭峰	2018－11－16	佛山市中医院
一种医用固定板和固定支具 一种医用固定板和使用该医用固定板的固定支具	付记乐、胡志奇、苗勇、赵庆豪、高峻青、罗燕伟、张家盛、刘志华	2018－11－23 2019－11－12	佛山市中医院
一种病理组织学样本可移式升降悬停照相装置	毛荣军	2018－12－21	佛山市中医院
一种圆骨齿型嵌夹助推器	毛荣军	2018－12－21	佛山市中医院
聚热遮光型烤灯防护罩	区智凤、陈玉梅、李淑芳、林秋丽	2019－02－12	佛山市中医院
易于塑形的锁定式矫正支具	付记乐、高峻青、罗燕伟、胡志奇、刘志华、黎土明、詹晓欢	2019－02－22	佛山市中医院

续上表

专利名称	发明人	公开日期	发明人单位
一种具有压平功能的牙胶尖切断器 一种具有压平功能的牙胶尖切断器及其头部的生产方法	冯远华	2019 – 04 – 02 2019 – 11 – 26	佛山市中医院
一种不规则半圆骨凹型助推器	毛荣军	2019 – 05 – 03	佛山市中医院
一种引流管高度量度尺	何巧萍、钟文婷	2019 – 05 – 17	佛山市中医院
易于塑形的锁定式矫正支具及其定型方法	付记乐、高峻青、罗燕伟、胡志奇、刘志华、黎土明、詹晓欢	2019 – 06 – 04	佛山市中医院
一种胰岛素注射搭档捏皮器	梁嘉朗、何怡	2019 – 06 – 04	广东省中西医结合医院
一种医用枕垫	付记乐、胡志奇、高松渤、罗心芮、刘志华、陈玉梅、王应琼、苏畅	2019 – 06 – 18	佛山市中医院
一种组合型医用枕垫	付记乐、胡志奇、罗心芮、高松渤、刘志华、张家盛、王兮、詹晓欢	2019 – 06 – 28 2020 – 01 – 14	佛山市中医院
膝关节熏洗装置	陈玉梅、林梅、李淑芳、赖慧晶、刘彦鹏	2019 – 07 – 02	佛山市中医院
弧形骨搬运器	高峻青、刘效仿、杨匡洋、詹晓欢、王朝辉、刘礼初、高松渤、陈浩宇	2019 – 07 – 12	佛山市中医院
一种限制掌指关节背伸的固定托板	高峻青、詹晓欢、付记乐、高松渤、张家盛、王兮、黄昭华、罗桦杰	2019 – 07 – 26	佛山市中医院
一种马蹄内翻足的测量仪器	张保球、陈小舒	2019 – 08 – 02	佛山市中医院
一种快装连接的血液透析循环管路	余苑辉	2019 – 08 – 02	佛山市中医院

续上表

专利名称	发明人	公开日期	发明人单位
一种侧卧位头枕	李冬妹、赵立连、许挺、黄素珍、高泽伟、何利雷、冼肇华	2019 – 08 – 06	佛山市中医院
床板及其构成的妇科手术床	潘美开、关楚华、莫晓程、周小萍、徐翠平	2019 – 08 – 20	广东省中西医结合医院
吸痰管及吸痰器	苏懿、潘文凤	2019 – 08 – 30	佛山市中医院
一种陶土拔火罐	林梅、陈玉梅、康玉闻、肖彬娥、李凤萍、陆小芬、麦清霞	2019 – 09 – 10	佛山市中医院
智能控温可调式护理装置	熊惠秀、谭艳庆、胡克萍、陈小舒、陈惠雅	2019 – 09 – 13	佛山市中医院
腰腿功能锻炼器	李淑梅、陈燕群、王珍、何雪琴、谢小兰	2019 – 12 – 13	广东省中西医结合医院
一种精准拆线镜	李丹凤、黎庆卫、陈玉梅	2019 – 12 – 20	佛山市中医院
一种上肢多功能垫枕	王银平、杜雪莲	2020 – 01 – 10	佛山市中医院
一种膏药敷贴辅助工具	胡克萍、陈哲子、康玉闻、谭艳庆、陈惠雅、何利雷、张朝鸣、张迅超	2020 – 01 – 14	佛山市中医院
一种可精准调节的前臂快速消肿支架	李丹凤、黎庆卫	2020 – 02 – 14	佛山市中医院
一种牵引器械用牵引绳	区智凤、伍广锐、黄铭杰、谭志韵、陈玉梅	2020 – 03 – 06	佛山市中医院
一种人参皂苷 Rg1/含锶硫酸钙复合材料及制备方法	李雪、朱永展、谭艳庆、谭彩霞	2020 – 03 – 06	佛山市中医院

续上表

专利名称	发明人	公开日期	发明人单位
一种下肢康复训练装置	何芬、洪石、谢韶东	2020 - 03 - 31	佛山市中医院
一种督脉灸床	陈银崧、田华琴、吴静文、陈学彰、李宏良、杜雪莲、黎庆卫	2020 - 04 - 03	佛山市中医院
牙垫型管路固定器	梁奕好	2020 - 04 - 14	佛山市中医院
弧形骨搬运器	高峻青、刘效仿、杨匡洋、詹晓欢、李卓伟、王朝辉、杨松、黄昭华	2020 - 04 - 21	佛山市中医院
一种用于肩关节镜辅助植骨的装置	王昌兵、卢明峰、赵立连、许挺、邢基斯、何利雷、邓铭聪	2020 - 04 - 21	佛山市中医院
防跌倒病床	赖慧晶、区智凤、陈玉梅、李淑芳、卢婉敏、刘凡	2020 - 05 - 08	佛山市中医院
下肢骨折患者无障碍生活自理椅	陈玉梅、杜雪莲、王银平、董佩文	2020 - 05 - 08	佛山市中医院
一种吸嘴自动装载装置	莫巧璇、张劲丰、黄声淳	2020 - 05 - 19	佛山市中医院
一种便携式针灸收纳盒	何芬、林梅、林俊达	2020 - 05 - 22	佛山市中医院
一种穴位按压式枕垫	何芬、林俊达、谢韶东	2020 - 05 - 22	佛山市中医院
一种医用枕垫	付记乐、胡志奇、高松渤	2020 - 05 - 26	佛山市中医院
一种耳穴探针的改进结构	区智凤、伍广锐、陈玉梅、康玉闻	2020 - 06 - 30	佛山市中医院
一种医用冰帽	梁奕好、刘彦鹏	2020 - 06 - 30	佛山市中医院
一种牛角罐放气拔罐装置	康玉闻、熊惠秀	2020 - 06 - 30	佛山市中医院
一种多功能的新型轮椅	熊惠秀、康玉闻	2020 - 06 - 30	佛山市中医院

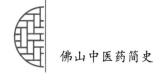

上述科研成果，主要为获得广东省科学技术奖、广东省医药科研成果奖、广东省中医药科技进步奖、中华中医药学会科学技术奖、佛山市科技进步奖、佛山市卫生局医药科研奖的课题与项目，它们是佛山中医药科研成就的代表。部分数据来自广东省科技厅、佛山市科学技术局、佛山市科学技术协会等官方网站及佛山市卫生健康局、南海区卫生健康局、中国中药控股有限公司提供的材料。

一、中医基础理论研究

新中国开办中医高等教育之时，学术界围绕着中医教材的编写曾展开对中医理论体系的广泛讨论。1956 年，南海籍罗元恺首先撰文，论述中医阴阳五行学说的起源及向医学的渗透。他认为阴阳五行学说起源于人类对自然的观察，古代医家在长期的临床实践基础上吸收这种哲学思想，使之成为中医学理论的一个组成部分，在今天仍具有重要的指导意义。南海籍医家梁乃津认为，中医理论体系包括阴阳五行、脏腑经络等，都有着临床基础，不容否定。在民国时期曾发起"废止中医"之举的余云岫，在新中国成立初期又发表《医家五行说始于邹衍》一文，考证五行是阴阳家邹衍的理论，借此否定中医阴阳五行的科学性。1956 年，梁乃津发表文章进行批评驳论，他说：

> 古代的阴阳五行说，绝不止邹衍这一派。……医学家采取之以为说明医学，是极自然的趋势，其中也许有不是完全合理的地方，但绝不能与唯心主义如邹衍之流的说法视同一体。最明显的是，阴阳五行学派的唯心主义观点，从古到今都不在于它的自然观方面，而是在于它的人生观、社会观和历史观方面。而医家的阴阳五行说，主要的却都是属于自然方面的……中国医学处处从整体出发，从变化发展看问题，原因虽有多端，阴阳五行说也是其中一个重要的因素。我们有什么理由，看成阴阳五行说是祖国医学的罪状呢？
>
> 中国医学处处从临床事实出发，遇有理论与事实不能贯通的时候，它是宁可在理论上有些好像难于索解，也服从临床事实的，就如阴阳五行说，有所谓母子隔二隔三的说法，在攻击中医如余云岫之流看来，以为这是中医学说的"玄虚"，他们不知道这正是中国医家在事实面前服从事实的精神。[1]

对于中医脏腑学说，梁乃津曾发表《脏腑经络学说形成的过程》一文，提出："构成脏腑经络学说的主要来源，包括下列几个方面：①临床实践；②解剖生理知识；③生活实践；④哲学的概括。其中最可宝贵的当然是临床实践。生活实践有些对医学是有帮助的，其中一些且与医学同源，但在古代条件下，有些则难免有人为的牵附，解剖生理知识在开始阶段，曾经起过相当大的作用，也是脏腑学说的基础，到后

---

① 梁乃津：《批判余云岫"消灭中医"的谬论和他的阴阳五行说》，载《广东中医》1956 年第 1 期（创刊号），第 6–13 页。

来，由于环境条件的限制，在整个祖国医学发展过程中，日渐居于不重要的地位，其中特别是解剖部分，哲学的概括是任何学术发展到成为一种理论体系时的必由之道，其中当然有正确的也有错误的，但是，正确的一面居主导作用。"

这些观点明确指出，中医理论虽然渗透一定的哲学理论，但本质上是实践医学。梁乃津指出，"各家基本循着这样一条共同途径合拢起来产生脏腑学说：解剖生理知识—临床实践—哲学学说的概括（如阴阳五行）"，从而肯定了中医理论的合理性与科学性。

二、中医临床各科

临床医疗是中医科研重点，佛山中医药在骨伤科、传染病、内科、肿瘤、妇科、儿科、针灸等临床研究方面均取得了不少成就，体现了佛山中医专业诊疗水平，其中骨伤科临床科研成就尤为突出，体现了佛山的地方特色。

（一）骨（外）伤科

佛山中医骨伤科历史悠久，成就辉煌，是佛山中医药临床各科中的优势专科，其中佛山市中医院骨科的发展最具代表性。从清代开始传承的李氏骨伤流派在新中国成立后进入发展新阶段，1956 年 7 月，李氏骨伤的代表人物李广海创建了佛山市中医院骨伤科，当时专科门诊只有两名医生——李广海与其子李家达，8 —12 月骨伤科门诊达 16148 人次。同年 11 月，医院开设 20 张病床，骨伤科病床有 5 张，主要收治四肢闭合骨折、软组织扭挫伤、简单开放性损伤的患者，主要治疗手段为传统手法整复、夹板固定、外敷药物及内服中药。1959 年，佛山市中医院举办中医学徒班，骨伤科由李广海、李家达担任指导老师。李广海主编《中医正骨学》（上、下册）供院内医生学习使用。1963 年，骨伤科医生增加至 6 人，分别是李广海、李家达、陈渭良、梁理平、曹德深、李寿鹏，骨伤科的病床数增加至 30 张。1965 年，医院设立手术室，开展的首例骨科手术是髌骨骨折并股骨髁骨折的切开复位内固定术。科室开展四肢开放骨折的清创内固定术，选择性开展一些闭合骨折的开放复位内固定术。1977 年，骨伤科医生增加至 18 人，开设病床 70 张，主要研究方向是髁间粉碎性骨折、脊柱骨折治疗方法。骨伤科将"正骨八法"发展成"正骨十四法"，提高了闭合疗法治疗骨折的临床疗效，小儿肱骨外髁翻转移位骨折、肱骨外科颈骨折合并脱位、陈旧性骨折畸形愈合等疾病的闭合治疗在当时已达到国内领先水平。① 陈渭良、李家达、马镇松、元日成撰写的论文《肱骨外髁翻转移位骨折的闭合治疗》一文刊登在 1977 年第 3 期的《中华外科杂志》上，并获全国医药卫生科学大会卫生进步三等奖。

改革开放后，骨科规模扩大，专业分科不断细化。1992 年，佛山市中医院被国家中医药管理局确定为全国中医骨伤科专科医疗中心建设单位。1993 年年底，骨伤

---

① 参见佛山市中医院《佛山市中医院志》（内部资料），1994 年版，第 1 - 3、45 - 47、55 - 56 页。

科成立关节专科病区（现骨十科）。1994 年，医院成为首家全国中医骨伤科医疗中心。新住院大楼投入使用，骨科一区、二区、三区搬进新住院大楼，骨伤科病床数432 张（加上桂城骨伤住院分区共 582 张）。1996 年，骨伤科被评为广东省"五个一工程"重点专科。2000 年，骨伤科专业进一步细分，成立了小儿骨科病区（现骨三科），这是华南地区首个设立小儿创伤及畸形疾病的病区。2005 年年底，骨九科（关节专科）成立。2007 年，佛山市中医院骨伤科增加到 14 个病区，住院床位数增加到1018 张；骨伤科通过国家中医药管理局"十五"重点专科验收，成为国家中医药管理局"十一五"重点专科建设单位。2008 年，骨伤科被中华中医药学会骨伤科分会授予"中医名科"称号。2009 年，骨伤科被评为广东省中医名科。2012 年，骨伤科正式被遴选为卫生部国家临床重点专科（中医专业）建设项目，这是当时佛山唯一的国家级重点专科，也是广东省唯一一个骨伤科专业的国家级重点专科。2019 年，骨伤科共开设 17 个独立核算单位，病床 1057 张，年门诊病人超过 66.99 万人次。

骨伤科临床研究与学术研究上新台阶。1979 年，佛山市中医院在治疗成人闭合外伤性股骨干骨折畸形愈合、闭合复位治疗陈旧性关节脱臼、筋腱牵引治疗移位性髌骨骨折、闭合治疗肱骨外髁翻转移位骨折及非新鲜性骨折等方面，都取得成效。陈渭良、李家达、元日成等完成的"中西医结合治疗骨折"项目，体现中医独特的理伤手法及其有效的伤科专药。1981 年，佛山市中医院骨伤科医务人员集体撰写的《骨折与脱位的治疗》一书，由广东科技出版社正式出版，并获广东省科技成果四等奖、佛山地区科技三等奖、佛山市卫生局科技一等奖。1983 年，陈渭良、李家达、元日成主持的"中医治疗肱骨外科颈骨折"项目获广东省医药科研成果三等奖。钟广玲、左中男、陈逊文撰写的《带掌背动脉的逆行复合组织皮瓣修复手外伤的临床应用》一文获 1994—1995 年度佛山市自然科学优秀学术论文一等奖。陈渭良的"中西结合治疗陈旧性肘关节脱位"项目成果获得 1996 年佛山市科学技术奖二等奖，"外用伤科黄水对急性开放性软组织创伤修复过程影响的临床与实验研究"1997 年获广东省中医药科技进步三等奖，"'正骨十四法'的临床应用与原理探讨"1997 年获广东省中医药科技进步三等奖。钟广玲、陈志维主编的《陈渭良骨伤科临证精要》获 1997 年广东省中医药科技进步三等奖。钟广玲、傅强、陈志维撰写的《前臂骨折愈合过程中骨痂骨密度的变化》一文获 2000—2001 年度佛山市自然科学优秀学术论文一等奖。钟广玲的"改良骨盆骨外固定器配合复杂牵引治疗不稳定骨盆骨折脱位的研究"获 2000 年佛山市科学技术奖一等奖，"陈渭良骨伤科学术思想及临床经验研究"获 2005 年佛山市科学技术奖二等奖和 2005 年中华中医药学会科学技术奖二等奖。2004 年 2 月，佛山市中医院与中国中医研究院骨伤科研究所的科研人员历经 10 年完成的"骨折愈合应力适应性的研究"项目获 2003 年度中华中医药学会科学技术奖二等奖。佛山市中医院与中国中医研究院骨伤科研究所通过 10 年 1 万余例骨折临床病例资料的统计分析，对骨折愈合应力适应性进行了验证，证实符合这一原则的骨折治疗方法能取得较好的疗效。研究结果显示：固定条件反映了骨折愈合的应力适应性；骨折愈合的模式、速度和变化过程都是与断端应力相适应的；骨折愈合断端局部物质梯度建立是骨折愈合应力适应性的直接表现，也是作用机制；骨痂的生成过程与改建期的成骨过程的差别是骨折愈合应力适应性的另一表现。2011 年，吴征杰主持的"中医药对外伤骨折及其术后的高凝状态的影响"研究通过测定病人不同时期促炎细胞因子（TNF-α、IL-6）、血液 D2 - 聚体、血小板计数及凝血酶原时间，观察中药、西药和中西结合对外伤骨折及手术创伤后应激反应和炎性介质过度释放的影响。吴征杰发现研究中使用的通脉汤具有行气破瘀、凉血疏风之功，符合中医对于创伤后的病机的认识。研究成果获佛山市科技进步二等奖。

骨科手外科成就突出。例如，左中男、陈逊文、高峻青等以掌背动脉为轴心，设计逆行掌骨近端关节面修复掌指关节缺损，用 1 或 2 枚克氏针将伤指与相邻正常手指横行贯穿固定，保持各关节的自由活动，术后早期进行功能锻炼，7 周左右拆除克氏针。治疗 2 ～5 掌指关节缺损 11 例获得成功，术后 1 ～3 个月关节活动接近正常，皮瓣全部成活。该方法具有简化手术、就地取材、损伤小、骨折固定可靠、便于早期功能锻炼、缩短疗程、再造关节血运佳等优点。[1] 研究成果论文获 1998—1999 年度佛山市自然科学优秀学术论文一等奖。左中男等自 1993 年 12 月开始，设计由 2 条相邻掌背动脉供血，带掌背神经的腕掌背侧逆行岛状皮瓣，应用废弃的手指骨肌腱支架或游离髂骨移植，再造手指 14 例，其中 3 例是手指脱套伤，切取皮瓣最大面积达 9 厘米×8 厘米，术后手的外形和功能满意。[2] 研究成果获 1994—1995 年度佛山市自然科学优秀学术论文二等奖。

除了佛山市中医院骨伤科，佛山其他中医院大都设置了骨伤科，其中广州中医药大学顺德医院骨伤科亦为广东省中医重点专科、佛山市"十三五"高水平重点专科。广州中医药大学顺德医院骨伤科分骨一、骨二、骨三、骨四、骨五科，其中骨一科坚持走传统与现代医学相结合的道路，采取"融贯中西，博采众长"的方法，秉承岭南中医骨伤精髓，结合现代医学的诊治技术，综合治疗脊柱、关节等疾病，尤其在颈椎病、腰腿痛、腰椎间盘突出、腰椎滑脱、胸腰椎骨折、成人退行性脊柱侧弯、老年骨质疏松病理性骨折、骨关节炎等方面具有独特的优势及特色。在现代医学诊治的基础上，开展了多项高难度及微创手术，如脊柱侧弯矫形术、显微镜辅助下颈椎前后路手术、微创通道下 MISTLIF 技术、经皮椎弓根钉内固定术、髋膝关节置换术、四肢内固定术等。对全脊柱内镜下治疗颈椎间盘突出、腰椎间盘突出治疗经验丰富。骨三科是顺德地区最早开展肩关节镜微创治疗、微创髋关节置换等治疗项目的单位，在肩髋膝等退行性疾病及创伤、运动损伤的诊治方面具有十分丰富的经验。骨五科以足踝外科、四肢关节创伤和四肢畸形矫形为主打，并在脊柱、老年骨质疏松骨折、骨折不愈合、大面积创面修复、大段骨缺损、骨髓炎、肢体慢性溃疡等方面积累了丰富的诊疗经验。科室重视治病的整体观念，突出"筋骨并重"。科室中医特色浓厚，在多年临床经验的基础上研制出"伤科黄油纱""舒筋洗""中药 1 号散""金黄散""四子

---

① 参见左中男、陈逊文、高俊青等《活动性并指固定治疗手部掌指关节缺损》，载《中华显微外科杂志》1999 年第 2 期，第 109 - 110 页。

② 参见左中男、钟广玲、刘效仿等《用带掌背神经的腕掌背侧逆行岛状皮瓣再造手指》，载《中华显微外科杂志》1995 年第 3 期，第 192 - 194、238 页。

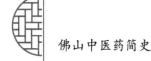

散""黄白散""通络止痛散""刺络放血""穴位贴敷"等多种专科中药及技术，临床疗效佳。

（二）传染病研究（岭南温病范畴）

中医药治疗传染病在新中国成立后受到进一步重视。1954—1955 年，各地医院应用中药土牛膝等治疗白喉效果显著，1955 年佛山专区卫生署召开了"土牛膝疗法治疗白喉经验交流会议"，出席人员有佛山专区第一、第二人民医院及其他各县区代表 40 人。会上佛山专区第二人民医院、番禺县人民医院、新会县人民医院等单位报告了 526 例使用中药土牛膝根合剂来治疗白喉疾病的情况，其中佛山专区第二人民医院对 148 例有典型症状和细菌检查阳性的半数以上病例，使用中药土牛膝加桑葛汤进行治疗，结果 119 例治愈，治愈率 80.27%，肯定了中药土牛膝合剂的良好疗效。在献方与中草药运动中，顺德县编成《验方集》20 多集，编著了《顺德采药录》一册。新中国成立以后，佛山市中医院彭玉林、吴佩鸣用鹅不食草糖浆对 20 例百日咳患儿进行疗效观察。[①]

1979 年，原籍佛山的李国桥疟疾研究小组，通过对 223 例恶性疟患者进行热型记录、原虫镜检动态观察，以及对恶性疟原虫裂殖周期二次热峰进行实验研究，重新认识了恶性疟红内期原虫发育规律，提出了恶性疟原虫每一裂殖周期不是引起一次发热而是引起两次发热的假说。在"两次发热"假说的指导下，研究小组应用中药青蒿素制剂抢救脑型疟疾 378 例，治愈率达 92.3%，超过世界上较好的疗效（治愈率为 82.3%），达到国际先进水平。《青蒿素的抗疟研究》获国家发明二等奖。为了表彰李国桥在中医中药防治疟疾方面做出的贡献，1987 年国务院授予李国桥"全国劳动模范"称号。

（三）内科

（1）内分泌疾病。对糖尿病的研究成果突出。1999 年，佛山市中医院郎江明首次对佛山市成年人糖尿病进行了流行病学调查，结果发现，糖尿病和糖耐量减低的患病率分别为 2.97% 和 3.50%，且随年龄增长而升高。肥胖、超重与糖尿病和糖耐量减低患病率升高密切相关，肥胖者患糖尿病的风险比为 2.58%，患糖耐量减低的风险比为 2.69%，明显高于正常体重者。糖尿病肾病患者中脾肾两虚、气血双亏证型组和阳虚水泛、浊阴上逆证型组血 $\beta2$ - 微球蛋白均显著高于正常值，阳虚水泛、浊阴上逆证型组 $\alpha1$ - 微球蛋白亦上升，且与脾肾两虚、气血双亏证型组差异显著；两组间心钠素、胰高血糖素及 $\beta2$ - 微球蛋白、IgG、白蛋白、分泌型 IgA 等亦有显著差异。该项目率先探讨了糖尿病肾病多项客观指标与中医辨证分型之间的关系，具有临

---

① 参见彭玉林、吴佩鸣《鹅不食草糖浆对百日咳疗效的初步观察》，载《广东中医》1960 年第 1 期，第 24 - 25 页。

床推广价值。1999 年，该研究成果通过了由广东省中医药局组织的科技成果鉴定，达到国内先进水平；2000 年获广东省中医药科技进步三等奖；2000 年 6 月获佛山市科技进步三等奖。[①] 郎江明主持的"牛磺酸对 2 型糖尿病血瘀证患者血管内皮细胞和血小板活化功能的影响"（中药单体联合胰岛素泵对糖尿病及并发症的系列研究）获 2006 年佛山市科学技术奖二等奖和 2007 年广东省科学技术奖三等奖。

顺德区中医院陈棉智、郭锋、崔邦胜将 30 例糖尿病足患者随机分为 2 组各 15 例，对照组在常规糖尿病基础上用过氧化氢（双氧水）、高锰酸钾治疗，治疗组在对照组基础上用消渴洗剂治疗。消渴洗剂处方：苦参、蛇床子、白芷、白及、大黄、地肤子各 30 克，石菖蒲 20 克。结果治疗组总有效率为 86.7%，明显高于对照组的 53.3%。这可以认为消渴洗剂外用可较好地改善糖尿病足感染的临床症状，有效地控制感染，促进患足创面的修复。[②] 成果获佛山市自然科学优秀学术论文二等奖。郎江明、魏爱生、陈苹撰写的《糖尿病强化治疗学》获 2006—2007 年度佛山市自然科学优秀学术著作。

（2）神经内科疾病。佛山市中医院余俊文的"平肝潜阳法对高血压病患者肾素—血管紧张素—醛固酮系统和心钠素的影响"获 2000 年广东省中医药局三等奖。佛山市中医院李美珍的"平肝化浊合剂对肝阳上亢型脑梗塞患者血管内皮细胞纤溶功能与血小板活化的影响"获 2000 年广东省中医药局三等奖、2001 年佛山市科学技术奖三等奖。谭峰等主持的"环维黄杨星 D 对脑缺血再灌注 GAP - 43mRNA 与神经粘蛋白表达的影响"获 2006 年度佛山市科技进步二等奖。广东省中西医结合医院巫祖强主持的"灯盏细辛对血瘀证型急性脑梗死 VEGF、SICAM - 1 的影响"获 2009 年度佛山市科技进步三等奖。

（3）心血管疾病。佛山市中医院黄洁玲对肺心病急发期患者在常规西医治疗的基础上，联用活血化瘀与清热解毒法协同治疗，发现较单用西药组更能降低血浆 ANF 的含量，且能明显提高血浆 SOD 的含量，降低血浆 $PoCO_2$，改善肺通气功能，其临床显效率显著提高。项目"活血化瘀与清热解毒法联合应用治疗肺心病急发期患者的临床疗效及其对血浆 ANF、SOD 的影响"获 2000 年广东省中医药局三等奖。[③] 佛山市中医院赵华云主持的"参七汤防治冠心病支架植入术后再狭窄的临床和机理研究"获 2010 年度佛山市科技进步三等奖。佛山市第二人民医院张继平、李蜀光、文凤妮等的"补阳还五汤防治心脑血管疾病的临床应用研究"获 2014 年度佛山市科技进步二等奖。

（4）呼吸系统疾病。广东省中西医结合医院呼吸科为国家临床重点专科建设单位、国家中医药局"十二五"重点专科建设单位、广东省重点中西医结合专科，被广东省人民政府授予"广东省中医名科"称号。专科自成立以来一直坚持以现代医

① 参见许能贵主编《岭南中医药现代研究成果汇编》，广东科技出版社 2013 年版，第 43 页。

② 参见陈棉智、郭锋、崔邦胜、张志辉《消渴洗剂治疗糖尿病足疗效观察》，载《新中医》2014 年第 8 期，第 135 - 137 页。

③ 参见许能贵主编《岭南中医药现代研究成果汇编》，广东科技出版社 2013 年版，第 44 页。

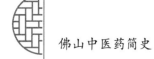

学为基础，传统中医药疗法为特色，积极开展呼吸内科常见病、多发病的基础研究及临床诊疗工作。在名老中医老昌辉的主持下，形成了"新咳宜宣宜降、久咳宜敛宜养"的咳喘病治疗大法，以此为基础形成了包括自血穴位注射、穴位敷贴、直流电中药离子导入及中药膏方等为特色的中医特色疗法，同时研制了补肾培元胶囊、益肺养阴胶囊等一批院内制剂，疗效确切。其中，自血穴位注射疗法治疗哮喘的研究经鉴定已居国内同类研究的领先水平。李俊雄等对183例患者抽取自体静脉血，行穴位注射治疗3个疗程。临床控制172例（94.0%），显效11例（6.0%），认为经络注血（自血穴注）疗法治疗儿童支气管哮喘临床疗效显著。李俊雄、林勇凯、黄俊廷的《经络注血疗法治疗哮喘》一书对经络注血疗法的渊源与发展、治疗与应用进行介绍，该书获佛山市自然科学优秀学术著作二等奖。莫律、李俊雄、Julia Kravitz 的《自体血穴位注射对哮喘大鼠肺组织 GATA3 和 T-Bet 蛋白及 mRNA 表达的影响》获佛山市自然科学优秀学术论文二等奖。专科还根据国家名老中医邵长荣教授治咳经验，开展三桑补肺系列组方的临床应用及研究。另外，专科还在名老中医邱志楠的带领下，形成了"岭南平治肺病"的学术思想体系，开发了"天龙组方"（天龙咳喘灵、天龙茶）等中药特色制剂。

（5）风湿免疫疾病。2010年，余俊文主持的"佛山地区痛风与高尿酸血症流行病学调查研究"课题首次从流行病学角度阐述佛山社区人群痛风与高尿酸血症的发病率及危险因素，寻找出痛风及高尿酸血症的易感人群，为佛山市高尿酸血症与痛风防治提供了科学依据。课题成果获佛山市科技进步二等奖。

（6）消化系统疾病。南海籍梁乃津，根据他本人验方研制的金佛止痛丸和胃乃安胶囊，于1986年获广东省科技成果进步奖。其中，胃乃安胶囊还在1989年获得全国中成药优质奖，1991年又获得全国唯一胃中成药金奖。佛山中医院三水分院杜恩娜主持的"乙型肝炎感染状况及其影响因素研究"获2005年度佛山市科技进步三等奖。

（7）泌尿系统疾病。佛山市中医院肾病科张小娟、余俊文、奔流、杨剑的"肾维宁治疗早中期慢性肾功能衰竭的临床和实验研究"获2009年度佛山市科技进步二等奖。余俊文、李婷、郭奇虹撰写的《肾病防治百事通》（第2版）获2012—2013年度佛山市自然科学优秀学术著作二等奖。佛山市禅城区石湾人民医院中医科潘国良等运用中医药诊治1001例泌尿系结石，按中医辨证分为湿热、气结、肾虚三型，以自拟基本方为基础，按三型及症状加减治疗，结果治愈669例（其中溶石167例、排石502例），部分排石与溶石106例，有效68例，无效158例，总有效率84.3%。该论文获1990年度佛山市自然科学优秀学术论文二等奖。①

（四）肿瘤科

广州中医药大学附属顺德医院顺德肿瘤诊疗中心是在医院肿瘤专科的基础上发展

---

① 参见潘国良《中医药治疗尿石病1001例报导》，载《新中医》1989年第4期，第37－39页。

起来的，2006 年经省、市卫生行政部门核准正式挂牌，2009 年被评为广东省"十一五"中医重点专科。中心开设肿瘤门诊、放疗门诊及 3 个专科住院病区，业务形成手术、放疗、化疗、介入、中医、中西医结合等多学科综合治疗体系。其中，肿瘤诊疗中心对鼻咽癌治疗的 5 年生存率达到了国内先进水平。

目前对于癌症的治疗，医生不只注重瘤体的治疗，而且越来越注重癌症患者的生存质量改善，中医"带瘤生存"的理论逐渐被人们所认可。佛山市中医院肿瘤科田华琴主编的《常见恶性肿瘤综合治疗学》一书，获 2016—2017 年度佛山市自然科学优秀学术著作一等奖。高峻青、李逸群、杨克非主编的《手部肿瘤诊治图谱》，简要说明了手部肿瘤发生原因、临床症状、病理表现和治疗方法，并用大量图像加以说明，显示手部肿瘤的特点，介绍手术方法，该书获 2012—2013 年度佛山市自然科学优秀学术著作二等奖。

肝癌的病机是肝郁脾虚、湿热内蕴和瘀血内阻。其物质基础是机体的免疫功能受损和血液的高凝状态，扶正祛邪、疏肝健脾、清热化湿和活血化瘀是中医治疗肝癌的主要原则。佛山市中医院田华琴应用肝积方治疗中晚期原发性肝癌患者，该项目中应用的肝积方是佛山市中医院的自拟方，其核心组方是以柴芍四君子汤加活血破瘀药组成。通过采用流式细胞术检测肝癌患者周围血淋巴细胞的分布，阐明肝积方的疏肝理气和活血化瘀作用的机制，可以对血淋巴细胞及血小板膜糖蛋白产生影响，并分析其与症状改善之间的关系；采用血清药理学方法研究肝积方对通过体外培养的肝癌细胞生长的影响，可以较为明确地探讨肝积方改善肝癌患者的生活质量的机制，为肝积方的临床进一步应用提供客观的科学数据，因而具有重要的理论意义和临床应用价值。"肝积方改善中晚期原发性肝癌病人生存质量的机理研究"获 2006 年佛山市科学技术奖三等奖。[①]

田华琴、王艳杰、王斌回顾性分析 102 例手术、化放疗后 Ⅰ-Ⅲ 期乳腺癌患者，根据是否接受乳积方治疗，分为治疗组和对照组。其中，治疗组（54 例）接受具有疏肝理气、活血散结、益气补血、清热化痰疗效的乳积方治疗，对照组（48 例）定期复查，两组中雌激素受体/孕激素受体（ER/PR）阳性患者同时接受内分泌治疗。100 例完成研究随访，中位随访 59 个月。结果发现乳积方辅助治疗女性乳腺癌术后患者，2 ～3 年短期内，能够改善总生存、无疾病生存、生活质量。[②] 研究成果获 2012—2013 年度佛山市自然科学优秀学术论文二等奖。

（五）外科、皮肤科

2004 年，在佛山市科技局委托佛山市卫生局进行的科研成果函审鉴定会上，国内、省内知名专家的函审鉴定认为高峻青、陈逊文、郭跃明等利用伤肢小隐静脉修复

---

① 参见许能贵主编《岭南中医药现代研究成果汇编》，广东科技出版社 2013 年版，第 89 页。
② 参见田华琴、王艳杰、王斌等《乳积方对女性乳腺癌术后患者生存状况的影响》，载《中国中西医结合杂志》2013 年第 10 期，第 1336－1340 页。

腘动静脉断裂的临床应用研究达到国内同类研究先进水平。课题组利用已损伤的小隐静脉来修复腘动静脉的技术在国内尚未见报道，是建立在解剖学基础研究上的新的术式，具有科学性、先进性和实用性。研究成果获 2004 年度佛山市科技进步三等奖。徐浩宇、高峻青、何斌等撰写的《胫后动脉穿支隐神经营养血管双供血皮瓣修复小腿和足踝大面积软组织缺损》一文获 2012—2013 年度佛山市自然科学优秀学术论文一等奖。左中男、李庆生、杜学亮、杜永军撰写的《非主干血管皮瓣在小腿二次皮瓣修复中的临床应用》一文获 2004—2005 年度佛山市自然科学优秀学术论文一等奖。

广东省中西医结合医院傅国运用皮片原位回植的方法根治腋臭，运用皮片翻转器和医用削刮器能快速、彻底刮除皮下组织、大汗腺和顶泌汗腺，连续褥式缝合固定皮片，防止皮片坏死和防止皮片愈合后皮肤移位堆积，四点式弹性打包包扎可以有效预防腋臭根治皮片回植皮片坏死。这种方法可以有效保证根治腋臭，皮片回植成活，愈后瘢痕不明显。研究成果获 2016 年度佛山市科技进步三等奖。佛山市中医院张少林主持的"侧卧位经皮肾微造瘘输尿管镜取石治疗复杂性肾结石的临床研究"课题获 2011 年度佛山市科技进步三等奖。

佛山市中医院莫惠芳、罗英伟运用中医药治疗皮肤病，获得多项奖励，如《"痤疮饮"中药喷雾治疗面部痤疮 135 例临床观察》一文获 1992—1993 年度佛山市自然科学优秀学术论文三等奖。课题组还用高频电针加中药外洗治疗尖锐湿疣 95 例，研究成果获 1994—1995 年度佛山市自然科学优秀学术论文二等奖。

1995 年，佛山籍褟国维等成功研制出治疗痤疮安全有效的中药制剂"消痤灵"。首次提出痤疮发病与素体肾阴不足、肺胃血热有关的新观点，选择具有滋肾育阴泻火、清肺凉血解毒功效的中药研制成消痤灵口服液和外用酊。经多中心随机对照治疗痤疮病人共 202 例，结果消痤灵组的总有效率为 90.1%，西药对照组的总有效率为 65.3%。1998 年，褟国维等研制成疣毒净 1 号（外用霜）、疣毒净 2 号（外洗液）、疣毒净 3 号（口服胶囊），经多中心随机对照研究治疗尖锐湿疣病人 444 例，总有效率为 97.8%。

（六）妇科

佛山市中医院妇科邬素珍主持的"内异丸合内异灌肠液联合治疗子宫内膜异位症的临床观察"获 2009 年度佛山市科技进步二等奖；她还使用经典方《金匮要略》中的温经汤辨证治疗寒凝血瘀型的内异症疼痛，收到良好的疗效，论文获 2010—2011 年度佛山市自然科学优秀学术论文三等奖。[1] 邬素珍、陈秀廉、栗双禹运用宫腹腔镜联合手术后中药口服灌肠治疗输卵管阻塞性不孕，成果获 2008—2009 年度佛山市自然科学优秀学术论文二等奖。

佛山市中医院妇科陈秀廉、黄月婵运用中药"消瘤丸"治疗子宫肌瘤的临床研

---

① 参见邬素珍《论〈金匮要略〉温经汤应用于子宫内膜异位症疼痛》，载《辽宁中医药大学学报》2010 年第 4 期，第 10 – 11 页。

究，香卫红、谭光明、陈秀廉的"中药'消瘤丸'对雌激素负荷大鼠子宫肌层影响的实验研究"成果，均获 1992—1993 年度佛山市自然科学优秀学术论文二等奖。

1981—1983 年，佛山籍罗元恺、罗颂平等研究发现妇女月经来潮的时间与太阴节律相关，根据阴血消长规律与肾脏子宫藏泻规律，采用按月盈亏而补泻的调经方法，治疗肾虚型继发闭经患者，总有效率为 85%。该项研究获 1987 年卫生部科技成果乙等奖。之后制成的滋肾育胎丸，成为防治肾脾虚弱型先兆流产、习惯性流产及不孕症的新药，被纳入 1994 年版、1998 年版国家基本药物目录。1991 年，罗颂平、张玉珍、梁国珍等拟定了补肾与健脾并重的助孕 3 号丸进行孕前与孕后免疫性流产的治疗，再次妊娠成功率达 95%。他们还研究了抗精子抗体（AsAb）与不孕症的关系，据此拟定了滋肾活血的助孕 1 号丸和温肾活血的助孕 2 号丸，经临床验证，两药在消除 AsAb 方面有效率达 90% 以上。该项研究"免疫性自然流产与免疫性不孕的中医治疗"获 1997 年度广东省科技进步二等奖；其后进行的"脾肾虚弱型自然流产的系列研究"获 2002 年度广东省科技进步二等奖。

（七）针灸

谭峰主持的"电针对脑梗死远隔损害的影响与机制"研究率先在国内外提出电针减轻高血压 ACI 远隔损害的作用及可能机制，揭示电针对脑梗死灶及远隔部位轴突变性的主要作用，从形态与行为、细胞与分子、基因与蛋白等多方位、多靶点、多时点研究电针对 ACI 远隔损害与 Nogo-A 抑制性信号传导通路的影响。成果获 2015 年度佛山市科技进步一等奖。谭峰主持的"三重刺激技术评价电针对急性脑梗死患者神经功能与皮质脊髓束影响研究"获 2016 年度佛山市科技进步二等奖。谭峰、梁艳桂、陈杰、万赛英、吴海科、霍绮雯、陈文霖的"电针促进脑梗死神经再生与调控 Nogo-A 抑制信号传导通路的研究"成果获 2017 年度广东省科技进步三等奖。

广东省中西医结合医院冯声旺、曹淑华、杜淑佳等将 60 例脑卒中后吞咽障碍患者随机分成观察组和对照组。观察组 30 例在常规针刺基础上深刺廉泉、翳风穴，每日 1 次，每次 30 分钟，并配合康复吞咽训练，每日 2 次，每次 20 分钟，而对照组予以单纯康复吞咽训练，两组均配合脑卒中常规治疗。6 天为一疗程，疗程间休息 1 天，连续 3 个疗程。治疗后发现，深刺廉泉、翳风穴为主配合康复吞咽训练能有效改善脑卒中后吞咽障碍。该研究成果获 2016—2017 年度佛山市自然科学优秀学术论文二等奖。

刘志良、余世芳、老锦雄于 1987—1991 年，以针灸（头针加体针）为主治疗中风偏瘫病人 72 例，效果满意。72 例中，男性 41 例，女性 31 例；脑栓塞 54 例（男 38 例、女 16 例），脑出血 18 例（男 12 例、女 6 例）；有高血压病史 65 例。结果显效（瘫痪肢体肌力恢复到 4 级，生活基本能自理）23 例，好转（瘫痪肢体肌力恢复

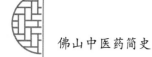

到 3 级，患者能活动，能坐起，失语、面瘫有好转）14 例。① 该研究成果获 1992—1993 年度佛山市自然科学优秀学术论文三等奖。

1986 年，靳瑞、赖新生等以子午流注取穴法之一的养子时刻注穴法，进行原发性高血压病的临床治疗和实验观察。结果表明，养子法与辨证固定取穴均有明显的降压疗效，而养子组舒张压较收缩压明显降低，其机制与人体血浆中环核苷酸和肾素活性浓度变化有关，高血压病患者治疗前其浓度明显较高，用养子法治疗后，可调整至接近正常水平。1990 年，靳瑞等开创以"智三针"为主治疗儿童精神发育迟滞的临床观察法，治疗弱智儿童 1170 名。穴取四神针、智三针、颞三针、脑三针等，根据需要分别采用单纯针刺、电针、综合治疗等。13 个疗程后总有效率为 79.77%。该项研究获 1998 年度国家中医药管理局科技进步三等奖，社会影响较大。1992 年，靳瑞、赖新生、周杰芳等进行"针刺颞部穴位治疗中风偏瘫"临床研究，治疗中风偏瘫病人 370 例，总有效率为 95.7%。临床对照比较表明，针刺颞穴临床疗效优于体针疗法，它可弥补体针和头针治疗的不足；实验研究表明，针刺颞穴主要通过改善脑动脉弹性，增加血流量，改善血液的浓稠性、黏滞性、聚集性，调整血浆血栓素及其头发微量元素的含量，改善患者微循环和血脂的病理状态。该项研究获 1998 年度广东省科技进步二等奖。

（八）儿科

莫珊、李伟元、黎燕珊等探讨特发性真性性早熟（idiopathic central precocious puberty，ICPP）女孩的心理行为特点与中医证型的关系。对 139 例 ICPP 患儿进行中医辨证，分为肝肾阴虚、肝气郁结、痰火郁结 3 个证型，采用阿成贝切儿童行为量表（Achenbach's child behavior checklist，CBCL）对患儿进行心理行为评估，观察不同中医证型的 ICPP 患儿心理行为的表现。结果发现痰火郁结型 ICPP 患儿表现为多动、违纪的外向性行为问题，肝气郁结型 ICPP 患儿表现为社交退缩的内向性行为问题。研究认为，不同中医证型的 ICPP 患儿存在心理行为问题的差异，可能是 ICPP 患儿中医证型的行为学基础之一。② 研究成果获 2012—2013 年度佛山市自然科学优秀学术论文二等奖。课题组还运用 Achenbach 儿童行为量表，进行"特发性真性性早熟（ICPP）女孩的行为因子与中医证型的关系及中药疗效研究"，通过分析 3 个证型与 9 个行为因子之间的相关性，使用中国儿童青少年骨龄测评软件 TW2 系统，比较骨龄变化及预测身高的变化；运用彩色多普勒超声检查的方法，比较治疗前后两组患儿的卵巢容积变化。研究开创性地通过骨龄的分期，选择治疗对象，对推广中医药在该领域的规范化进程提供新的线索。首次选用"加味消瘰丸"作为治疗性早熟的基础方，

---

① 参见刘志良、余世芳、老锦雄《针刺治疗中风偏瘫临床观察》，载《针灸学报》1992 年第 6 期，第 4 页。

② 参见莫珊、李伟元、黎燕珊等《不同中医证型的特发性真性性早熟女孩心理行为差异的分析研究》，载《广州中医药大学学报》2012 年第 5 期，第 495－497 页。

为中医药在性早熟领域的治疗提供新的策略。研究成果获 2016 年度佛山市科技进步三等奖。

邓丽莎、曾莺、李伟元等将 280 例 5 岁以下哮喘缓解期患儿随机分为对照组、中药组、穴位注射组、综合治疗组，每组各 70 例。各组均给予哮喘日常防护教育管理及季节穴位贴等基础治疗，中药组、穴位注射组、综合治疗组在基础治疗的同时分别给予培元生金方、维生素 D_2 果糖酸钙注射液及维生素 B_{12} 穴位注射、中药加穴位注射综合治疗的治未病方案，治疗 1 年。治疗前后记录患儿日间症状、夜间憋醒、喘息发作次数和中医证候评分，测定外周血嗜酸性粒细胞（EOS），治疗后评定各组临床疗效。结果中药组临床疗效总有效率为 83.3%，穴位注射组为 80.0%，综合治疗组为 94.0%，对照组为 64.5%。研究认为中医治未病方案治疗儿童哮喘缓解期患者疗效确切，可有效维持控制，其中以中药加穴位注射方法的疗效为优。论文获 2012—2013 年度佛山市自然科学优秀学术论文二等奖。[1]

（九）中西医结合

1955 年 4 月，广东省第一届中医代表大会在广州市召开，会议号召全省西医学习中医，并决定将一批西医生安排到中医院工作，将一批有名望的中医生安排到人民医院工作。是年，各地、县人民医院开始实行中西医联合会诊制度，共同查房，讨论研究疑难病例的治疗方案，并以中药为主治疗部分慢性病和常见病。1956 年，省、地、县医疗卫生单位开始举办在职、半脱产、脱产等形式的西医学习中医学习班。

1970 年 1 月至 1982 年 1 月间，佛山地区急腹症协作组采用中西医结合非手术治疗溃疡病穿孔 569 例。治疗方法基本相同。除了常规应用针灸足三里、天枢、中脘等穴位之外，中医中药的施治，三分之二的病例是按照协作组所协定的统一方案执行，应用自制的中药复方白及粉（组成：白及粉二份，海螵蛸二份，煅瓦楞二份，生甘草一份，共研细末，过筛而成）。通过药性和实践表明，该方对溃疡病有制酸、护溃疡及生肌收敛之功效。三分之一的病例是采用复方柴胡汤施治，同时适当配用西药抗生素协同治疗。对本地区 700 多例治愈病例的临床观察说明，上述方药不仅疗效好，而且也较安全可靠。1982 年，随访 120 例，追踪其远期疗效，其中 70% 的临床症状消失，大部分治愈患者能够恢复体力劳动，溃疡病灶愈合。这说明中西医结合治疗急腹症具有较好的疗效。[2]

改革开放后，中西医结合得到进一步发展，涉及骨科、妇科、儿科等临床各科。例如，区锦燕的"中西医结合预防创伤骨折围术期高凝状态的临床研究"获 2008 年佛山市科学技术奖。张兆华于 1996 年 4 月至 1998 年 5 月，运用中西医结合方法治疗胫骨髁部骨折 28 例。这 28 例，按陆裕朴等的分类方法分 Ⅰ 型 5 例、Ⅱ 型 13 例、Ⅲ

①　参见邓丽莎、曾莺、李伟元等《5 岁以下儿童哮喘缓解期维持控制的治未病方案研究》，载《中医杂志》2013 年第 18 期，第 1566 – 1569 页。

②　参见中国中西医结合研究会急腹症专题委员会编《中西医结合研究·急腹症专辑》，1982 年版，第 80 页。

型 10 例。Ⅰ型骨折，在无菌条件下抽出关节内积血或积液，外敷自制白药膏（由煅石膏、凡士林油等组成，用时加热溶化，涂布于蜡纸上）加压包扎，并做跟骨牵引，同时配合内服桃红四物汤加田七、山甲、木通、泽泻等。4 周后去除牵引，在不负重的情况下行膝关节屈伸锻炼，内服中药蠲痹汤加威灵仙、海风藤、络石藤、土鳖虫、续断等，同时用舒筋洗剂熏洗膝部。8 周后扶拐负重活动。Ⅱ、Ⅲ型骨折采用切开复位内固定治疗。有侧副韧带损伤者，则同时做韧带修补术，术毕跟骨牵引，"丁"字托固定。术后第 2 天嘱股四头肌舒缩活动，中药内服桃红四物汤加银花、田七、三棱等。6 周后去除牵引，加大膝关节屈伸活动范围，以舒筋洗剂外洗，外敷白药膏。摄 X 线片显示骨折愈合后方可负重行走。治疗时间最长 8 个月，最短 10 周，治疗优良率达 100%。[1] 该研究成果获 1998—1999 年度佛山市自然科学优秀学术论文三等奖。关宏刚于 1992 年 2 月至 1997 年 5 月，采用中西医结合方法治疗股骨髁间骨折 62 例，手术方法是采用切开复位内固定术，中药按骨折三期辨证施治。骨折 2 周内，内服去伤片、田七丸、新伤祛瘀冲剂，骨八方煎服。2 周后，内服驳骨片、活力片、筋络舒丸，骨九方煎服。术后伤口外敷消毒伤科黄水。加用夹板固定，后期进行功能锻炼。51 例随访发现，膝关节活动大于 100 度者占 85.2%，骨折均愈合，无畸形。[2] 该研究成果获 1998—1999 年度佛山市自然科学优秀学术论文三等奖。佛山市中医院儿科李伟元、邓丽莎、莫珊、张群将 50 例抽动障碍儿童按照耶鲁综合抽动严重程度量表（YGTSS 量表）制定的病情分级标准进行分级，根据评分进行中西医结合阶梯法分级治疗，同时配合心理干预治疗，以治疗 2 周、4 周、8 周、12 周后为疗效及不良反应测评时点，评估症状评分，观察不良反应，根据评分决定升降级治疗。结果以 YGTSS 减分率评定疗效，其中，临床痊愈 25 例、显效 15 例、有效 8 例、无效 2 例，总有效率为 96%。研究认为，运用中西医结合阶梯法治疗小儿抽动障碍，既能最大限度地发挥中医治疗本病的优势，又能让病情严重者的症状得到及时控制。[3] 该研究成果获 2012—2013 年度佛山市自然科学优秀学术论文三等奖。佛山市中医院妇科陈秀廉、朱东方等运用中西医结合治疗不孕症，研究成果获佛山市自然科学优秀学术论文三等奖。余俊文、徐志强、刁伟霞撰写的《社区常见病中西医诊治与防护》详细地介绍了 140 余种社区常见病症的诊治与防护技术，获 2008—2009 年度佛山市自然科学优秀学术著作奖。

中西医结合也运用到诊断中，如刘继洪运用现代医学检查与耳穴诊断定位中西医方法相结合进行急性腹痛病变定位与耳穴诊断的相关性研究，是探索中医现代化、客观化、标准化的一种尝试。研究论证了腹部脏器部位与耳穴对应关系的客观性，为耳穴诊治法的全息理论基础提供一定的依据。研究成果获 2011 年度佛山市科技进步三等奖。

---

① 参见张兆华《中西医结合治疗胫骨髁骨折 28 例体会》，载《中医正骨》1999 年第 8 期，第 3 - 5 页。
② 参见关宏刚《中西医结合治疗股骨髁间骨折 62 例》，载《广东医学》1999 年第 5 期，第 3 - 5 页。
③ 参见李伟元、邓丽莎、莫珊、张群《中西医结合阶梯法治疗小儿抽动障碍疗效观察》，载《广州中医药大学学报》2013 年第 2 期，第 157 - 161 页。

（十）治未病

2018 年，"佛山治未病联盟"在佛山市中医院成立。目前，该联盟已发展市内外 68 家成员单位，标志着中医治未病进入发展新阶段。目前，佛山治未病领域出现了部分著作和成果，如刘继洪、谢英彪编有《常见老年病食疗精选》，书中介绍了动脉粥样硬化、高血压等 54 种老年病的一般知识和饮食原则，以及适合家庭运用的食疗经验方，以起到调养、调理及调治的作用。该书获 2014—2015 年度佛山市自然科学优秀学术著作一等奖。刘继洪、张年、宋少英等基于治未病思想，采用自身对照方式，对 1477 例体质偏颇患者运用耳穴贴压或针刺疗法进行调理，并进行随访追踪，观察耳穴疗法对体质偏颇患者的疗效。结果显效 322 例、有效 914 例、无效 241 例，总有效率为 83.7%（1236/1477）。研究认为耳穴综合疗法对体质偏颇患者具有明显疗效，且操作简便，易被患者接受，可推广成为一种新的养生保健干预方式，是治未病领域的一个新方向。研究成果获 2012—2013 年度佛山市自然科学优秀学术论文二等奖。[1]

老昌辉主编的《美食：食疗与健康》一书，着重介绍广东地区的一些常见物产、饮食习惯、烹调方法、民俗方法和观念等，将食疗、现代营养、味美 3 个方面结合在一起，希望结合现代营养学知识，提供健康均衡的饮食建议，在享受美食的过程中达到养生治病的目的。该书获 2014—2015 年度佛山市自然科学优秀学术著作二等奖。

三、中药、成药研究

佛山中草药资源丰富，改革开放后，随着相关科学技术的进步，在单味中药研究、中药复方研究、中药制剂等方面都取得不少的成绩。

（一）单味中药研究

张继平、何秋月通过雌雄全蝎及全蝎不同部位的宏量与微量元素特征谱研究，首次提出了雌雄全蝎和蝎头、蝎腹的微量元素特征谱均为铁＞锌＞铜＞锰＞铅，但雌性全蝎及其各部位微量元素含量均明显优于雄性全蝎；雌性或雄性蝎尾的微量元素特征谱均为锌＞铁＞铜＞锰＞铅，蝎尾的镇痛和毒性作用与宏量、微量元素含量无关；鲜品炮制全蝎的微量元素特征谱为锌＞铁＞铜＞锰＞铅，且可提高全蝎药材中有益元素铜、锰的含量，降低有毒元素铅的含量；断食全蝎的微量元素特征谱为锌＞铁＞铜＞锰＞铅，断食炮制可提高全蝎药材中有益微量元素锌、锰的含量；盐全蝎的微量元素特征谱为锌＞铁＞铜＞铅＞锰，盐制法可提高全蝎中钙、镁和微量元素铁、铅的含

① 参见刘继洪、张年、宋少英等《耳穴疗法干预调理体质偏颇患者 1477 例临床研究》，载《中国针灸》2013 年第 3 期，第 259－261 页。

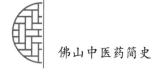

量。断食、鲜品炮制和盐制法对提高全蝎药材中有益微量元素的含量有一定价值，说明全蝎断食、鲜品炮制和盐制法有一定的科学性。根据全蝎不同炮制方法对其宏量与微量元素含量的影响，课题组首次提出了全蝎最佳的炮制工艺，即取全蝎样品，断食2～3天后，按规定用盐水制法或淡水制法加工炮制盐全蝎或淡全蝎。同时发现，盐制法有增加毒性的可能，故建议对盐全蝎适当控制用量。该项目成果 2005 年 8 月 16日通过了由佛山市科学技术局组织的科技成果鉴定，在动物药微量元素研究方面达到国内领先水平；2006 年 6 月获佛山市科技进步二等奖。①

佛山南海籍李国桥是我国青蒿素类药临床研究项目的主持人。1982 年，李国桥等研究抗疟疾新药青蒿素系列制剂，包括青蒿素栓、青蒿琥酯、蒿甲醚等。研究证明青蒿素栓、注射用青蒿琥酯、蒿甲醚注射液具有高效、速效、低毒、使用方便等优点。这 3 种药物作为国家一类新药分别于 1986 年、1987 年和 1988 年通过全国新药审批，其临床研究水平达到世界卫生组织（WHO）对抗疟新药的临床研究技术要求。"青蒿素抗疟研究"获国家发明二等奖，"抗疟新药青蒿琥酯"获国家发明三等奖，"青蒿素栓、青蒿琥酯、蒿甲醚临床研究"获 1988 年度国家中医药管理局科技进步奖一等奖、1997 年度国家教委科技进步奖一等奖。李国桥、郭兴伯、符林春等同时进行"青蒿素及其衍生物临床研究和推广应用"的课题研究，首次提出并证实青蒿素类药是救治凶险型疟疾治愈率最高的首选药物，证实延长青蒿素类用药疗程，可使治疗恶性疟的复燃率由 50% 左右降至 10% 以下；提出的青蒿素类药 7 天给药方案，被世界卫生组织采纳为治疗恶性疟的标准疗程的体内法评价抗药性的标准给药方案并予推荐。首次提出并证实青蒿素类药对中、晚期妊娠患者使用安全，从而为该类患者提供了一类安全有效的治疗药。首次提出并证实青蒿素类药对恶性疟配子体有抑杀作用，表明青蒿素类药在切断传染源、减少传播方面具有重要作用。该项成果"青蒿素及其衍生物抗疟的临床研究和推广应用"获 1998 年度国家中医药管理局科技进步奖一等奖、1999 年度国家科技进步奖三等奖。李国桥团队研发的第一代复方双氢青蒿素、磷酸哌喹、伯氨喹、甲氧嘧啶配伍的抗疟复方——疟疾片 CV8（疗程为 2 天 4剂）于 1997 年在越南卫生部注册和生产，两年后被确定为越南国内抗疟一线治疗用药，免费发放给民众使用。CV8 的推广也推动了 WHO 接受青蒿素复方作为一线抗疟药物。第二代复方是在 CV8 的配方基础上去除伯氨喹，以降低药物毒性，避免伯氨喹导致 G6PD 缺乏症患者发生急性溶血性贫血的可能。第三代复方是在第二代的基础上去除甲氧嘧啶，以减轻药物副作用，称为双氢青蒿素磷酸哌喹片（Artekin），疗程为 2 天 4 次，28 天治愈达 97% 以上，2010 年被 WHO 列入《疟疾治疗指南》（第 2版）。第四代复方的研发以推广全民用药、快速消灭传染源为目的，双氢青蒿素换回青蒿素，磷酸哌喹换成碱基，以减少原料用药、降低成本，同时保留原有活性成分。研制出的青蒿素哌喹片，疗程为 24 小时两次服药，疗程短、起效快、成本低，有利于向公立医院和贫困地区推广。该药于 2006 年 4 月获国家一类新药证书，商品名"粤特快"，由广东新南方青蒿科技有限公司生产，现已取得 50 多个国家的专利保

---

① 参见许能贵主编《岭南中医药现代研究成果汇编》，广东科技出版社 2013 年版，第 210－211 页。

护。"抗药性恶性疟防治药物双氢青蒿素复方的研发与应用"课题研究成果获 2005
年度国家科技进步二等奖。

（二）中成药与中药复方研究

自 1958 年开始，佛山制药二厂与中山医学院合作开展广东蛇药研制工作，经过
10 多年对湛江、海南等地民间蛇药进行广泛筛选和 200 多批筛选试验研制出的蛇药，
具有高效、毒性低等特点。此外，各医院也研制出一批新药，如中医骨伤科的"黄
水""黄油"，外科的"黄散""佛山红药"，以及"冠心二号""慢支一号"等。[1]

1977—1978 年，佛山制药一厂先后研制出抗骨质增生丸、治白癜风新药白灵，
佛山制药二厂成功研制出莲柏注射液（片）治癌药、鼻炎康新药。

佛山市中医院高少茹的"渭良伤科油对老年卧床患者褥疮的防治作用"获 2007
年度佛山市科学技术奖二等奖。1986 年，陈渭良、李家达"佛山红药软膏"的研制
与应用项目获得佛山市科学进步二等奖。1989 年，陈渭良、李家达、元日成、钟广
玲、陈志维的外用"伤科黄水"的临床及实验研究项目获得广东省中医药科技进步
二等奖、佛山市科技进步二等奖、佛山市卫生局医药科研一等奖。

张继平、李长龄、张玉萍等的"补阳还五汤对实验性血栓形成前后血液中血小
板活化因子含量影响的实验研究"获 1998—1999 年度佛山市自然科学优秀学术论文
特等奖、2000 年广东省中医药局三等奖。张继平、何明丰、文凤妮等的"补阳还五
汤对家兔血小板 PAF 受体调节与活性的影响"获 2004 年度佛山市科学技术奖二等
奖、2005 年广东省科学技术奖三等奖。该课题运用放射配基受体结合法，首次探讨
了祖国医学治疗血栓性疾病行之有效的中药传统名方"补阳还五汤"对家兔血小板
PAF 受体调节与活性的影响，并首次从整体水平观察了"补阳还五汤"对 PAF 受体
调节与活性的影响，从受体水平探讨了该方预防与治疗血栓性疾病新的作用机制，为
该方防治血栓性疾病提供了新的实验依据。何明丰的"参附注射液对家兔缺氧型心
脏骤停 – 心肺复苏模型血清心肌肌钙蛋白 T 的影响"获 2006 年度佛山市科学技术奖
二等奖。

邬素珍、赵春梅、聂润球通过建立子宫内膜异位症（endometriosis，EMs）大鼠
模型，给予陈氏内异丸高、中、低剂量药液及达那唑混悬液、蒸馏水灌胃 4 周。观察
陈氏内异丸对子宫内膜异位症大鼠血浆前列腺素 E2（prostaglandin E2，PGE2）和前
列腺素 F2α（prostaglandin F2α，PGF2α）浓度的影响。结果发现，陈氏内异丸能降
低 EMs 大鼠血 PGE2 和 PGF2α 的浓度，认为这可能是其治疗子宫内膜异位症的有效
机制之一。研究成果获 2010—2011 年度佛山市自然科学优秀学术论文三等奖。[2] 课
题组还研究了陈氏内异丸对子宫内膜异位症大鼠异位内膜基质金属蛋白酶表达的影

---

①　参见佛山市地方志编纂委员会编《佛山市志（下）》，广东人民出版社 1994 年版，第 1898 – 1899 页。

②　参见邬素珍、赵春梅、聂润球《陈氏内异丸对子宫内膜异位症大鼠血浆 PGE2 及 PGF2α 浓度的影响》，
载《中华中医药杂志》2011 年第 2 期，第 357 – 359 页。

响，发现陈氏内异丸治疗 EMs 的作用与其能有效抑制大鼠异位内膜组织异常升高的 MMP-2 和 MMP-9 的表达有关。研究成果获 2012—2013 年度佛山市自然科学优秀学术论文二等奖。[①]

国药集团广东环球制药有限公司袁春平"抗抑郁中药新药的开发"获 2012 年度佛山市科技进步一等奖。

（三）中医药治疗方法研究

目前，中医治疗已由内服和外敷逐步发展到吸入、灌肠、鼻饲、肌肉注射、静脉输入等多种手段，且有现代诊断的医疗设备，诊断、治疗、抢救危重病人的能力大大提高。骨伤科临床医疗技术经李广海、李家达、陈渭良、吴满福和吴祖赐等专家不断总结研究，运用对传统摸诊、手法复位、小夹板外固定技术及伤后内外辨证施治，对烫火伤、枪弹伤的治疗技术已取得较高成就。此外，何少海运用中西医结合方法治疗眼科疾病、彭玉林辨证治疗登革热病、石湾医院采用理气化瘀法治疗尿石病、肺防所采用中西医结合方法治疗肝吸虫病等方面的医疗技术，都取得较好的效果。[②]

（四）中药包装、制剂研究

20 世纪 50—60 年代，各制药厂采用传统工艺生产抱龙丸、七厘散、猴枣散、紫雪丹、安宫牛黄丸、李广海跌打丸、人参再造丸、三蛇川贝末、跌打药酒、冯了性药酒等 80 余种。改革开放后，中药的包装和制剂研究也有了新的突破。1978 年，佛山制药一厂采用离心浇铸法，成功研制出第一代 480 型蜜丸蜡壳装封机；1979 年，制成第二代 1000 型；1981 年，又制成 LZ720 型，生产效率提高了 35 倍。1982 年，佛山制药二厂成功研制出 PBJ100A 型圆盘式多工序片剂包装机，实现生产自动化。1985 年，佛山市中医院对中药剂型进行了改革与创新，研发出了一系列院内制剂，如李广海跌打祛风膏、伤科黄水、去伤片、骨宝丸、渭良伤科油等，使用方便，疗效显著。广东一方制药有限公司的"中草药挥发性成分活性物质提取关键技术"获 2009 年度佛山市科技进步三等奖。广东环球制药有限公司傅咏梅主持的"升血调元颗粒的研制与产业化"获 2010 年度佛山市科技进步一等奖。佛山德众药业有限公司的"传统中药前处理与提取生产的技术改造"获 2014 年度佛山市科技进步二等奖。国药集团广东环球制药有限公司、广州医药研究总院有限公司袁春平主持的"多层控膜缓释技术及微丸包衣技术在缓释类药品中的应用"获 2018 年度广东省科技进步二等奖。广东一方制药有限公司的"智能生产模式及集成检测体系在中药配方颗粒中的创新应用"获 2019 年度广东省科技进步二等奖。

---

① 参见邹素珍、赵春梅、聂润球《陈氏内异丸对子宫内膜异位症大鼠异位内膜基质金属蛋白酶表达的影响》，载《广州中医药大学学报》2012 年第 1 期，第 45 – 48、116 页。

② 参见佛山市地方志编纂委员会编《佛山市志（下）》，广东人民出版社 1994 年版，第 1897 页。

四、医疗器械研制

在医用器械的研制方面，佛山市中医院成就突出。

2000 年，钟广玲主持的"改良骨盆骨外固定器配合复杂牵引治疗不稳定骨盆骨折脱位的研究"获得佛山市科技进步一等奖。2004 年，陈小华、董意如、张继平等的 DZY－C 型三叉神经立体定向仪的开发与应用研究项目顺利通过专家组的鉴定。专家们认为，该项研究在经皮穿刺三叉神经半月节治疗三叉神经痛的辅助定位器的研制方面达到国内领先水平。2010 年，高峻青带领手足显微外科医护人员研制的"一种组合式可调节手部多功能牵引支具"获得了国家发明专利 1 项、实用新型专利 1 项，在 2010 年佛山市卫生局进行的科研成果鉴定会上通过专家评审，达到国内领先水平；所主持的"手部小型功能支具的研制及临床应用"获 2011 年度佛山市科技进步二等奖、2012 年度广东省科学技术奖三等奖。2017 年 6 月，佛山市中医院利用 3D 打印和数字化骨科技术，制作并使用新型个性化人工髋臼杯植入导向器，实行全髋关节置换术，为个体化术前规划和术中辅助假体植入提供有力的支持；9 月，医院成功完成华南首例机器人辅助骨折固定术，手术实现了精准、高效新突破。2019 年 4 月，佛山市中医院进行了全国首例 5G 网络技术下的骨科手术机器人辅助股骨颈骨折手术远程视频指导应用，获得工业和信息化部、国家卫生健康委员会创建骨科手术机器人应用中心项目 2018 年度临床应用十佳奖；9 月，医院荣获"骨科机器人远程手术中心创建单位"称号，为全国首批获此殊荣的医院。

第四节　医学人物及其医学成就

佛山现当代医学人物主要分两类。一类是在佛山（含各区）工作的名医，一类是在佛山以外地区工作的佛山籍名医。范围包括：①国医大师。②国家卫生部、人事部、国家中医药管理局公布的第一、第二、第三、第四批全国老中医药专家学术经验继承工作指导老师。③广东省名（老）中医，包括 1962 年出席广东省卫生厅召开的"继承名老中医学术经验座谈会"的名老中医，1978 年广东省贯彻中共中央 56 号文授予"广东省名老中医"荣誉称号者，广东省人民政府办公厅颁布的第一、第二批"广东省名中医"称号获得者。具体名单详见本章第二节。④属于今佛山行政区域范围内的佛山地区名老中医。此外，原籍佛山的何汝湛、罗广荫、靳瑞、禤国维、李国桥在中医药界具有较大影响力，亦予录入。本节仅限于手头资料分上述两类对其中部分人物做简要史实记述，仍健在者作为附录列于后。部分人物如李广海、李家达、管霈民、管铭生、何竹林、刘赤选等在第三章流派传承中已有介绍，不再重复记述。

一、在佛山（含各区）工作的名医

（一）冯德瑜

1. 生平简介

冯德瑜（1894—1965），佛山人，广东省名老中医
（如图4-11所示）。佛山市中医院首任院长，历任广
州中医学院教务长、中华医学会广东分会副会长、广
东省医科学院副院长等职。出身医学世家，其祖父曾
在广州博济医局跟随传教士医师嘉约翰学习西医，同
时兼习中医，后在佛山开业，中西并用。其父则为中
医，在海南、顺南等地行医，对热病治疗颇有心得。
冯德瑜自小即诵读医籍，随父学医临证，并学习中药
炮制。民国初年于广州医学卫生社学习，为第四期
（1915年）毕业生。1921年在佛山独立开业行医，
1922年通过卫生局考试，取得中医开业执照，并加入
中医公会。他不但继承了祖传医术，且博览医书，深
入钻研中医经典著作，又善于总结临床经验，各地前
来求诊者络绎不绝。

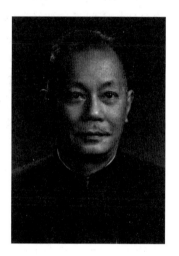

图4-11　冯德瑜

　　冯德瑜还有较强的社会活动能力，1918年加入广东医学卫生社，1926年曾被省
港药材行聘为广东中医专校董事。1929年，在中央卫生委员会通过余岩"废止旧医"
提案之时，他在广州及佛山报纸上撰文驳斥当局废除中医之谬论，并与当地中医药界
同人召集大会，发表演讲，为力争中医合法地位而积极奔走。

　　新中国成立后，冯德瑜响应政府号召，1953年带头组织佛山纷宁中医联合诊所，
其后又倡议并组织成立佛山市中医院，被推举为该院院长。1956年积极参加广州中
医学院筹建工作，被任命为筹备委员会委员，后被任命为教务长兼内科诊断教研组组
长。卫生主管部门特批他兼任佛山市中医院的职务。他不辞劳苦，每周抽出两天到广
州为学生上课，往返于广州、佛山之间。他不计较金钱得失，全心全意为人民健康事
业服务，受到人民政府表彰，被评为广东省卫协先进工作者。

　　新中国成立后，中医高等教育刚刚开始，担任广州中医学院教务长的冯德瑜深感
好的教材是办好学院的重要因素之一，于是他致力于组织并参与编写中医内科诊断讲
义及其他各科讲义，积极参加5所中医院校的联合教材编撰工作。当时，他已年逾六
旬，还患有高血压，仍多次到南京、安徽、北京、成都、青岛等地参加教材编审
会议。

　　冯德瑜博览群书，熟读经典著作，经常总结和发表自己的临证经验。早在广东医
学卫生社学习时，他就每月撰写两篇中医论文，此后常撰写医学论文刊登于中医刊物
《医余诊话》上。20世纪50年代香港发生霍乱时，他曾在《大公报》省港名医谈霍

乱的专栏上发表专论。

2. 学术成就

冯德瑜学术上重视李东垣的脾胃学说，擅长内科杂病诊治，如头痛、黄疸、结石、慢性肾炎、妇科崩漏、风湿病等，并精通药材炮制，用药讲究，精练平稳，日诊患者 120 余人，群众对其医术、医德评价甚高。

（1）汇通古今，古为今用。冯德瑜学术探讨上自《黄帝内经》《难经》《伤寒论》《金匮要略》，下及李东垣、叶天士、喻嘉言等诸家学说，均悉心钻研，并善于结合自己的心得，灵活运用。临证时，四诊并重，同时重视用药后的反应，不偏重于脉诊。在用药方面，主张时病以用时方为主，对经方切忌生搬硬套，处方多以汤剂为基础，但亦根据病情的需要，配合丸剂及外用法等。他用经方治内科杂病亦颇有独到之处，如用吴茱萸汤加减治厥阴头痛、桂枝汤加减治胎前恶阻、旋覆代赭汤治疗噎膈等。治学提倡"学贵有疑"，不盲目信从古书。他曾说："病症有古有今无，亦有古无而今有者，如单靠古方、经方就不能解决问题。"他认为后世时方如果运用得当，同样能解决问题，反对"厚古薄今"或"颂今非古"，而提倡"博古通今""古为今用"。

（2）审证周详，立法严谨。冯德瑜治病必求其本，善于分析病症的主次先后、轻重缓急，以确定治疗的步骤；掌握"急则治标，缓则治本"的原则，认为治病必细察精详，不可草率行事。他在临床上常灵活应用张仲景方。曾有一个患者，久患头痛、口淡、唾多、食欲不振等，他用吴茱萸汤两剂，即痛止病除。冯德瑜分析此患者为厥阴头痛，故适用之，假如是阳明头痛或新感头痛，此方就不适合了。另外，张仲景的桂枝汤本来用于解肌，冯氏则常用来治胎前恶阻，亦有很好的疗效。

在立方制方上，冯德瑜除注意到天时气候、地理环境、疾病逆从外，还着重注意药物性能、方剂配合等问题。立方要有法，才能配伍恰当，一般处方除必须确立君药外，其臣、佐、使药物可根据病情及配伍的需要而决定；在给药过程中，注意用药的限度，凡是峻烈的药物，虽然治病效力大，但对人体正气有一定的损害，如大黄、甘遂等，切勿过量，以免伤及正气，要适可而止，不宜孟浪从事。对于邪气已去的患者，他重视通过食养来补益精气，既注意重视患者的食欲和营养，又注意禁忌。他用药往往慎重而精详，圆融而活变，对症下药，轻重适宜。其常用处方中，每方不超过 8 味药，且其量适当，明辨补、泻、寒、温诸法。

（3）重视正气，培补脾胃。冯德瑜认为脾胃是气血生化之源，关系着机体功能恢复力的增强，只有在促进脾气运化的情况下，药物才能发挥其效能。他认为脾有益气、统血、主肌肉四肢、化痰化湿等重要生理功能，又从气为血帅之理，认为许多血病皆由气机的升降失调而引起，如气虚血脱、气郁血滞、气升血逆而血衄，故治疗某些血病必加入气分药，以增强疗效。如重笃的血虚证，宜气血同补，气旺则能助生血，此即因生阳长之理。在治疗胃病中，主以四君子汤加减辨治；在治疗水肿病时，主以健脾化湿之法；在多种疾病治疗过程当中，均着重培补脾土，尤其在疾病的延绵不愈及善后处理上，更是从调理后天之本的脾胃着手。

（二）陈典周

1. 生平简介

陈典周（1899—1986），原名瑞昭，号清华，典周乃
其字，广东省南海县官窑游鱼浦村人（如图 4 - 12 所示）。
广东省名老中医。

陈家本以经商为生，然 1918 年在客途中患暑热病的陈
父殒命庸医之手，遂使陈典周在悲痛之余，萌发学医念头，
并自此潜心阅读中医经典著作。早年在广州随外祖父周贵
雄习中医，继而加入上海名医叶劲秋主办的"少年中医
社"，后加入秦伯未创办的"上海中医指导社"，为其函授
弟子，学习 5 年。1931 年，陈典周通过考试取得职业资格
后在佛山盘古街挂牌开业。1945 年，当选南海县中医师公
会理事长。1947 年，当选"灵兰医学研究社"董事。1949

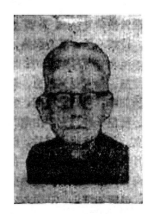

图 4 - 12　陈典周

年，当选为南海县国医支馆馆长。1956 年在佛山地区医院中医科工作，1957 年调往
佛山市中医院。1959 年晋升副主任医师，任中医门诊部主任。1978 年被授予"广东
省名老中医"称号。历任佛山市卫生工作者协会执行委员、佛山市人民代表、政协
委员以及民革佛山市委委员、顾问。退休后仍在寓所诊病。晚年视力欠佳，即口述处
方，由亲人代笔抄写。从医 50 余年，积极钻研医术，对内科、妇科、儿科均有心得，
尤其对温热病、中风、水肿、膨胀等证有独特的研究。其高超的医术甚至在港澳一带
广为传诵，香港同胞称其为"专破大柴结"的名医。除临证之外，陈典周还致力于
中医理论研究和中医教学。新中国成立前，陈典周在上海秦伯未主办的《中医世界》
及上海张赞臣主办的《医界春秋》上发表多篇论文，同时被《苏州医报》聘请为特
约撰稿人。《秦氏同门录》曾辑录他 30 多篇案例，经秦伯未主编重点介绍。新中国
成立后，陈典周在佛山地区中医进修班、佛山市中医学徒班编辑和讲授《内经》《温
病》《伤寒》等教材，1979 年编印《陈典周老中医医案选》。

陈典周的儿子陈肇强，幼承庭训，研习中医内科，后在中医学徒班跟随父亲和其
他教师学习 5 年，1988 年晋升为佛山市环市卫生院中医主治医师。陈典周培养的学
徒谭广丰是佛山市中医院内科医师，刘学民为佛山市中医院内科主任、中西医结合主
任医师。①

2. 学术成就

（1）论外感温病，主张四法分治。①邪在肺卫，辛凉解表法——加减银翘散。
②邪在少阳，清解退热法——清解汤。陈典周自制清解汤，方中主用青蒿以清透少阳
之邪，辅以黄芩、竹茹以清泄胆热，还有芦根、连翘、白薇、桔梗、牛蒡子、地骨

---

① 参见佛山炎黄文化研究会、佛山市政协文教体卫委员会编《佛山历史人物录》（第 2 卷），花城出版社
2009 年版，第 260 页。

皮、桑白皮等清解透邪之药。③中焦温病，邪结胃腑，重视泄热存津法。因为温病最易伤津劫液，如温邪传至中焦，阳明热盛，势必消耗津液，必须通下存津。④邪留阴分，滋阴秀邪退热法——加减清骨散。方用旱莲草、地骨皮、女贞子各 12 克，小环钗、银柴胡各 6 克，鳖甲、生地各 20 克，青蒿、知母、丹皮各 10 克。

（2）论杂感，重扶正与祛邪，清而和缓。如阴虚体质者，感受邪热不退，证见阴虚发热；阳虚体质者，感受邪热不退，证见阳虚发热；血虚体质者，感受邪热不退，证见血虚发热。虚热虽分三类，但其证候，常三者错综复杂。因阴虚发热，久则可热伤阳气，阴损及阳；阳虚发热过久，久热伤阴；血虚发热，久则真阴必受其损。辨证要点，阴虚发热多在下午，自觉热自肌骨之间蒸发而出；阳虚发热多在下半夜及上午之间；血虚发热和阴虚发热相似，亦以下午发热为多，其特点为小有烦劳即有发热，或者自觉头面烘热。陈典周治阴虚发热，以养阴清热，用加减清骨散：鳖甲 20克，地骨皮 12 克，知母、青蒿各 10 克，胡黄连、银柴胡各 6 克；阳虚发热，治以甘温退热，用补中益气汤；血虚发热，治以养血清热，用归芍养血汤：当归、党参、地骨皮、白芍各 12 克，生地、鳖甲、淮山药各 20 克，茯苓、青蒿、乌豆衣各 10 克。

（3）论热入血室，有独到见解。陈典周认为热入血室是妇人月经期，适遇外感，或外感期间月经适来，或来而适断，邪热与血互相搏结而造成的病证。伤寒的热入血室与温病的热入血室有所不同，伤寒的热入血室宜用和解兼凉血化瘀，温病的热入血室用清解兼活血化瘀，南方温病热入血室较多见。

（4）论中风偏枯，承先启后。中风多属卒中，以突然昏仆、不省人事，或口眼㖞斜、言语不利、半身不遂为主证。清代王清任补阳还五汤以补气活血化瘀为主，开后人治偏枯先例。根据王氏治法，陈典周自订治法分两个阶段。

第一阶段：症见半身不遂，头晕头痛，口眼㖞斜，舌歪，言语謇涩，甚至不能出声，舌质红或瘀红、苔薄白或无苔，脉弦滑或弦数。此属风阳还未尽熄，宜潜阳降逆，活血化瘀。用自订起痿汤：生龙骨、生牡蛎各 30 克，怀牛膝、生地各 15 克，当归身 12 克，赤芍、桃仁、炒黑大黄各 10 克，地龙、金边土鳖、红花各 5 克。加减法：左半身不遂加鹿角胶，右半身不遂加虎骨胶（张锡纯经验方法）；口眼㖞斜加全蝎；言语謇涩或不能言语加远志、菖蒲。

第二阶段：经第一阶段治疗后，证未改善，脉沉迟或沉缓，虚软无力，是趋向虚弱方面，治以王氏补阳还五汤加土鳖，重用黄芪为主药，取其补气而达四肢。陈典周对前人使用补阳还五汤治疗中风偏枯提出己见，认为此汤应在病人无头晕头痛，脉象无弦数、弦滑而现沉迟、沉缓时使用，因黄芪是温升之药，头晕头痛、脉弦滑数时说明气血仍上升，血压升高，误服此方可偾事。

（5）论臌胀，从脾治，主温化兼化瘀逐水。臌胀之病，肝脾两伤，如肝木失其条达，肝气郁而血瘀不行，必横逆乘脾胃，脾胃受克，运化失常，而水湿停留，水湿与血瘀蕴结，日久不化，痞塞中焦，而肝脾两伤矣。治不能专事理肝，更不能专逐水邪。陈典周认为宜以调补为主，用温运脾阳，通络逐水法，方用五苓散加味：党参、茯苓各 15 克，白术、桂枝、猪苓、泽泻、鸡内金、神曲、川加皮、枳壳各 10 克，十枣丸 1 克。[1]

（三）梁天照

1. 生平简介

梁天照（1906—1981），广东顺德人（如图 4 - 13
所示）。广东省名老中医。中学毕业后考入广东中医
专科学校。1936 年开始悬壶于佛山市太平沙，1946
年在广州市龙津路开设诊所，曾是广东南海、广州
医师公会会员。1956 年调入广州市第二人民医院工
作，为该院中医科负责人。1978 年广东省人民政府
授予"广东省名老中医"称号。梁氏治病认真细致，
疗效显著，深受病家信任。梁氏医术高超，负笈求
学者甚众，1966 年以前就有 30 余名弟子，其中不少
人后来成为各医疗单位的技术骨干。梁氏论著、医
案、医话、手记颇多，其弟子从中收集了内科、外
科、妇科、儿科等各科的验方 67 条，整理成为《梁
天照验方选》。撰有《41 例产后尿潴留疗效观察》
《小儿夏季热（附 40 例临床分析）》《新订"青银
汤"治疗热性病（附 500 例临床分析)》《中西医结

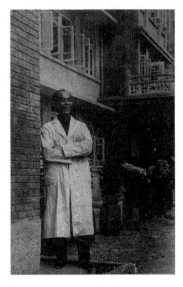

图 4 - 13　梁天照

合治疗白血病——生血益髓汤临床疗效分析》等 20 余篇论文，著有《开天医话》
《梁天照食物疗法》等书籍。

2. 学术成就

梁氏在学术上无中西医门户之见，大力提倡中西医学相结合，互相取长补短。在
临床工作中，他以中医学知识为主体，兼顾学习西医知识，主张中医辨证的同时参考
西医学的诊断。在施治时，他以实效为依据，取得实效之后，再研究其理论机制。梁
氏谦虚好学，在西医中不懂的课题，不耻下问，向西医师、护士请教有关问题，团结
协作，定出中西医结合的治疗方案，抢救危重症患者。同时，注重理论联系实际，提
高中医学术，主张实事求是。梁氏在临证时能将错综复杂的病症运用各种方法加以综
合分析，审证求因，务求辨证精确，故而很多疑难病例都能有满意的治疗效果。他在
指导学生诊治疑难的病例后，总是要求学生写临床心得。他在学生的手记中批道：
"病人真实可靠资料 +（医生丰富经验进行分析）理论根据 = 正确诊断和治疗。诊断
和治疗的相互关系，于此可见。"梁氏的学生在临床中体会到，对疑难病例的治疗，
按照上述的"梁氏公式"进行辨证和施治，可以起到驭繁就简的作用，故而能提高
临床疗效。可见，"梁氏公式"对指导临证有很好的参考价值。梁氏临证经验丰富，
他的学生从他的临证实践中总结出内科、外科、妇科、儿科等科病种共 67 个经验方，

① 参见刘学民、谭广丰《陈典周老中医临床经验简介》，载《新中医》1987 年第 5 期，第 11 - 14、29 页。

这些验方应用于临床，疗效确切。

（1）岭南暑天感冒，宜清热宣透佐以生津。梁氏治疗暑天感冒，主张清热宣透佐以生津，每以"青银汤"加减，其组成以青蒿（后下）、银柴胡、芦根、黄芩、银花、连翘、桔梗为基本方，方中青蒿、银柴胡这一药对有良好的退热效果，却无麻桂峻汗流弊，盛夏可用，安全有效。此方临床用于外感风热及感染性热病的早期，如感冒、流感、乳腺炎、腮腺炎、产后发热等证，均能取得良好效果。

（2）白血病化疗后，治宜生血益髓。梁氏认为，白血病化疗，正气大伤，血白细胞锐减，此时的中医治疗，当以温肾健脾、益气补血为大法，帮助患者顺利渡过化疗关。常用方剂为梁氏"生血益髓汤"，其组成为黄芪、党参、熟地、当归、杞子、首乌、黄精、鸡血藤、破故纸、骨碎补、淮山、谷芽、麦芽。梁氏"生血益髓汤"用于治疗再生障碍性贫血，术后、产后、外伤、久病导致的贫血等也能收到良好的疗效。

（3）产后尿潴留，治宜温肾化气。梁氏认为产后尿潴留一证，根据《内经》"膀胱者，州都之官，津液藏焉，气化则能出矣"，以及"膀胱不利为癃"的理论，可见膀胱气化不利，可以导致本病。然膀胱为藏溺之地，其气化之出，有赖于三焦，尤以下焦最为重要。若三焦气化不及州都，则水道不通利，于是成癃闭。产后冲任失调，致肾气不化，溺潴留于州都成患，宜用"济生肾气丸"加减治疗，基本方：山萸肉、淮山、茯苓、泽泻、熟地、牡丹皮、附子、玉桂心、车前草、牛膝、黄芪。

（4）老年尿路结石，通淋宜佐益气补肾。梁氏认为，石淋一证多为食肥甘湿热之证，以致驶入蕴积于下，尿液受其煎熬，日积月累，尿中杂质结为砂石，或在于肾，或在膀胱，或在尿道。患者素嗜肥甘，湿热蕴结，是其主因；加之年老患者，每每脾气已虚，复肾气不足，在利水通淋的同时，宜兼以益气补肾之品，方可奏效。基本方：车前草、金钱草、蛇舌草、石韦、黄芪、党参、杜仲、牛膝、香附。通淋益气补肾兼顾，治疗老年尿路结石，每获良效。

（5）睾丸肿痛，治宜疏肝理气，佐以果核引经。梁氏认为，阴囊肝经所系，睾丸肿痛，疏肝理气当为大法，但须佐以果核为引，更能奏效。基本方：柴胡、白芍、佛手、川楝子、小茴香、牡丹皮、龙胆叶、泽泻、黄皮核、荔枝核。方中佐以黄皮核、荔枝核，以形治形，相得益彰，每奏良效。

（6）声嘶音哑，利咽药宜轻灵。梁氏常言，吴鞠通所云治上焦如羽，非轻不举，此言不虚。咽喉为肺之门户，位居肺之上，声嘶音哑，清热利咽当为大法，然而用药宜轻灵方可药达病所。基本方：人参叶、桔梗、甘草、土牛膝、咸竹蜂、蝉蜕、木蝴蝶。方中咸竹蜂、蝉蜕、木蝴蝶乃开音圣药，且药质轻灵，引药直达病所。此方用于治疗声嘶、喉沙、声不扬诸证，均可获满意疗效。①

---

①　参见冯崇廉、陈炯抗、陈文裕等《广州西关名医梁天照治学思想与临证经验初探》，见广东省医学会编《广东省医学会第十一次医学历史学术会议暨第七届岭南医学研讨会论文集》，2015 年版，第 140 - 142 页。

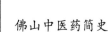

（四）李仁春

1. 生平简介

李仁春（1912—1997），广东南海西樵太平龙坑村人，佛山地区名老中医。出身中医世家，曾祖父李科就、祖父李良能、父亲李文轩先后在太平、广州悬壶济世。李仁春从小立志从医，13岁时进入广州崇圣中医学校读书，读了两年，后因该校停办，未再求学，从父（其父是广州有名的中医）学医。几年后，他便能随父一起在广州西关毓桂坊三巷医馆应诊。1936年，父亲因病辞世，李仁春继续在广州执业。1937年，日机狂炸广州，李仁春便迁至南海盐步横江行医。新中国成立后，李仁春曾任南海县人民医院中医师，先后任南海县盐步卫生院、黄岐卫生院副院长。1959年任广东省中医研究所编审，1961年任中山医学院佛山分院中医讲师等职。1950年5月始，当选为南海县第一、第二届人民代表。1959年9月始，担任第一届南海县政协常委、第二至第四届南海县政协副主席。1979年退休在家，但仍有不少患者远道来求诊。李仁春行医60多年，医德高尚，治愈患者数以万计，享有崇高的威望，被佛山地区行政公署授予"佛山地区名老中医"称号。其子李国桥，为广州中医药大学教授，在青蒿研究上取得瞩目成就。

2. 学术成就

李仁春擅长内科、儿科，对小儿麻痹症、小儿白喉等疾病有丰富的诊治经验丰富。1962年10月—1964年10月，他治疗了40例小儿麻痹症，其中痊愈10例、基本痊愈7例、明显好转20例，总治愈率达92.5%。他在南海卫生学校、中山医学院佛山分院执教期间，培育了大批中医人才，并积极参与收集、整理、筛选验方，遗著稿主要有《麻疹治疗经验及体会》《小儿麻痹症中医辨证论治一些体会》《试谈白喉病的论治与实践》等。[①]

（五）罗仁伯[②]

1. 生平简介

罗仁伯（1914—1984），广东佛山石湾镇人，出身中医世家。其先祖因悬壶于陶瓷名镇，见当地居民多以陶瓷手工操作为业，常罹患疮疡癣疥、外伤染毒之疾，因此潜心钻研外科杂病，医名远扬，至罗仁伯已是第五代。罗仁伯早年丧父，得其伯父罗惠良及堂兄罗绩庭抚养教诲，13岁开始学习中医经典论著，并精读《医宗金鉴·外科心法要诀》。17岁参加并通过南海县政府举行的中医考试，之后再随堂兄罗绩庭在

---

① 参见佛山市南海区政协办公室编《南海市政协志（1979—2002）》，广东人民出版社2007年版，第319页。

② 参见罗英伟《罗仁伯医师学术思想和外科学术成就简介》，见中国人民政治协商会议广东省佛山市委员会文教体卫工作委员会编《佛山文史资料》（第10辑），1990年版，第10–17页。

广州临证实习，继续深造。19岁又在广州市参加并通过中医考试，次年在广州十三甫堂兄开设的"罗惠良医馆"执业。抗日战争期间，曾先后在澳门、香港执业中医。抗日战争胜利后返回佛山，一直执业中医疮科杂症。新中国成立后，罗仁伯参加佛山医药联合会，组织医联会联合诊所。1957年4月至1959年2月，任公正联合诊所所长。1959年3月，调到佛山市中医院工作，任中医外科医师。1979年，被评为"佛山地区名老中医"。历任南海县中医师公会理事会理事、南海县国医支馆董事、佛山市医联会筹委会委员、佛山市卫生工作者协会执委会委员、佛山市公正联合诊所所长、佛山市中医院院务委员会委员等职。

2. 学术成就

（1）重视外治。外治是外科的常用方法，罗仁伯常谓："治疗外症，运用外治得当者，能事半功倍矣。"他在古方"金黄散"的基础上创制"一号散"，组方有大黄、黄连、黄柏、芙蓉叶、大梅片等药，用于治疗一切红肿疮毒，未成即消，疗效显著。例如，1979年5月，诊治一游姓小孩，男，11岁，左大腿外侧起肿块伴发热21天，经某医院用青霉素等治疗未效，发热稍退而局部肿痛不减，到诊时仍发热，体温37.8℃，面色苍黄，精神不振，左大腿外侧明显肿大，可扪及12厘米×8厘米左右的肿块，局部灼热，皮色稍红，穿刺患处可抽出少许黄白色脓液，舌苔薄白，脉细数无力。中医辨证为痰毒凝滞，郁久化热，邪盛正虚。治法以固气内托、清热解毒为主，内服扶正祛邪之四妙汤加减，外用箍围药"一号散"外敷。仅治疗10天全部症状消失，已化脓的肿块消散于无形，避免了穿溃之苦。

又如治小儿头部多发性疖疮，此证如一味内服清热解毒之品，容易损伤胃气，反而头疖此伏彼起，缠绵难愈。罗仁伯主张对此以外用药为主，将祖传"皮肤疮疖外洗方"与"梅片甘石膏"配合使用，对小儿多发性疖疮取得满意效果。

此外，罗仁伯也很推崇《外科正宗》的"阳和解凝膏"，认为其具有温经和阳、祛风散寒、调和气血、化痰通络之功，可灵活运用于疮疡疾病中，如外敷治疗瘿瘤、瘰疬、乳癖、流痰等证，均获良效。

（2）精治杂症。罗仁伯精于外科临床研究，对奇难杂症不遗余力，大胆探讨，屡有突破。1975年，一患者原已施行输精管结扎术，后因丧子，进行手术复接输精管，但术后因吻合处出现炎症结节，令输精管无法畅通，两次手术未效。后求治于罗仁伯。此种病症古书上没有记载，罗仁伯根据四诊辨证，认为病机属内蕴湿热，气滞血凝，痰瘀互结而成，处以活血行瘀消痰软坚中药，局部采用丹参、赤芍、当归煎水做离子导入，使药物直达病所。内服、外治40余天后，患者双侧输精管炎症结节肿物完全消散，再予补肾丸善后，一年后其妻产一女孩。后来患者介绍一例类似此症的病人求治于罗仁伯，亦获成功。

罗仁伯还注重运用民间草药验方治疗。例如，他采纳农民所献土方，以沙葛种子煎水外浇治疗慢性阴囊湿疹，收到满意效果。一次他自己突觉颈前臌胀，经西医检查诊断为"甲状腺炎"，经中西药治疗一月未效。后来采集民间单方，用鲜吊兰叶煲瘦肉，仅服5天即有明显效果，共服14次便告痊愈。

（六）彭玉林

1．生平简介

彭玉林（1916—1988），广东三水人。广东省名老中医。1939 年毕业于广东中医药专科学校。新中国成立前曾在广州、佛山及港澳行医。新中国成立后，历任佛山市中医院副院长、中医内科主任医师，以及佛山市人民代表、政协委员等职务。曾先后担任中华全国中医学会广东分会理事、佛山地区分会和佛山市分会理事长等职务。彭氏从事中医工作 50 载，在临床、教学、科研等方面积累了丰富的经验，擅长内科、儿科，对妇科、外科也有较深的造诣，治病疗效卓著，屡起沉疴。代表著作有《彭玉林临床经验选辑》等。

2．学术成就

彭氏在学术上强调因人、因地、因时制宜，认为"固执一法一方，不会取得良好疗效"。治疗麻疹，主张分阶段；治疗温病，重视顾护津液；治疗内伤杂病，主张虚证病人治用补益，但温不宜燥，补不宜滞；治疗虚损病，以健脾补肾为根本大法。此外，彭氏尤其重视饮食疗法。

（1）强调四诊合参、三因制宜。彭氏在临证中非常强调四诊合参，辨证施治，认为不但在初诊时应详细检查，而且在整个病程中均须严密细致观察病情，只有这样，辨证施治才能正确。在治疗上，则强调因人、因地、因时制宜，认为"固执一法一方，不会取得良好疗效"。如诊治登革热病时，根据登革热的流行季节及发病特点，认为其属"暑湿疫"，病因是暑湿疫疠，初起卫气同病，应辨湿热之孰重，邪热入里，应辨是气分热盛还是气血两燔，恢复期应辨是热伤阴液还是湿热未尽、胃气不和，或是脾胃虚弱。

（2）主张分阶段治麻疹。彭氏主张麻疹的治疗可按照前驱、发疹、恢复 3 个不同的阶段予以不同的治疗。前驱阶段治以宣透，选用连翘、牛蒡、葛根、薄荷、防风、垂丝柳、银花、木退、蝉蜕、桔梗、前胡等；发疹阶段治以清解，选用药物以青天葵、紫草、竹叶、葛根、樱桃露（自制药：取樱桃用冷开水洗干净，连皮仁打碎，放入厚身瓦坛内，放置满坛为度，随即加入适量开水，密封坛口埋土中一年，化成为水，然后使用）等为宜；恢复阶段治清养，选用药物有玄参、生地、麦冬、沙参、石斛、扁豆、鸡内金等。

（3）治外感温病，重视津液存亡。他认为温热之邪最易伤阴劫液，而阴虚体质的人又易患温病。温病患者体内阴液本已不足，再加上温热病邪的劫灼，往往出现阴液耗伤的局面。人体阴液受损，正气虚弱，正虚则不能与病邪抗争，病情就会加重、恶化，甚至导致亡阴、亡阳，引起死亡。所以，治疗外感温病必须顾护津液。《彭玉林临床经验选辑》一书中收集的治疗风温、湿温、冬温、秋燥等外感温病的 20 多个验案，都充分体现了彭氏在治疗温病过程中时刻顾护津液的学术思想。

（4）治内伤杂病，重视胃气、肾气。在治疗内伤杂病方面，彭氏重视胃气与肾气，认为脾胃为后天之本，是气血生化的源泉，肾为先天之本，有藏精、主生长发育与生殖的功能，是真阴真阳所在。因此，他认为虚证病人治用补益，但温不宜燥，不可损伤胃阴；补不宜滞，不可影响脾胃的纳运。实证病人固宜泻实，但下不宜损，寒不宜凝，消不宜伐，切勿过伤脾胃。对于虚损病，应当注意观察脾肾两脏的功能，因为脾胃虚弱则影响气血的生成，气血不足是导致阴阳失调的重要因素，脾胃的正常功能又靠肾阳的温煦，而"久病及肾"，因此，治疗慢性病及老年病，补脾补肾往往是根本的治疗方法。

（5）重视饮食疗法。彭氏尤其重视饮食疗法，认为治病在用药治疗的同时，加强病人的饮食护理很重要，如饮食得宜，不仅能达到辅助药物治疗的目的，而且可以促进病人体力的复原，提高疗效，缩短疗程。即治病不能徒恃药物，而应从护理、饮食方面加以配合。他指出《内经》提出的"毒药攻邪，五谷为养，五果为助，五畜为益，五菜为充，气味合而服之，以补精益气"，在临床上仍有指导意义。彭氏认为患了温热病后，患者正气因抗邪而受到一定的耗损，大都表现为食欲不振、胃纳呆滞，应当存进食欲。而温热病恢复期的病人，邪气虽尽，而正气未复，病人往往食欲较好，但需要注意节制，应少食多餐，否则可使肠胃突然增加负担而引起"食复"之变。对于胃痛病人，他认为如注意饮食，配合治疗，则有利于康复，主张"饮食不可过量，宜少食多餐，进食不可过冷过热，以利脾胃的消化、吸收。忌食生冷及难以消化食物，宜食易于消化而又富于营养的食物。剧痛时，宜流质饮食，如稀粥、藕粉、鲜奶之类。对肝郁气滞、食滞、血瘀所致的胃痛，忌食辛辣，以免刺激胃脘、加重病情。如属寒邪胃痛，可进食少许辛辣食物以温中散寒，加强脾胃的运纳"①。

（七）林品生

1. 生平简介

林品生（1917—1998），广东三水县人。广东省名老中医，首批全国老中医药专家学术经验继承工作指导老师。林品生出身中医世家，从小受家庭熏陶，祖父、父亲均习医。他从 19 岁起就读于广东中医药专科学校，日军侵华，广州沦陷后回乡业医，矢志为病人疗疾，师承家技，又博采众家之长，在实践中积累了丰富经验。历任三水县中医院副院长、三水县人民医院副院长、内科主治医师，广东省第五届人民代表，三水县第二、第三届人民代表，广东省佛山地区中医学会副会长，三水县中医院名誉院长等职务。1978 年被授予"广东省名老中医"称号，1990 年获第一批"全国老中医药专家学术经验继承工作指导老师"称号。撰有《益母草治疗急慢性肾炎水肿 13 例初步疗效观察》《中医扶正法在慢性肝炎、早期肝硬变治疗中的应用》等学术论文。徒弟林炽强、李渊泉传承其学术，现在佛山市中医院三水分院工作。

2. 学术成就

林品生从医 50 余载，擅长治疗内科杂病及温热病，治疗肝肾疾病尤有特色。他强调在辨证的基础上掌握疾病的常与变，而不墨守成规。选方用药，力主精专。他认

---

① 转引自刘博仁、彭铭中《彭玉林老中医学术思想简介》，载《新中医》1986 年第 6 期，第 12－14 页。

为："用药如用兵，贵精不贵多……暴病用药宜峻猛，久病用药宜轻缓。"如治疗急性肾炎仅用益母草一味药，如实中挟虚只加黄芪。又如治疗白喉，仅用土牛膝、大青叶二药，但用量宜大剂量，每获奇效。对慢性疾病的治疗，他主张药量不宜太重，且喜用丸剂，谓丸者缓也，慢性疾病，正气亏虚，过用峻剂，反伤正气，欲速不达；并认为久病多虚，疾病能否向愈，与人体正气盛衰关系密切，把"扶正"的观点贯穿慢性疾病治疗始终。

（1）诊治肝炎，扶正为主，分期论治。林品生曾患肝硬化多年，通过自身实践而治愈，从中探索出治肝病的方法。[1] 他认为肝病早期，邪实为主，采用祛邪为主；肝病后期，多属正虚，采用扶正为主的治疗方法。他提出阴虚是慢性肝炎的本质，主张疏肝不可太过、补脾不可过壅、祛瘀不可太破的原则，在用药上喜用花类药以舒肝之用，如茉莉花、玫瑰花、素馨花等。健脾除注意益气外，还须益脾阴，喜用淮山药、莲子肉、芡实等。活血通络喜用虫类药物，如土鳖虫、炒山甲、九香虫等。临床常将慢性肝炎、早期肝硬化分为肝郁脾虚、肝阴不足、肝郁阴血不足、肝郁气滞血瘀4个证型。常用药物有：①舒肝通络解郁药：茉莉花、玫瑰花、素馨花、合欢花、穿山甲。②理气药：荔枝核、佛手花、槟榔花、春砂花、广木香、九香虫。③益气健脾药：党参、西洋参、黄芪、白术、山药、莲子肉、芡实、扁豆、茯苓。④补血药：熟地黄、枸杞子、何首乌、乌豆衣、女贞子、阿胶。⑤补阴药：沙参、玉竹、天门冬、石斛、旱莲草、山萸肉、桑椹子、龟板、鳖甲、浮小麦。⑥镇静安神药：酸枣仁、柏子仁、五味子。⑦祛瘀活血行血药：桃仁、土鳖虫、凌霄花、丹参、五灵脂、蒲黄、郁金。⑧平肝潜阳药：龙齿、龙骨、牡蛎、石决明、珍珠母。对肝硬化腹水不宜过用峻泻药，如不得已而用之，必须遵循"衰其大半而止"的原则，或与补气药间用，因病本正气已亏，如用峻利药，每损脾胃，戕伐元气，虽得一时之快，一日半日，其肿益甚，实为愈之勉强，而滋生偏弊，不可不慎。又如治疗慢性肾炎水肿，不主张用攻伐，而主用温补，林品生十分推崇张景岳，谓："温补即所以化气，气化而愈者，愈出自然，消伐所以逐邪，逐邪而暂愈者，愈之勉强。"[2]

（2）急、慢性肾炎诊治经验。急性肾炎中医辨证属于阳水范畴，多为表、热、实证，林氏常用方药：①益母草适量。适用于热、实证。②益母草2份、黄芪1份。适用于实中带虚证。如急性肾炎水肿期见肉眼血尿，或尿常规检查红细胞持续（＋＋＋）以上，加生蒲黄4克，仙鹤草16克。③党参、黄芪、淮山药、莲子肉、炒扁豆各10克，芡实12克，白术6克，陈皮2克。上三方均为水煎服。药量适用于4岁以下小儿，可视年龄酌情加重药量，其中第③方坚持服用1～2个月。

对慢性肾炎的治疗，林氏分初中期及后期进行辨证论治，若人血白蛋白在正常比例、肾功能尚好者，为初中期，人血白蛋白低于正常比例、肾功能检查有明显低下者，或伴有贫血或进行性高血压者，为晚期（后期）。初中期治以益气健脾温肾，通

① 参见林炽强《名老中医林品生学术思想简介》，载《新中医》1987年第11期，第9－10、46页。

② 参见林品生《中医扶正法在慢性肝炎、早期肝硬变治疗中的应用》，载《新中医》1973年第5期，第15－17页。

络利水。常用方药：①益母草、黄芪按 2∶1 比例。益母草用量 1 ～ 4 岁用 48 克，5 ～9 岁用 72 克，9 ～ 17 岁用 96 克，18 ～ 60 岁用 120 克。每日 1 剂，用清水煎煮，分 4 次服。②自拟固守丸：覆盆子、菟丝子、川杜仲、生黄芪、党参、白术、山萸肉、淮山药、当归身、芡实、莲子肉、炒扁豆、熟地黄各 120 克，补骨脂 90 克，熟附子 60 克，砂仁、陈皮各 24 克，肉桂 12 克。共研细末，用面粉少许为丸如绿豆大。服法：1 ～ 4 岁 4 克/次，5 ～9 岁 5 克/次，10 ～ 17 岁 6 克/次，18 ～ 60 岁 8 克/次。每日 4 次，隔 3 小时用开水送服 1 次。③黄芪、泽泻、茯苓、炒扁豆各 30 克，党参、白术各 18 克，熟附子、大腹皮各 12 克，厚朴 8 克，广木香 10 克，肉桂（焗）2 克。④黄芪 30 克，党参、芡实各 18 克，白术、覆盆子、淮山药、熟地各 15 克，川杜仲、菟丝子各 12 克，砂仁 8 克，陈皮 6 克。常用①、②方合并施治 1 ～ 2 个疗程（1 个疗程为 14 天），以观察病情变化。③、④方灵活掌握施治，病情稳定后，可按②方丸药，服用 1 年或 1 年半做巩固治疗。后期又分低血浆白蛋白性水肿期和水肿消退持续尿蛋白期，水肿期宜益精补虚，益气养血。常用方药：①紫河车、鹿角胶、阿胶各 10 克，龟板胶 8 克，党参 24 克，黄芪 30 克，枸杞子、白术、菟丝子各 12 克，熟地 15 克。②紫河车、当归身、枸杞子各 10 克，白术、杜仲、党参、覆盆子、芡实各 15 克，菟丝子 12 克，黄芪 18 克。③固守丸每日 32 克，分 4 次服。①、②方灵活掌握交替使用，同时配合食疗（以竹丝鸡或兔肉或鲤鱼配淮山、芡实、党参适量煲汤服食）。尿蛋白期则治以健脾固肾，滋阴助阳。常用方药：①黄芪、龟板胶各 18 克，淮山药、白术各 15 克，桑螵蛸 8 克，山萸肉、枸杞子、鹿角霜各 10 克，菟丝子、熟地各 12 克。②龟板胶、鹿角胶各 8 克，党参 20 克，紫河车 10 克，枸杞子、菟丝子各 12 克，淮山药、杜仲、覆盆子、芡实各 15 克。③固守丸每日 32 克，分 4 次服用。①、②方可根据病情灵活掌握交替使用。[①]

（八）李家达

1. 生平简介

李家达（1926—1989），佛山地区名中医（如图 4 - 14 所示）。李广海第十子，曾任佛山市中医院院长。他从小受家庭的熏陶，立志从医，跟随父亲李广海的时间最长。14 岁开始学跌打，在父亲的悉心教导下，攻读医书，逐渐掌握高超的医术。他继承了祖辈的高尚医德，被人喻作有"菩萨好心肠"，如遇家境贫寒的患者，每每解囊相助，送医赠药。早在 20 世纪 60 年代初，有一老农，因起早摸黑赶收早稻、播种秧苗，不慎从田埂跌下，造成下肢多发性骨折，卧床不起，求遍当地多家医院医师，未见好转。后经朋友介绍，专程从乡下乘车到佛山市中医院找李家达求医。因老人家年纪较大，伤势严重，并且误医时间较长，而佛山市中医院建成不久，病床紧缺，唯怕医院拒收，于是病人家属想尽办法，在天亮前提着香烟、美酒于医院门口等候。但是，李家达没有收受病人家属的礼物，按病情优先给予处理后并收院治疗。病人康复

① 参见林炽强、李渊泉《林品生老中医治疗肾炎的经验介绍》，载《新中医》1994 年第 A1 期，第 4 - 5 页。

出院时，紧握着他的双手说："你是咱们乡下人的好医生。"李家达行医数十年，各地慕名而来的求医者络绎不绝。1973—1976 年，为了研制南方杉树皮夹板对四肢骨折外用固定作用，李家达观察了 1442 例病患，总结了第一手临床资料，取得了大量可靠的数据，科学地肯定了杉树皮制作的夹板对四肢外固定作用，从而改变了沿用已久的石膏绷带固定法，方便了病人，节约了开支，提高了疗效。1977 年，李家达回到佛山市中医院当院长。李家达在骨伤科领域的临床实践中积累了丰富的经验和知识，对难度大的骨伤科患者也能得心应手地处理。省六建公司工人高某，在一次作业中不慎被重物砸伤右小腿，伤口从膝下至踝部，软组织广泛挤压伤，骨折大部

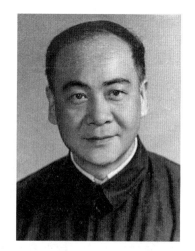

图 4 - 14　李家达

分暴露，感染严重，若处理不当，将遭截肢。李家达接诊后，细察病情，以中药内服、外敷，以小夹板固定为主要治疗方法，有效地控制了感染，复原了骨骼，保留了伤肢，恢复其功能。

李家达对脑震伤、肋骨伤、胸骨伤、脊柱骨折、关节脱位等骨外伤疾病有着丰富的治疗经验，发表了《治疗肋骨骨折及并发症 27 例总结》《治疗脊柱骨折 62 例》《治疗脑震伤 42 例》《闭合治疗陈旧性关节脱位 50 例》等学术论文数十篇，研制了具有清热解毒凉血、散瘀止痛消肿功效的"佛山伤科红药膏"。1960 年，他与李广海、梁理平等骨科名医合编了实用的教科书《正骨学》（上、下册），总结了佛山骨科名医治伤经验。另著有《骨折与脱位的治疗》等。1978 年，他与佛山市中医院骨科同人共同研究总结的《肋骨外踝翻转移位骨折闭合手法整复治疗》一文，刊登在《中华外科》（外文版），获全国科技奖，得到国内外学者的好评，并提出进行学术交流的要求。

2. 学术成就

李家达学识渊博，待人诚恳，兼收并蓄，善于集名家流派的精华于一炉，其学术成就总结如下。

（1）强调手法，与陈渭良一起提出"正骨十四法"。李家达非常强调正骨手法在伤科治疗中的作用，认为手法乃正骨之首务。他认为骨折复位极少只用一种手法就能成功，需要结合应用各种方法，尤其强调其中的摸触辨认法应贯穿于复位过程的始终，并与骨折类型相互参考，心中有套复位手法的计划，使之能更好地达到"机触外，巧生于内，手随心转，法从手出"的境界。1975 年，与陈渭良一起撰写了《正骨手法在临床应用中的体会》一文，提出了"正骨十四法"："摸触辨认""擒拿扶正""拔伸牵引""提按升降""内外推端""屈伸展收""扣挤分骨""抱迫靠拢""扩折反拔""接合碰撞""旋翻回绕""摇摆转动""顶压折断""对抗旋转"。这成为李氏骨伤流传至今的特色手法。

（2）主张"大破治瘀"，分期辨证。李家达在父亲李广海"治伤从瘀"的基础

上进一步发挥，主张早期先"大破"伤瘀血肿，认为"大破"才能"大立"，强调在辨证中要四诊合参、审证求因、因人而异、因伤而异，反对墨守成规，百病一法。对体质虚弱的伤者，则主张"攻补兼施"，并区分寒热虚实。李家达擅用中药和针灸治疗脑震伤。他把脑震伤分为虚脱期、昏迷期、清醒期。虚脱期以固气为主，兼以祛瘀，处方人参、田七、琥珀；昏迷期治以祛瘀开窍为主兼安神；清醒期以养心安神为主。

（3）研制伤科红药膏。李家达还长期致力于外用药的开发研制，以及药物剂型的改进。在治伤外用药上，他体会到跌打外用药均具有清热解毒、凉血、散瘀、镇痛消肿作用，但多用于闭合伤。为了扬长补短，他与陈渭良一道研制了佛山红药，将过去的散剂改为膏剂。膏用黄柏、黄芩、大黄、山杞子、冰片等，既治闭合伤又治开放伤，深受欢迎，为骨伤科外用药开辟了新的途径。"伤科红药膏"外敷治疗骨折、脱位、软组织挫伤、创伤感染、烧伤等疾患，具有良好的散瘀消肿止痛、解毒等功效，且具有应用范围广、使用方便等优点。

（九）元日成

1. 生平简介

元日成（1940—2013）（如图 4 - 15 所示），广东番禺人，广东省名中医。佛山市中医院骨伤科副主任中医师、骨科主任导师，广州中医药大学副教授，中华全国中医学会佛山分会理事、副秘书长，骨伤科分科学会主任委员。1960 年，元日成考入佛山卫生局主办的佛山市中医学徒班（全科六年制）学习，系统学习了中医基础理论及临床各科，同时也学习了西医学基础理论。当时他的骨伤科专业导师是骨伤科主任医师李家达。1962 年正式拜师于李家达。他聪颖好学，孜孜以求，熟读中医经典和骨伤专著，深得其师李家达的喜爱并经常得到指点。1966 年，元日成参加了广东省中医学徒统考，以优异的成绩出师。出师后早年仍伴诊于师旁，边学习，

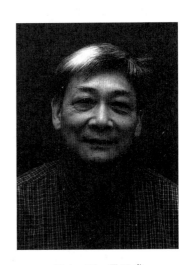

图 4 - 15　元日成

边实践，边总结，边提高，成为岭南李氏伤科学派第四代传人。从 1979 年开始，佛山市中医院受广东省卫生厅委托，开办了 9 届广东省骨伤科进修班，元日成担任授课老师及临床带教医师，为省内外、港澳地区培养了大批骨伤科专业人才。[①] 1993 年，元日成获"广东省名老中医"称号。元日成对骨伤科各种疑难病症及各类骨折的闭合治疗有丰富的临床经验。参加编写《骨折与脱位的治疗》一书，与陈渭良、陈逊文、钟广玲、陈志维等共同撰写《中国佛山市中医院正骨十四法》一文，详细探讨

---

① 参见广东省佛山市中医院编《李广海伤骨科学术思想研讨会论文汇编》，1993 年版。

"正骨十四法"的适应证、具体操作方法、操作注意事项等。元日成还与李家达、陈渭良共同完成多篇学术论文及开展科学研究，如《外用伤科黄水的临床与实验研究》《佛山红药软膏的研制》《闭合治疗肱骨外髁翻转移位骨折》《肱骨外科颈骨折432例体会》等分别获得省、市科技进步一、二等奖及全国医药卫生科学大会奖。元日成学术传弟子罗顺宁。

2. 学术成就

元日成认为中医自身要得到发展，在突出中医治疗特色的同时，要学会掌握现代先进的诊疗技术，以扬中医之长，补中医之短。他传承和发展了李氏骨伤学术，尤其是对李氏独具一格的正骨复位、超关节的小夹板外固定、辨证的内外用药和独创合理的练功术式领会尤深。如对小儿肱骨外髁翻转移位骨折的闭合治疗手法，他从生物力学的角度分析了骨折块复位的原理，提出要使翻转了的折片得到倒翻转的矫正，必须给折片一个宽阔的回绕环境，指出肘后方为最理想的位置，先将折片向肘后方推送，注意调整伸肌总腱的张力，把折片回绕到原来的位置上，变不利因素为有利因素，复位后用三块夹板固定肘关节并适当限制前臂的运动。

元日成认为折骨术的成功，除掌握适应证的选择外，关键在于术者合理运用杠杆力学的作用原理，正确而熟练地使用折骨手法，手法动作应由轻渐重，范围应由小到大，用力要稳、准，用力点要集中，在骨折端处直接施加压力，徐徐将骨折端的骨痂、瘢痕组织松解、分离。折骨术后应根据动静结合、筋骨并重的治疗原则，按骨折三期治疗而辨证，内、外用药，并在有效的外固定下，正确地指导伤员早期进行功能锻炼，才能取得骨折愈合与功能恢复并进的效果。

对于四肢陈旧性骨折的治疗，元日成认为，受伤时间在3个月以内，临床检查发现伤肢畸形，X片显示骨折处有明显的重叠、成角、旋转移位、骨痂比较稀薄，仅达到临床愈合阶段的伤员，骨折对位对线未符合临床要求者，是闭合复位的适应证。但在临床应用上，受伤时间的时限应据四肢骨折的部位、类型、畸形的大小及愈合的坚固程度来综合分析。靠近关节的骨折，尤其是肱骨髁上骨折，虽然伤后时间只有5～6周，骨折处虽有严重移位，但骨痂生长则较坚硬，给折骨术带来较大的难度，尽管折骨成功，但对骨折的整复带来困难，也难以有准确的复位。而成年人的股骨干中段骨折，尽管受伤时间长达6～7个月，骨折有严重畸形和大量骨痂形成，且能徒手步行，已达到临床愈合标准，但有的还可以采用手法折骨术矫正畸形。伤员较高龄或有脏器病变者，肢体多段骨折合并神经、血管损伤者，或有广泛骨质缺钙疏松等症，都不宜采用此法。

元日成继承李氏经验，采用的手法主要有几种。①顶压折断：伤员取卧位，两助手分别固定骨折的远近端，做相应的牵引，术者用双拇指或手掌部顶压骨折隆突端，取用强劲而稳准的顶压手法，使骨痂折断。或利用10厘米高的三棱木墩，垫以棉花置于畸形的顶角，术者做固定，嘱双助手同时缓缓用力向下按压远近端，形成三点应力，可闻骨痂撕裂音。②对抗旋转：将原骨折的远近端进行对抗的短轴旋转，作用力不超骨折处的上下关节。操作时，一助手固定骨折的近端，术者则稳定远端，在短轴下进行拔伸牵引和与助手做强力的内、外对抗性旋转。③摇摆转动：将重新折骨后的骨折远近端进行连续性的摇摆转动，达到松解骨折端骨痂、嵌插和软组织粘连。操作时，一助手固定骨折的近端，术者则固定远端，在适度的牵引力下，做内、外、上、下的摇摆转动，幅度由小至大，直至骨折部有明显的异常活动及骨端摩擦感。④拔伸牵引：折骨术成功后，二助手分别固定骨的上、下端，用对抗的拔伸牵引力来克服肌肉的收缩力，将重叠、嵌插的骨折端牵开，使肢体恢复原有的长度及轴线，操作时根据整复要求、手法的具体情况而决定使用牵引力量及调整方向。①

附：部分健在名医

（一）刘俭

刘俭（1928—   ），广东佛山石湾镇人（如图 4 - 16 所示），其父为石湾小有名气的中医师。1938 年佛山沦陷，读了 5 年私塾的刘俭随父兄到广州经营中药材拆零批发生意。1956 年，广州中药材批发全行业归口，他返回佛山。同年 6 月，佛山市药材公司成立，他调入公司任业务副股长。1958 年，国家提出北药南移，佛山市药材公司办了一个占地 100 多亩的药材场，调任他为药材场负责人。药材场引种了 50 多个药材品种，其中引种河南淮山、福建泽泻等品种获得成功。1965 年，广东省中药学校成立，借调他担任中药商品学主讲老师，编著了《中药商品学讲义》（第一册）。该书后来由广东省药品公司翻印，改名为《中药学讲义》（上册），供全省药材系统职工学习。1967 年年初，返回佛山，这时佛山市药材公司已与市医药公司合并为佛山市药品

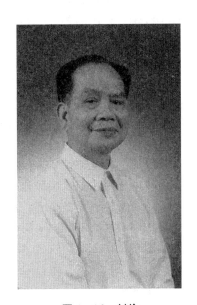

图 4 - 16 刘俭

公司，受"文革"冲击，他被下调到基层药店、中药饮片厂、仓库、技革组等部门工作。1978 年，他被调回公司任组技股副股长、企管质量科副科长，主管职工教育、中药材质量管理工作，为公司培养了一大批中药专业人才，在质管方面为公司建立并健全了中药材三级质量管理责任制。1989 年晋升为主任中药师，1991 年获国家中医药局"中药质量管理先进工作者"称号，1992 年获国务院授予"有突出贡献科技人员"称号，并享受国务院政府特殊津贴。曾任佛山市中药研究会常务副会长、广东省中药商品质量研究会顾问、《广东省中药材标准》编委会顾问、《广东省中药饮片炮制规范》（新编版）编委会顾问。先后编著了《常用中药材真伪鉴别》、《中药商品知识》（上册）、《中药商品知识》（中册）、《广东中药志》等。

---

① 参见元日成、陈志维、陈渭良《闭合折骨术治疗四肢陈旧性骨折畸形愈合》，载《中国骨伤》1994 年第 3 期，第 42 页。

（二）周焕钧

周焕钧（1935—　），主任医师，湖南永州人。广东省名中医。1962 年毕业于广州中医药大学。曾在佛山市中医院、佛山市第二人民医院工作。历任佛山市第二人民医院骨科主任、中医科主任、大科主任。中国中西医结合医学会骨伤科分会创伤委员，中国医疗手法与气功学术委员会副主任委员，天津中西医结合骨伤科研究所客座研究员，广东省中医研究促进会理事，中华中医学会广东按摩分会委员，佛山市政协委员，佛山市政府特约检察员。曾荣获佛山市先进工作者、佛山市卫生局医德高尚工作者称号。先后在省级、国家级杂志发表论文 32 篇，其中 13 篇论文分别获各级医学会优秀论文奖。先后与全国著名教授、专家合作编辑出版《骨折、骨骺、软组织损伤治疗学》《中华医道·骨伤专辑》《中国推拿妙法荟萃》等 4 部专著。获厅级科技进步奖两项。

周焕钧从医 50 年，深受病人好评，病人送来的锦旗、镜匾就有 50 余件，为此《佛山日报》《南方日报》进行了相关报道。他在骨折、脱位、骨病、软组织损伤、腰椎病、颈椎病等方面积累了丰富经验。除此之外，还在小儿麻疹、水痘、腮腺炎、肝炎、血崩、天疱疮、甲状腺瘤、乳腺瘤等方面都有一定的建树。

周焕钧将骨伤的内治法分为早、中、后 3 期 15 法。早期为血肿形成与吸收期，中期为血肿机化与骨痂初步形成期，后期为骨痂强化和功能恢复期。早期有 7 法，分别是攻下逐瘀法、活血散瘀行气止痛法、凉血消瘀法、补气摄血法、清热解毒祛瘀法、通窍安神清热祛瘀法、开胸行气祛瘀法；中期有 3 法，分别是和营止痛法、接骨续筋法、舒筋活络法；晚期有 5 法，分别是补气养血法、补益脾胃法、补益肝肾法、温经通络法、活血祛风通络法。

在骨伤科外治方面，周焕钧创制了黄药水、黄油纱和桃红膏，研制出弹力搭扣带来约束夹板。弹力搭扣带可以测出拉多长约束力多少，可以随肢体肿胀而胀大，也可以随肢体肿消而缩小，始终保持有效固定力，不会导致骨折的再移位，也可减少或避免因肿胀造成的皮肤压伤和缺血性坏死。此项成果获得佛山市科技进步奖，论文获得佛山市优秀论文奖。

周焕钧能运用手法整复全身各类型骨折、脱位，特别对临近关节骨折和关节内骨折，以及还伴有脱位的骨折等取得很大的进展。陈旧性关节脱位的手法整复分为 3 个步骤：①超过一个月的首先需要牵引、熏洗、揉按、滚摇，使僵硬的肌腱变软，使粘连松解，使缩短患肢与健肢等长；②松解粘连；③按新鲜脱位手法进行整复，但需要的力要大，且必须由小到大，由轻到重。周焕钧在中西医结合治疗骨折方面也做了一些探索，如对胫腓骨中下段不稳型骨折采用手法整复，再加克氏针内固定。

周焕钧治疗腰椎间盘突出症经验最丰富，摸索出一套中西医结合的整复手法，称它为牵、抖、斜旋、反折、推拿法。①

（三）陈渭良

陈渭良（1938—　　），广东南海人（如图 4 - 17
所示）。全国老中医药专家学术经验继承人指导老师，
广东省名中医，骨伤科主任中医师，全国首批"中医
骨伤名师"，佛山市中医院名誉院长。陈渭良的 3 位叔
公是当地颇有名气的医生，他从小耳濡目染，立志习
医。8 岁随叔公学医采药，10 岁时已收集了不少民间
偏方、验方，并能记近百条方组。中学时期便开始攻
读《医宗金鉴》《理伤续断方》等中医书籍。1955 年，
在当地联合诊所独立开设骨科行医。1956 年，随李广
海学习，师从李广海 15 载，继承了李氏正骨的精髓，
为李氏骨科第三代传人代表。1963 年参加"广东省中
西医结合治疗骨伤科研究班"。1971 年，返回佛山市中
医院工作，重建骨伤科手术室。改革开放以后，他担

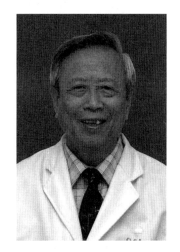

图 4 - 17　陈渭良

任骨伤科学科带头人。在他的带领下，佛山市中医院骨伤科在充分保持传统医学特色
的同时，注意消化、吸收现代医学科学技术成果，引进现代化医疗设备与手段为临床
服务，充分发挥中西医结合的优势。他借鉴先进国家的经验，把原来的大骨科分成
13 个二级专科，病种的对口归治提高了诊断及治疗水平，促进了学科的发展。
1991—1992 年，被评为佛山市劳动模范；1991 年、1995 年被广东省中医药管理局授
予"优秀中医医院院长""先进中医药科技工作者"称号；1995 年，被卫生部授予
"全国卫生系统先进工作者"称号；1997 年，获"广东省优秀中医药科技工作者"
等称号；2003 年，成为第三批全国老中医药专家学术经验继承工作指导老师，陈逊
文、张兆华成为其学术继承人；2013 年，被评为全国首批"中医骨伤名师"。主编
《骨折与脱位的治疗》，参编《中医病证诊断疗效标准》（骨伤科部分）等多部著作。

陈渭良在 50 多年的骨伤科医疗实践中，在整体辨证、手法复位、夹板固定、内
外用药、动静结合、功能锻炼等方面，形成了自己独特的诊疗风格。他与李家达共创
具有岭南特色的"正骨十四法"，该法由 14 个相对独立的操作步骤组成，其中，"摸
触辨认""擒拿扶正""拔伸牵引"为基础手法，"提按升降""内外推端""屈伸展
收""扣挤分骨""抱迫靠拢""扩折反拔""接合碰撞""旋翻回绕""摇摆转动"
"顶压折断""对抗旋转"为特殊复位手法。"正骨十四法"具有临床操作简便、可
操作性强、痛苦小、并发症少、功能恢复好等优点。

---

① 参见张有剑、周焕钧《手法整复治疗腰椎间盘突出症 81 例总结》，载《中国中西医结合外科杂志》
1996 年第 3 期，第 189 - 191 页。政协广东省委员会办公厅、政协广东省委员会文化和文史资料委员会、广东省
中医药学会编《岭南中医药名家 3》，广东科技出版社 2010 年版，第 230 - 242 页。

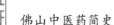

陈渭良认为中医的辨证和辨病要与现代医学的疾病诊断相结合，即辨病（中医）—辨病（现代医学）—辨证（中医）的过程。正骨手法也应在辨证的基础上进行。在具体治疗时，还必须根据受伤机制与程度、部位与类型、性别与年龄等的不同而采用不同的方法。陈渭良重视脾胃，认为伤科病人必伤气血，损筋骨，伤中耗气，而祛瘀药物亦有攻伐，加上病人多半卧床静养，势必扰乱脾胃运化功能，更兼广东地处岭南气热卑湿之地，更显得补脾胃之重要性。故此，骨折病人的中、后期治疗应以补脾胃为主，消化系统功能良好，病人体质就增强，身体康复就快。他还认为脾胃有阴阳之分，有不足和有余之别，当分而论之。①

陈渭良研制出行之有效的外用制剂，包括外用伤科黄水、佛山红药、渭良伤科油、白药膏、生骨膏、舒筋洗药等 29 种，特别是外用伤科黄水的开发，为外用中药治疗开放性损伤独辟蹊径。内治方面，组方制成了多种有效的中药制剂，如去伤片、三七丸、九节茶、新伤祛瘀冲剂、解毒祛瘀片、胸伤饮、生骨片、骨宝丸、生脉培元丸、复元饮、活力片、筋络舒丸等。这些形成了骨伤科内外用药制剂系列，拓宽了中药的给药途径。②

此外，陈渭良还提出了"小儿肘关节内翻畸形矫形手术宜尽早进行"的新观点，认为小儿肘关节内翻只要是超过 30°即可做手术矫正，而且手术宜尽早进行，此观点获得国内外同行专家的一致肯定。1964 年，陈渭良在国内最早运用手法整复肱骨外髁翻转移位骨折获得成功。通过手法推挤，将增生及粘连组织推开、松解，变陈旧骨折为新鲜骨折，然后按新鲜骨折方法处理，既免除了伤者手术的痛苦，又达到功能恢复良好的效果。这套手法术式在全国同行中已普遍采用，并取得了满意的疗效。

（四）钟广玲

钟广玲（1945—　　），广东佛山人（如图 4 - 18 所示）。全国老中医药专家学术经验继承人指导老师，广东省名中医，佛山市中医院主任医师，中医骨伤科专家。1969 年，钟广玲从部队退伍后被分配到公社的卫生院，后来赴佛山市卫生学校学习。1971 年，从佛山市卫生学校毕业，实习阶段开始师从陈渭良。1976 年起，在佛山市中医院骨伤科工作。1999—2005 年担任佛山市中医院院长。曾任广州中医药大学、上海中医药大学硕士研究生导师，先后担任中华中医药学会骨伤科分会副会长、中国中西医结合医学会骨伤科委

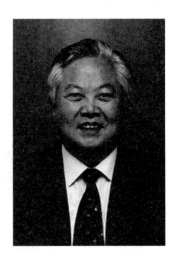

图 4 - 18　钟广玲

---

①　参见陈逊文、李伟强、朱永展《陈渭良教授岭南伤科治疗体系及其应用探要》，载《中医药学刊》2004 年第 8 期，第 1387、1397 页。

②　参见陈逊文、张晓辉、朱永展等《陈渭良教授运用南药治疗急性关节扭挫伤经验浅析》，载《世界中西医结合杂志》2009 年第 6 期，第 384 - 385 页。

员会常委、佛山市中医药学会副理事长等职。1995 年，被评为"广东省优秀中医药工作者"。1997 年，被评为"广东省优秀中医药科技工作者"。2001 年，获"广东省名中医"称号。2003 年，成为广东省第三批全国老中医药专家学术经验继承工作指导老师，徐志强、吴峰成为其学术继承人；同年，被评为广东省优秀中医院院长，获"佛山市抗击非典先进个人"荣誉。2015 年，获中华中医药学会骨伤科分会颁发第二届中医"骨伤名师"荣誉。先后参与编写国家中医药管理局的《中医病证诊断疗效标准》（骨伤科部分），主编《骨伤科专病中医临床诊治》（该书获 2000 年全国中医药优秀学术著作奖三等奖）和《陈渭良骨伤科临证精要》。在国家级、省地级刊物发表学术论文数十篇，其中 2 篇获国家级奖、3 篇获省级奖。先后参与和主持多项省级科研课题的研究。1998 年，钟广玲主持开展"陈渭良骨伤科学术思想及临床经验研究"课题研究，系统总结了陈渭良伤科学术思想，成果获 2004 年度佛山市科技进步二等奖、2005 年度中华中医药学会科学技术二等奖。其主持的"改良骨盆骨外固定器配合复合牵引治疗不稳定骨盆骨折脱位的研究"获 2000 年度佛山市科技进步一等奖。

钟广玲从医 40 余载，是岭南李氏骨伤科的杰出代表之一。临床上，他主张在对骨伤科患者的治疗上要突出中国传统医学的整体观念和辨证论治，坚持内外兼治、理法方药并举。他不仅擅长处理骨质疏松、骨关节退行性病变、骨髓炎、骨坏死等疑难杂症，还善于运用正骨手法治疗关节内骨折、邻近关节骨折、骨折合并脱位等疾病，用药尤重调节脾胃功能及补肾。他认为，强直性脊柱炎以"肾虚督滞"为其基本病机，治疗上总体应以补肾通督为其基本治则，临证多选用入督脉的药物，如羌活、独活、细辛、黄芪、龟胶、鹿胶、鹿含草、枸杞等。累及胸颈椎者加用葛根、细辛、白芍等，脊背僵硬疼痛者多用姜黄、蕲蛇等，腰部强直疼痛屈伸受限可选用补骨脂等，足跟疼痛可酌情选用角刺等，关节肿胀疼痛不适者加杜仲、淫羊藿、骨碎补等，形寒肢冷者加桂枝，下肢关节痛甚加川牛膝、独活等。此外，阳虚加鹿胶，阴虚加女贞子，寒盛加制附子，湿盛加薏苡仁、黄柏、泽泻，气虚者加黄芪，瘀血者加用赤芍、川芎，痛甚者加乳香、没药，顽固性疼痛久治不缓解加用全蝎、蜈蚣搜风通络。同时，患者的日常调护也非常重要，慎起居，戒辛辣，避风寒，积极治疗，配合外敷外洗、功能锻炼等对疾病的预后和转归都具有重要的作用。[①] 钟广玲继承陈渭良的学术思想，认为股骨头缺血性坏死与肝、脾、肾三脏关系密切。非损伤性股骨头缺血性坏死亦多有先天不足，后天脾土不健的内因。因此，治疗股骨头缺血性坏死必须肝、脾、肾三脏并治。[②] 对膝关节骨性关节炎行关节镜术后早期常出现疼痛、肿胀、积液、交锁、功能受限等情况，钟广玲采用以下 3 种常用治法：①益肾活血通络法，以独活寄生汤加减，适于术后关节肿胀较轻、肤温正常、关节活动感酸痛、引流无血

---

① 参见侯蕾、钟广玲《强直性脊柱炎的中医辨证论治浅述》，载《中国中医骨伤科杂志》2007 年第 3 期，第 65 - 67 页。

② 参见钟广玲、陈逊文、陈渭良《中西医结合治疗股骨头缺血性坏死 56 例临床报告》，载《中国中西医结合外科杂志》1995 年第 4 期，第 214 - 215 页。

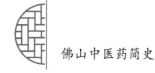

性、舌淡苔薄白、脉细滑者。②益肾祛湿化瘀法，以四物汤合四妙散加减，适于术后关节肿胀明显、肤温稍高、关节活动痛明显、穿刺关节内有淡黄或淡红色积液、舌淡红苔白或薄黄、脉滑者。③清热利湿活血法，基本方是四妙散，适于术后关节肿胀明显、肤温高、关节活动痛明显、夜间疼痛明显、穿刺关节内有淡红色甚至血性积液、舌红苔白厚或黄苔、脉滑数者。①

（五）陈志维

陈志维（1954—　），广东南海人（如图4-19所示）。李氏骨伤流派的第四代传人，第四批全国老中医药专家学术经验继承工作指导老师，广东省名中医，国家中医药管理局"十五""十一五"重点学科骨伤科学术带头人。曾任佛山市中医院院长，广州中医药大学教授、博士研究生导师，上海中医药大学硕士研究生导师。曾先后被广东省卫生厅和广东省中医药管理局授予"白求恩式先进工作者""佛山市十佳医生""全国优秀中医院院长""中国医院文化管理特殊贡献人物"等称号。② 1971年，陈志维于佛山职工医学院毕业后来到佛山市中医院工作，师承陈渭良教授等多名老师，先后任骨科主任、副院长，直至院长、党委书记。20世纪70年代到西医院外科进修学习一年，回

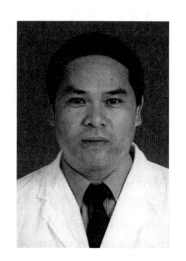

图4-19　陈志维

院后逐步建立完善医院中医骨科手术的规范体系。之后，率先在国内提出并开展正骨手法三维虚拟教学系统的数字化研究，通过软件和标准化教具的形式推广和传播，开创中医正骨手法教学数字化、标准化的先河。2006年，广东开始建设中医药强省，陈志维顺势而为，为医院制定了"名院、名科、名医、名药"的发展方针，以骨伤科为龙头科室带动全院各科快速发展，大力发挥专科特色，打造名医工程。在他的引领下，目前佛山市中医院已有国家级重点专科（建设单位）4个，省市各级重点专科一大批。2008年，他被国家中医药管理局评定为第四批全国老中医药专家学术经验继承工作指导老师，医院李逸群教授、罗汉文副教授成为其跟师学徒。陈志维主持和参与了"骨折愈合应力适应性的研究""改良骨盆骨外固定器配合牵引治疗不稳定骨盆骨折脱位的研究"等多项国家及省级科研课题的研究，获多项省、市科学技术进步奖；在各级专业杂志上发表学术论文数十篇；主编《老年康复医学研究》《陈渭良骨伤科临证精要》等专著，是国家中医药管理局主持编写并发布的《中医病证诊断疗效标准》《中医临床诊治》骨伤科部分的主要撰写人之一。先后获得第二届中国医

① 参见吴峰、徐志强、叶志军《关节镜清理配合中药治疗膝关节骨性关节炎》，载《赣南医学院学报》2005年第6期，第785-786页。

② 参见王霞《佛山市中医院打造强势骨科》，载《中国医院院长》2006年第2期，第55-57页。

学学术"中国医学创新奖""首届佛山市创新领军人才"荣誉。① 2014年获得"广东省名中医"称号。擅长中西医结合治疗创伤、骨关节病、软组织损伤、先天性或外伤性畸形等疾病。

陈志维传承李氏学术，并受脾胃学说的启发，在伤科临证时形成了"治伤三期辨证调理脾胃"的学术思想，丰富了中医骨伤病的内治法内涵。损伤早期（伤后1～2周），以"降法"为治疗原则，只有行气通降，胃气和降，才可以上下通畅，同时脾气健运，则有利于肿胀的消退，加速骨折的愈合。损伤中期（伤后2～4周），应顾护脾胃之气，采用"和法"，运脾和胃，和营止痛。损伤后期（损伤4周后），采用"补法"，应注意健补脾胃，但也不可一味猛补、壅补，应补而不滞，滋而不腻。临床常用四君子汤加减。② 陈志维主张从痰湿方面论治伤科杂病，疗效独到。对小儿髋关节暂时性滑膜炎、小儿股骨头坏死、骨髓炎、退行性骨关节炎等多种骨、关节疾患灵活运用化痰通络、利湿通络、健脾除痰、运脾渗湿、温脾利湿、温肾除痰等方法，遣方用药多以经典方化裁，配合外用药熏洗或外敷及手法推拿等。③ 他认为原发性骨质疏松症属中医"痿证"范畴，究其病因，不外乎肾精亏虚和正虚邪侵两种。骨性关节炎多见于中年以后肝肾亏虚，骨肿瘤的发生和肾精亏虚关系密切，治以扶正祛邪、填精益髓。④

二、在广州工作的佛山籍名医

（一）罗元恺

1. 生平简介

罗元恺（1914—1995），字世弘，广东南海人，广东省名老中医（如图4-20所示）。其父罗棣华是晚清儒生，以儒通医。罗元恺曾随父侍诊，立志以医为业。1930年考入广东中医药专门学校，1935年毕业，并留任学校附属医院广东中医院住院医师，兼任该校《金匮要略》课程教师。抗日战争全面爆发后，广东中医药专门学校停办，罗元恺辗转南海、香港、桂林、韶关、连县等地行医、办学。曾任广东中医药专门学校最后一任校长、广东中医院院长及妇科教研室主任、广州中医学院副院长等职。1962年和1978年均被评为"广东省名老中医"，是我国首批享受国务院政府特殊津贴的中医专家。罗元恺终生致力于临床，擅长内科、妇科、儿科，尤精妇科。其

---

① 参见邝立、潘丽雯《德业双馨传承创新——记骨科中心陈志维教授》，载佛山市中医院官网，2013年12月30日。

② 参见罗汉文《脾胃理论的形成及其在骨伤科临床方面运用价值的研究》，广州中医药大学博士学位论文，2011年。

③ 参见罗汉文《脾胃理论的形成及其在骨伤科临床方面运用价值的研究》，广州中医药大学博士学位论文，2011年。

④ 参见郭晓辉、陈志维《肾命学说与骨病治疗的相关性》，载《辽宁中医杂志》2013年第7期，第1332-1333页。

创制的滋肾育胎丸和田七痛经胶囊，1983 年获卫生部科技成果乙等奖。指导探讨的"月经周期的调节及其与月相的关系"，1987 年获国家中医药管理局科技进步乙等奖。指导研究的"免疫性自然流产与免疫性不孕的中医治疗"，1997 年获广东省科技进步二等奖。他多次提案呼吁为中医立法，对促进中医学教育的发展起到了重要作用。

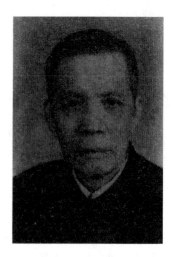

图 4 - 20 罗元恺

学术传承人有张玉珍及其女儿罗颂平。2012 年，岭南罗氏妇科流派获评第一批全国中医学术流派传承工作室建设单位。

2．学术成就

（1）学术渊源，本于医经。罗元恺对《黄帝内经》《金匮要略》等中医经典著作颇有研究。他认为阴阳学说是中医理论的核心和纲领。罗元恺深入研究《黄帝内经》中有关妇科的 30 多条经文，并结合现代医学相关的认识，较早地提出了"肾—天癸—冲任—子宫轴是女性性周期调节的核心"，并提出"天癸应是与生殖有关的内分泌激素"。

（2）重视脾肾气血，善于调经、助孕、安胎。在妇科方面，罗元恺尤其重视血气、肾脾，认为调理气血的关键在于使气血充盈，并流动畅顺，切忌郁滞。他总结了补肾健脾为主治疗崩漏的"二稔汤"和"滋阴固气汤"，创制了补肾健脾安胎以治疗胎漏、胎动不安和滑胎的"滋肾育胎丸"，补肾养血以治疗虚证月经病、不孕症的"促排卵汤"，指导拟定健脾补肾并重以治疗免疫应答低下之反复流产的"助孕 3 号方"。

罗元恺认为，妇科证候主要是虚实两类，虚证以肾虚、脾虚为多，实证以气滞、血瘀或痰湿为主，尤以血瘀最为常见。他颇欣赏王清任在《医林改错》中所创制的几首逐瘀方药，善用活血化瘀之法治疗痛经、症瘕及瘀阻胞络之不孕症。创制了治疗痛经的田七痛经胶囊、治疗子宫肌瘤等症瘕积聚的橘荔散结丸、治疗子宫内膜异位症的"罗氏内异方"，指导拟定治疗免疫性不孕症的助孕 1 号、2 号丸等。

（3）善用岭南地方草药及海药。罗元恺潜方用药，善用岭南地方草药，并以引进的海药作为补充，形成独特的用药风格。如其创制的二稔汤以岗稔、地稔为主药；田七痛经散以龙脑为佐药；橘荔散结片以橘核、荔枝核为主药，并佐以岗稔根等药；滋阴固气汤、补肾固冲丸等自创新方，亦充分利用岭南地方草药，药性平和，切合岭南实际，颇具地域特色。

（二）岑鹤龄

1．生平简介

岑鹤龄（1920—1995），祖籍广东顺德，出生于广州（如图 4 - 21 所示）。遵父命于1933年进入广东中医药专门学校学习中医，毕业后在广州行医。1952年又北上到北京医学院攻读西医5年，毕业后回到广州，任职于广东省中医院。1978年被评为广东省名老中医。擅长内科杂病的诊治，著作有《中医争鸣》，主编有《中医临床新编》《中医内科》等。

2. 学术成就

在学术上，岑鹤龄兼采伤寒、温病等各派医术，力倡中医界应开展学术争鸣，他曾指出："中医界在学术上的争鸣，是中医学发展的动力。"

（1）深入阐明辨证论治。岑鹤龄认为辨证论治同样也有客观依据，但在应用中，必须坚持"中药中用"。他指出，"并不完

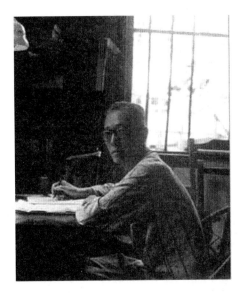

图4-21　岑鹤龄

全排除在中药中用的原则及其基础上按需要结合考虑某些现代医学的药理学去使用一些中药，但如果主次不分，甚至完全用现代医学的观点和方法，运用现代药理学来指导中药的应用，那就等于放弃了辨证论治"，实质上是"废医存药"。只有"辨证论治才能调理阴阳"，才能标本兼治。

岑鹤龄特别强调，中医诊断时虽然可以参考西医检查，但在进行中医辨证分析时，亦不宜受西医的检查和诊断所束缚。例如，不能因为有高血压就认为一定属于肝阳上亢，不能因为触诊肝大就诊断为"症积"，不能因为有炎症就往热毒角度去想，等等。中医四诊要关注患者性别、体型、地理环境和工作性质等因素。他还强调要了解患者的生活与就诊经历，指出："人们平素对中药和食物的耐受与反应是颇有差异的，有人喜爱辛辣，有人则不受温补，有临老也日饮凉茶，有壮年便畏食生冷，有人日进参茸，有人虚不受补，这都是病者亲身实践的反映。实践是检验真理的标准，因而是辨别寒热虚实的最客观、最确实的根据。"

（2）善用补阳治杂病。在中医学术上曾经有"补脾不如补肾"和"补肾不如补脾"两种说法的争论，岑鹤龄认为两种说法都有偏见，临床上要据实际情况来判断。但总体上，他认为肾藏精，又藏命门之火，是各脏阴阳之根，补肾的情况在临床上应用的机会很多。他尤其对补肾阳有独到的体会。例如，高血压容易被认为是肝阳上扰等，而岑鹤龄指出若细心辨证，有不少是虚阳上越的，"貌实而本虚，证相类似而治法则完全相反"，需要用补肾阳的方法来治疗。

（3）调补肝阴治肝病。岑鹤龄善于治疗肝病。对无黄疸型肝炎的辨治，他认为其基本病因、病理在于肝的阴阳失调。阳气有余而阴血不足，一方面是肝气的郁盛，另一方面是肝阴的虚损，后者正是主要矛盾所在。依此主见，岑鹤龄总结了用养阴法治疗无黄疸型肝炎400例的经验，对改善肝功能具有明显效果。对养肝阴法，岑鹤龄自拟"三子养肝汤"（女贞子、楮实子、五味子、白蒺藜、熟枣仁、何首乌）为主方

进行治疗。其中，熟枣仁用量常达 30～60 克，为方中主药。治慢性肝炎以养肝阴为根本，岑鹤龄每用素馨花、合欢花、佛手花、厚朴花等以替代香附、青皮之属，以减其燥性，自拟"丹芍三花汤"（丹参、白芍、素馨花、川朴花、合欢花、川楝子）以免伤阴化燥。

（三）陶葆荪

1. 生平简介

陶葆荪（1894—1974），字葆生，广东南海人，广东省名老中医（如图 4-22 所示）。陶氏自少便有志于医学，15 岁在家自习岐黄之术。22 岁入广东医学实习馆（又名广州医药实学馆，前身乃广州医学求益社）学医。24 岁起在广州、香港两地悬壶济世。民国时曾任中央国医馆广东省分馆副馆长。曾任广州中医学院金匮教研室主任、内科教研室主任。著有《金匮要略易解》。

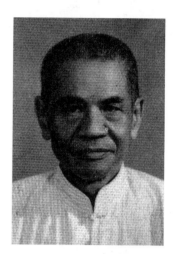

图 4-22　陶葆荪

2. 学术成就

（1）"易解"《金匮要略》有心得。陶葆荪著《金匮要略易解》一书，对《金匮要略》原著的精神做了深入浅出的阐发。该书在《金匮要略》每节原文之后加上释文，释文之后又大都加上按语，以表达作者对原文的分析意见和学术见释，又在每节原方剂之后加上方解，反映了作者的临床体会。陶葆荪认为，《金匮要略》所论以内伤杂病为主，与论述外感的《伤寒论》的体系不同。他详论二书的不同说法："杂病病邪，主要在风；杂病病因，主要属内伤；杂病病邪侵入途径由皮肤、四肢、九窍而血脉，又由经络入脏腑。伤寒病邪，主要在寒；伤寒病因，主要属外感；伤寒病邪传变，由毫毛以次，传于三阳经，更以次传于三阴经。"他强调"《金匮》有其独立的完整体系的独特精神"。同时，陶葆荪指出《金匮要略》原文为古文，学习者阅读起来固然有一定障碍，但也不应夸大其学习难度。《金匮要略易解》中的"易解"二字，正是强调此点。这使学习《金匮要略》者坚定了学习的信心。

（2）古为今用明"大法"。陶葆荪指出，学习《金匮要略》这样的经典，不能满足于一证一方，而应当学会运用其"大经大法"，则可受用无穷。如对于原书一些较为"古怪"的病名，例如百合、狐惑、阴阳毒等，有人认为古有今无，没有实用价值。陶葆荪则指出，古今病名虽不同，但在实践中，现代的神经衰弱之类的疾病，与原书的百合病类似，应用百合知母汤、百合鸡子黄汤也效如桴鼓；阴阳毒的一些症状，在后世的温毒疫疠等经常可以见到，原书的治疗方剂升麻鳖甲汤对后世用药也很有影响。

（3）善治杂病、创新方。陶葆荪以治疗肺病和肾病而著称，研制有"疗肺膏"，由天王补心丹和百合固金汤化裁而成，益气养阴，对肺结核属气阴两虚者疗效甚佳。治慢性肾炎创制"韭菜膏"，以丹参、当归、葛根、葫芦巴、白芍、赤芍、红花、桃仁等药组成，着力于活血化瘀之功效，临床疗效显著。陶葆荪还善用岭南草药治病。例如，治疗慢性支气管炎咳嗽，他创制了"芒核汤"，药用芒果核四钱、苏梗三钱、桔梗三钱、枇杷叶三钱，其中岭南药材芒果核芳香燥化，消滞化痰，痰湿壅盛的支气管炎用之每效，对由食滞而成的痰嗽效果更好。又创制三叶汤，药用人参叶、龙脷叶、枇杷叶各三钱，主治伤风食滞，久咳不愈，时时干咳，口燥痰少，间有清涕，喉涸，舌尖边红，其中岭南药材龙脷叶善平肝肺火，利于化痰。他还有一条治疗久咳的食疗方"海底椰汤"，用海底椰三钱煲瘦猪肉（或蜜枣），用于治久咳伤津，颇为见效。

（四）周子容

1. 生平简介

周子容（1894—1978），广东南海人，广东省名老中医（如图 4-23 所示）。他出身医学世家，父亲和叔叔都是省城有名望的中医。自幼学医，又好诵习医书。1921 年，广州卫生局举行第一期中医师考试，周子容以第 3 名的成绩被录取。1924 年，周子容进入广东光汉中医专门学校学习，他熟读医典，并得省港名医吕楚白指点，成为光汉医校首届毕业生，后留校任教。曾在广州维新路开设"福荫堂药局"。新中国成立后受聘于广州中医学院，历任广州市中医师公会监事，广州中医学院中药方剂教研组副主任、主任等职。主编教材有《中药方剂学》《方剂学》等，学术论文有《慢性结肠炎治疗经验》《崩漏与带下治疗体会》等。

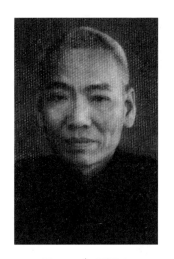

图 4-23　周子容

2. 学术成就

周氏熟读医典，对朱丹溪、李东垣、雷少逸的著作尤有钻研，擅长中医内科、妇科，对各种疑难杂病颇有研究。如治疗男子肾阳火衰五更泄泻、妇人冲任亏损崩漏不止，善用龟板、鹿角霜，认为"龟善补任脉，鹿善补督脉"。他对中药材的炮制也很有研究，认为名医需要懂炮制，药材炮制之好坏与临证疗效关系极大。

周子容诊病，运用四诊，根究病源，并结合天时、地域与人的体质，辨证非常细致。他常说："广东地处南方，气候多湿，患者易感湿邪，湿困脾胃之证较多；另一方面，体质多属阴虚。"故他赞成"阳常有余，阴常不足"的理论，认为养阴慎用滋腻，须防助湿以碍脾胃；祛湿慎用辛燥，以免耗气伤阴，一般用药以轻清、平淡、稳健取胜。临床对治疗内科、妇科、儿科等病均有心得，尤对治疗脾胃、肝肾疾病深有研究。

治疗哮喘，周子容指出哮喘患者患病日久，体质多虚，特别是脾、肺、肾俱虚，昔贤虽有"病发时攻风劫痰，喘缓时调补脾肾"之说，但不可一概而论。他认为，若非外邪诱发宿病时要急治其标，一般不可耗散，特别是伴有心悸、气短、汗多、尺脉迟弱等，宜慎用麻黄、北杏仁之类平喘药，因为《黄帝内经》有"气病毋多食辛"之说。他曾治一中年男性患者，哮喘剧发，喘息抬肩，坐不得卧，气短，心悸，胸闷，神疲，纳呆，喘时汗出，服息喘灵更剧，用氨茶碱、激素、抗生素、吸氧等多方治疗无效。周子容诊其脉弦而两关脉按之虚减、舌质淡、苔白滑，即重用苓桂术甘汤加参须，一剂即已，哮喘缓解，第二剂就平复了。

周子容治疗肠胃病疗效也颇佳，对腹泻尤为擅长。他根据"湿胜则濡泄"的理论，自制"香连解毒化湿汤"以清热解毒、理气化湿，治疗湿热蕴结大肠而致的慢性结肠炎。

（五）区少章

1. 生平简介

区少章（1900—1998），广东南海九江乡人（如图 4-24 所示）。出身中医家庭，7 岁开始在广州读私塾，17 岁起随父亲学习中医，20 岁考入广州医药实学馆，1925 年在广州方便医院（今广州市第一人民医院）任中医师。1929 年后辞去广州方便医院诸职，在家开设诊所行医。新中国成立后，1956 年在广州市传染病医院任中医师，在治疗乙型脑炎、小儿麻痹症等方面有独到之处。1963 年调入广州市中医医院，任儿科中医师。著有论文《中医儿科四诊歌诀与治法概要》《乙型脑炎的辨证与治疗》《白喉、心肌炎的认识及治疗》《小儿发热的辨证与治疗》《新生儿硬皮症》《下颌关节炎》等。

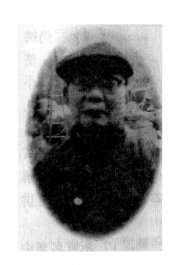

图 4-24　区少章

2. 学术成就

区少章不仅继承家学，而且博采众长，临床疗效显著。从其论著及弟子记述的案例可见一斑。

（1）精诊善治儿科病。区少章对儿科疾病的诊治有丰富经验。著有《中医儿科四诊歌诀与治法概要》，系统论述了儿科的诊断要点。他指出，古人称儿科为哑科，故四诊尤其重要，因而将儿科四诊编成歌诀，并提出治法。以"望指纹"为例，歌诀说：

> 小儿有病看指纹，左血右气要详分。
> 血热左手纹多紫，右纹粗紫气热因。
> 关纹紫现知为热，青色为风古所之。
> 淡红为寒虚淡滞，模糊不现虚湿真。

若开长丫为食积，短丫为惊会吓人。

浮而夹紫风热病，带开短丫风热惊。

风关纹轻气关重，纹透命关病不轻。

亦有小儿禀赋弱，无病纹常命关呈。

为医若能详察审，四诊同参无遁情。①

其他各部诊法也有歌诀，然后进行讨论并阐述治疗要点，《中医儿科四诊歌诀与治法概要》是一份很有见地的儿科医疗文献。

（2）乙脑辨证有心得。乙型脑炎，简称"乙脑"，是一种流行性疾病，病情恶险，死亡率高，后遗症多见。1956 年，石家庄乙脑流行，中医师郭可明用中医药疗法治疗取得良好效果，得到卫生部专家组的肯定，遂向全国推广其经验。次年，北京地区流行乙脑，运用石家庄经验发现疗效不理想，后来根据病情进行加减才取得良效，证明了辨证论治的重要性。这一时期，广州地区也连年发生乙脑病例，区少章参加诊治，治疗数百例均疗效显著。他认真总结经验，得出更加详尽的治疗方案。他指出："中医能够治愈脑炎，在于中医能掌握辨证论治方法……因为各种不同的气候环境，会产生各种不同的发病因素，各人不同的体质禀赋，会产生各个不相同的反应。所以我们要根据具体情况，做到同病异治，异病同治。"② 他分析历年病例，指出1956 年由于夏天长期酷热，故因暑热而致乙脑很多，他主张以白虎汤清热解暑为主。1957 年夏天酷热时间短，且热亦不甚，故乙脑较少，病情也不重，只用凉血、开窍、解毒等药物便可。1958 年，由于春夏之交，雨水较多，天晴之后，继以大热，而乙脑于此时暴发，来势之凶，为历年所仅见，其致病因素是由于热蒸湿动，发病多是热盛湿伏，治疗要加重泄湿药物。1959 年春夏之交，雨水虽多，但天气烦热，有一种阳气郁而不伸的现象，治疗上须用大剂白虎汤加入羚羊角、蜈蚣、全蝎、天竺黄、川贝等药物。这些辨析丝丝入扣，是有重要价值的临证经验。

（六）区金浦

1. 生平简介

区金浦（1905—1988），字明远，广东佛山三水人。自幼家境清贫，只读过 5 年私塾，13 岁便随叔父到香港一间机器厂当学徒。3 年后因染病返回广州，跟随父亲学造皮箱、皮件，从事小手工业。目睹军阀内战、人民生活困苦，时疫流行，希望掌握一技之长，治病救人。1926 年考入广东中医药专门学校，1931 年毕业，在广州带河路朱存德熟药店当驻店赠医医生。3 年后，在龙津中路开业。1956 年，他积极响应政府号召，集合同业数人，并腾出自己的私人诊所组织了龙津联合诊所；1958 年转入

① 广州市中医医院编：《广州市中医医院名医临证精要》，广东人民出版社 2006 年版，第 81 页。

② 区少章：《流行性乙型脑炎的辨证论治》，见陈镜合、陈沛坚、程方等主编《当代名老中医临证荟萃》（第 1 册），广东科技出版社 1987 年版，第 2 页。

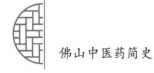

西区大联合医疗机构，任小梅卫生所所长，后调入荔湾区人民医院工作。历任广州市政协第五、第六届委员会委员，荔湾区中医学会名誉理事长。1978年被授予"广东省名老中医"称号。

2. 学术成就

区金浦擅长中医内科，运用脾胃学说治疗消化系统和肝胆疾患有独到之处。1964年创制"清肠饮"治痢疾和急性肠胃炎取得显著成效。著有《治病必求其本》《中药清肠饮治疗痢疾疗效观察初步报告》《应用清肠饮治疗急慢性肠胃炎52例的疗效观察初步报告》《两例血栓闭塞性脉管炎的疗效报告》《病毒性肝炎的分型论治》《应用脾胃学说治疗传染性肝炎的体会》《急性黄疸型肝炎验方》等学术论文。[①]

（七）张阶平

1. 生平简介

张阶平（1906—1985），祖籍顺德，广东省名老中医（如图4-25所示）。出生于广州西关，1924年考入广东中医药专门学校，1929年留校任教员，一面行医任教，一面主持杏林医学社编辑工作，出版《广东中医药学校校刊》及《杏林医学月报》。1962年、1978年两次获"广东省名老中医"荣誉称号。发表《脉学在中国医学上的重要性》《黄疸肝炎证治》《珠母补益方运用经验》等多篇论文。

2. 学术成就

（1）精深研究经典。张阶平将中西医理贯通，显示了其对经典深入的思考。例如，在1926年《中医杂志》第一期发表的《人所以汗

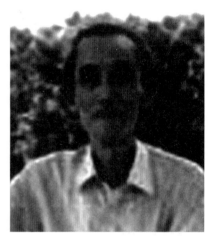

图4-25　张阶平

出者，皆生于谷，谷生于精论》一文中，张阶平引证《黄帝内经》原文，阐述中医关于饮食（即水谷）入胃，得人体精气消化然后吸收变化为血，而血为汗之源的道理，又引证西医生理学说指出："汗之增加状态有三：一为血液中增加水分，二为运动剧烈时，三为气温高度时。此三者皆由于血管机能畅盛，而血管中之血压增进，故汗腺之分泌，亦随而增加也。"[②]

（2）为中医论辩。1929年2月国民政府卫生部中央卫生委员会通过了余岩"废止旧医"的提案，激起全国中医药界一致抗争。张阶平主编的《杏林医学月报》成为广东中医最有影响的舆论阵地之一，他亲笔撰写《写在"全国中医药界一致反抗中央卫生会议议决废止中医药案之呼声"之后》一文，针对指责中医的几个问题进

---

①　参见广州市荔湾区政协文史资料研究委员会编《荔湾文史》（第2辑），1990年版，第77页。

②　张阶平：《人所以汗出者，皆生于谷，谷生于精论》，载《中医杂志》1926年第1期，第56-58页。

行论述。例如，在学术问题方面，张阶平在文中指出，"中西的长短，实在是学理根据不同，要是两家能互相引证……那就是最好不过的事情了"；关于疗效，他明确指出，"中医治病，像是多从根本设想的，而西医就多只顾局部的解决，一方面是霸道，一方面是王道"，因而他主张，"中西医的地位都是站在同一的水平线上的……只要大家团结，努力改进，为将来医药界的前途放一曙光"。① 这些有理有据、平正不偏的讨论，阐明了他对中医的立场。

（3）丰富的内科杂病经验。张阶平在中医内科杂病方面积累了不少丰富的经验，如治疗"虚损"的珠母补益方。药物组成为珍珠母二两、龙骨一两、酸枣仁三钱、五味子二钱、女贞子五钱、熟地黄五钱、白芍四钱。张阶平认为所谓虚损，多产于心肾不交，肝阳上亢，所以从心、肝、肾三脏着手，组成珠母补益方，广泛治疗心、肝、肾虚损诸证导致的失眠证、阴虚阳亢的高血压、水少火旺头痛证、癫痫病、诸痛证、瘿瘤病、瘰疬病、肝虚血少的肝炎病、盗汗证、肾虚证等病。

（八）关济民

1. 生平简介

关济民（1909—1979），广东省名老中医，广东顺德人（如图4-26所示）。世家业医，传至关济民已是第六代。他1932年毕业于广东中医药专门学校，被广州陈李济聘为坐堂医师。历任广东中医药专门学校、广州中医学院教师，广州中医学院副教授等职。曾主编或审编的教材有《神农本草经讲义》《本草学讲义》《中药方剂学讲义》《中医方药学》《方剂学》等，撰写的论文有《温法的运用》《五脏的用药》等。

2. 学术成就

关济民对中药方剂学、儿科学有较深造诣，精于内科、儿科、妇科杂病的治疗，谙熟仲景方药，临证分五脏辨证用药，尤善运用温中祛寒回阳法则

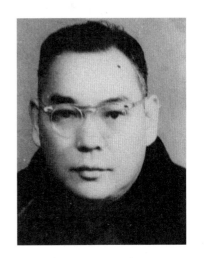

图4-26　关济民

抢救危重病症。理中汤、桂枝汤、四逆汤等是他常用以加减化裁的方剂，治疗内科、儿科杂病，在岭南药家中可谓独树一帜。

（1）重视五脏分经用药。关济民重视脏腑辨证，他说："研究脏腑受病，不能离开生理，也不能离开病因病机；同样，研究用药方法，亦不能离开药物的性能和归经。所以应用药物，必须按照辨证论治，确定病变属于哪一脏腑经络，辨别疾病的性质属于寒热虚实哪一类型，然后运用温清补泻的药物，治疗某一脏腑的病变，才能收

到治疗的效果。"为了便于应用，关济民将五脏不同证候的常用药物归类列出，加以系统论述。例如，心脏的常用药分养心安神（附镇心安神）、益气补心、温阳祛寒、清心泻火（附泻血分实火、泻心化痰）、通心开窍（含理气祛痰）几类，每类列出常用中药。其他各脏也用类似的方式，每类药物少则三五味，多则七八味，实际上是用简练的方式展现中医最核心的实用知识。

（2）善治"癫症"巧安神。中医所说的"癫症"，指神志异常的疾病，经常由精神因素引起。中医按照心身相互影响的理念，认为这种疾病的出现，虽然主要由情志（指七情，即喜、怒、忧、思、悲、恐、惊）引发，但往往也因身体的病理因素而导致。例如，情志太过，导致气郁，与身体内无形的"痰"相结合，就会进一步蒙蔽脏腑，出现神志不能自主。对这种疾病的治疗，一方面要疏解情志，另一方面要清除由于情志引起的"气郁""痰结"以及心肝之火。关济民善于运用古代名方朱砂安神丸进行加减，取得很好的疗效。神经衰弱是另一种与精神有关的疾病，与"癫症"有痰有火不同，这类病通常是过度劳累和紧张引起，病机虚实夹杂，也较难调理。关济民对此也颇有心得。他将该病分为4个类型：阴虚阳亢、脾虚肝郁、心脾两虚和脾肾两虚，选用经典处方加上个人经验配伍，有许多成功案例。

关济民还有许多富有启发的临床经验，如善于利用古方四乌鲗骨一芦茹丸合防己茯苓汤加减化裁治疗肝硬化腹水，自创验方治疗慢性前列腺炎等。治疗前列腺炎注重活血化瘀，喜用王不留行、两头尖等广东药材，其验方由药厂开发为中成药"前列通"。

（九）李仲守

1. 生平简介

李仲守（1909—1984），广东顺德人，广东省名老中医、教授，现代著名中医学教育家（如图4-27所示）。李仲守出身中医世家，父亲李子钧为清末民初广州名医，以治疗温热病著称。他自幼随父学医，1926年考入广东中医药专门学校，1931年毕业留校任教。曾先后担任广州中医学院药物学、方剂学、诊断学、儿科学、妇科学、内科学等学科的教学工作。李仲守在学生时期主编了《医药学报》，积极撰文为中医呐喊，后来《医药学报》停办，他又创办了《医林一谔》杂志，取《史记》中"千人之诺诺，不如一士之谔谔"之意，继续为发扬中医而努力。

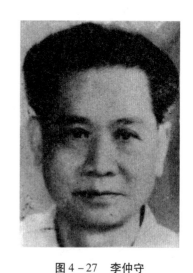

图4-27　李仲守

2. 学术成就

李仲守从事中医教育和临床50余载，对中医经典著作博极精深，素有"活辞典"之称。在理论上，他善于汇百家之长，勤于著述，寓繁于简，临床经验丰富。

（1）养阴制阳，治病求本。李仲守临证极重养阴，提倡"治病求本，勿忘阴精"，他根据岭南病证多有湿浊兼夹的实际情况，岭南人多病阴虚内热、湿热互结的特点，主张以甘寒清养为主。然岭南湿热病多，纯用滋阴则碍中焦，故养阴的同时需调中焦，中土健运，阴精才得以输布，为机体所用。肝郁气结，也可致津液停滞，上不达舌咽，下不润肠道，产生种种变象。根据以上认识，李仲守临床制定滋肾育阴、健脾益阴、疏肝滋阴、理气生阴等适合岭南病证的法则。他的这些主张，集中体现在其对高血压病的论治上，他擅用叶天士"清肝用养肝体方"（石决明、钩藤、橘红、茯神、生地、羚羊角、桑叶、菊花）。

（2）却病存形，重在脾胃。李仲守不论外感内伤，治疗均以顾护脾胃为第一要旨。他认为，脾胃为一身气机升降出入之枢纽，服药治病，药物的吸收利用也赖于脾胃的良好功能。其治脾胃，用药以清淡甘寒为要。处方用药，必有一二味疏导、醒胃、理气、调中的药物。对养生防病或慢性疾病的调理，主张"二忌二宜"的原则：忌辛辣烤炸，忌肥浓厚味；多食蔬菜，多进水果。

（3）沉疴顽疾，当究气血。李仲守认为，中医的病理认识最终可归结为"气血"二字，如对鼓胀的分型论治，以气、血、水三症为纲。治疗慢性肝炎的验方"五草汤"，其立方亦基于调气理血。关于肿瘤的治疗，认为其成因多为热毒淤滞，病机在于气血逆乱，精、气、血不循生理，产生异化而临床变乱，百端莫测。治疗上当以清热解毒、软坚散结以除局部病变，同时调理气血、扶正益元以助整体气血机能的恢复，扶正祛邪并重，达到扶正消积的目的。他将诸出血性病证，按气血理论的规律，以简驭繁，自制"凉血止血方"（黑栀子 20 克、赤芍 10 克、牡丹皮 9 克、生地黄 15 克、知母 10 克、麦冬 12 克、玄参 15 克）治热入血分的吐血、咳血、鼻血、便血、血崩、发斑等。

（十）关汝耀

1．生平简介

关汝耀（1911—1996），广东南海人（如图 4－28 所示）。1933—1938 年就读于广东中医药专门学校。毕业后到广东湛江执业，开设"关汝耀药店"，制售的中成药"金盏银盘"行销一时。1949 年后，先后到香港、广州执业，后任广东省中医进修学校教师，并任广州中医学院中基教研室主任，广州中医学院副教授、教授等职。1978 年获"广东省名老中医"称号。参与编写《中医诊断学》（二版教材）、《中医学简明教程》、《温热病辨证论治概要》、《六味地黄汤运用体会》、《中医理论理肝疗法治愈多种疾病》、《中医诊断学教学体会》、《治疗流行性乙型脑炎 110 例体会》等教材及论文。

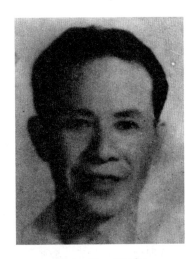

图 4－28　关汝耀

2. 学术成就

关汝耀对中医经典医著研究甚深，学识渊博，尤其精通中医诊断学。

（1）精于诊断，善于辨证。在中医诊断学的教学实践中，关汝耀强调有两点"辨证要领"：一是抓住主症进行辨证，辨出疾病的本质；二是学会从"真假相混、错综复杂"的证候中辨证。关汝耀说："究竟怎样在'真假混乱，错综复杂'的证候中来辨证？……其解决方法，主要是'四诊合参，小心求证'。"他还特别强调辨病与辨证相结合。

（2）古今结合，重视脉诊。关汝耀精于中医脉诊，他总结为举、按、移、挪4种手法，认为只有把这4种手法综合运用，才能体察到真实的脉象，而那些把3个指头紧紧按压寸口，固定不动的诊法是不正确的。他还主张宏观辨证与西医微观检查相结合，比如指导研究生研究"三部九候"脉；利用流体力学、数学，结合生理、病理学，做了多学科的分析，充分证明三部脉可存在不同的改变，可反映人体不同系统、不同病理的客观情况。其研究成果获得广东省高校科技二等奖。

（3）巧妙运用理肝疗法。关汝耀对中医"肝"的学说在临证中的运用有较深造诣。他认为，中医所指的"肝病"，涉及范围很广，包括心脑血管疾病、消化系统疾病、内分泌系统疾病等，许多疾病的发生、发展、变化与肝气失调关系甚大。所以，许多疾病的治疗都应考虑从调理肝脏气机入手。通过多年的实践，关汝耀总结出一套行之有效的理肝疗法，概括为清行降火法、舒肝行气法、平肝潜阳法、养肝益阴法4个方面。他制定了一条理肝的基本方剂，称之为"理肝汤"。药物组成：旱莲草10克，白芍15克，柴胡、台乌、甘草各5克，丹参、潞党参、生麦芽各12克，云茯苓6克。

（4）"三足三护"，疗养并重。关汝耀学术思想的另一个特点是十分重视顾护人体的正气，疗养并重，认为"三足三护"则是顾护正气的有效办法。"三足"是指营养足、睡眠足、运动足。"三护"是针对三类不同病因提出来的防范措施：一要预防感冒，二要保持精神愉快，三要注意饮食、劳倦、房事。"三足三护"理论，对复杂的养生学说做了非常巧妙的概括，使患者易于理解和实行。

（十一）何汝湛

1. 生平简介

何汝湛（1911—1996），广东南海人，广东省名老中医（如图4-29所示）。1935年毕业于广东中医药专门学校，后任广州四庙善堂赠医所内科主诊医师。1956年后在广州中医学院任教，先后主讲过金匮要略、中医诊断学、内科学等课程。1935年曾创办《萃华医刊》，刊名意为"萃华萃华，国粹之华"，该刊旨在保存国粹，发扬中华民族固有之医学药学。后来又主编《金匮要略全书》《修编中医简明内科学》等教材。发表的学术论文有《韭菜糕治疗急、慢性肾炎66例初步观察》《浅谈肾炎》《谈谈〈金匮要略〉学习》《略论〈金匮要略〉的特点》等。其主要著述由学生黄仰模整理为《何汝湛〈金匮要略〉探究》一书。

2．学术成就

何氏精通中医经典著作《金匮要略》，擅长内科杂病诊治。他在医院率先开设肾炎专科，对肾炎、尿毒症、乳糜尿等有丰富的临床治疗经验，尤善通过诊察咽喉来指导用药。

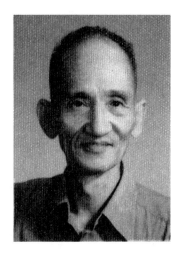

图 4 - 29　何汝湛

（1）引导学习《金匮要略》门径。《金匮要略》，简称《金匮》，是"医圣"汉代张仲景著作《伤寒杂病论》中的一部分，专论临床各科病症和主治，被认为是历代学习中医内科的必读书。何汝湛总结《金匮要略》一书的内容有七大特点：①整体观念的思想指导；②脏腑经络学说的理论依据；③病因学的创始；④四诊八纲的辨证施治；⑤脉学特点的体现；⑥同病异治，异病同治；⑦未病防病，已病防传。他指出要学好这些内容，需要运用分析、综合、对比多种方法。另外，在原书条文中，有的仅列出疾病的证候，但没有列处方，则可以运用"从证测药"的方法。

（2）精治肾病专科专病。何汝湛善于运用中医理法方药治疗现代医学诊断的各种肾病。例如肾炎，提出"先伤于气，后损于阴"的肾炎传变规律，阴精的亏损，进一步发展可致阴虚阳亢、血压升高的证候，或阴损及阳，阴阳两虚，湿浊内盛而出现尿毒症的表现。这一分析，将现代医学诊断的"肾炎"一病及其发展的不同阶段均用中医理论加以解释，并相应地提出了理气泄浊、清热解毒、养阴固肾、救逆固脱四大治疗肾炎的中医法则。

（3）重视诊察咽喉。何汝湛临床诊病有一个重要特色，即通过诊察咽喉来指导肾炎、肝炎治疗。他认为，咽喉是肝肾二经循行汇聚之处，即咽喉与肝肾二脏有密切联系，咽喉能反映肝肾精液盈亏、实火虚火、阴阳失调，是除脉证外最直观、最明显的指征。"有诸内必行诸外"，故临床上肾炎、肝炎患者多伴发咽喉炎或扁桃体炎，当病情反复时更是如此。他根据观察肾炎、肝炎患者咽喉的状况，将其分为邪毒初盛、热毒炽盛、湿重热轻和虚火上炎 4 个类型，要点在于咽喉如见脓点则为热毒，如见滤泡则为湿重，并指出只要咽喉炎症存在，清利湿毒就要贯穿治疗的全过程。如果咽喉炎症得到消除，就能恢复和提高机体免疫功能，既治标又治本，从而达到治疗肾炎、肝炎的目的。

（十二）罗广荫

1．生平简介

罗广荫（1913—1988），佛山南海西樵人（如图 4 - 30 所示）。出身中医世家，自幼随祖父罗尊初学医，其家族的罗生记医药局以善治"脚气"驰名南海县西樵一带。1934 年毕业于广东中医药专门学校，后在广州光复北路 540 号开业行医。[①] 新中国成立后，曾先后在向阳卫生院、荔湾区中医院任职。1979 年被授予"广州市名老中医"称号。著有《祖传脚气秘方》《足跟痛》《治疗痹症的一些体会》《中医辨证分型治疗坐骨神经痛》《草药治疗胃痛》等医学论文。

2. 学术成就

罗广荫的儿子罗永佳、女儿罗笑容，均继承家业，后来都被评为"广东省名中医"。罗永佳整理了罗广荫的医学经验，主要有如下特色。

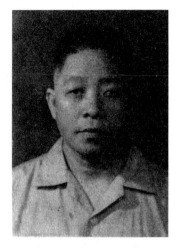

图 4 - 30　罗广荫

（1）南方治病，重视湿邪。罗广荫认为，南方地卑多湿，六淫中多以湿邪为患。其治外感之病喜用滑石、绵茵陈以祛湿，治脾胃之病多用佩兰、藿香化湿，以苍术、陈皮、厚朴、白术健脾渗湿。罗广荫善治痹病，他认为痹病临床上大致分为风寒湿痹和风热湿痹两大类，而不论寒热，皆离不开"湿"邪。南方人之痹病表现为肢体筋骨、肌肉、关节酸痛、麻木、重着、屈伸不利，以关节肿大居多，而游走为主证者较少，这都是湿邪所累。他拟定"土地骨方"，并适当合用虫类及藤类药物，治效颇佳。

（2）重视舌诊辨证。罗广荫在望闻问切四诊中，尤其重视舌诊。根据其舌诊的经验，罗广荫认为，整个舌体包括舌边尖均为红色才算红舌，整个舌体包括舌边尖均淡白色才算淡舌。若舌心红而舌尖淡红者，一为实中有虚，可兼以补；二为热中夹湿，宜清利湿热。舌质红而苔白润者，是热中带寒或风寒客于外，热中带寒者不能清泻太过，而当加入理气和中之品（如陈皮、法半夏）。舌体淡白舌尖边红为寒中有热或风寒化热。舌质淡白而舌苔白厚而干，则是寒郁化热之候，当考虑清热法。

（3）补虚重视脾胃。罗广荫认为诸虚百损，虽各有其属，但如从补脾胃入手，方为治本。虽然虚分五脏，心虚者补脾，可补脾以养心血；肾虚者补脾，属后天养先天；肺虚者补脾，称为补土以生金；肝虚者补脾，则益脾土可旺肝血。因此，补脾胃的方法对各种虚皆为实用。

（4）筋痹病变重柔肝。罗广荫对治疗坐骨神经痛颇有心得。他指出该病以腰腿放射性、痉挛性疼痛为主证，属于中医"筋痹"范畴；认为本病重在柔肝，自拟加味芍药甘草汤（白芍、甘草、生地黄、玄参、土地骨、牡蛎、麦冬、牡丹皮）为主，随症加减，以柔肝止痛。方剂中尤其重用白芍（30 克）、生地黄（30 克）、玄参（25 克）、甘草（10 克）。方中虽无止痛之品，但使用经年，其效如响。

① 参见广州文化出版社编《广州工商领袖人物志》，见张研、孙燕京主编《民国史料丛刊》（第 1033 册），大象出版社 2009 年版，第 192 页。

（十三）杜明昭与杜蔚文

1. 生平简介

杜明昭（1913—1966），广东南海大湾乡人，儿科医家，广东省名老中医、教授（如图 4 - 31 所示）。1933 年毕业于广东中医药专门学校，在广州龙津东路开设诊所行医。

杜蔚文（1913—1996），别名兆章，杜明昭之弟，广东省名老中医（如图 4 - 32 所示）。杜蔚文跟随兄长脚步，于 1931 年入广东中医药专门学校读书，1936 年毕业。杜蔚文早期在兄长杜明昭的中医诊所实习，1938 年因广州沦陷而回乡执业，一年后再度返回广州，在龙津东路开设诊所。

杜明昭、杜蔚文兄弟在龙津东路医名甚高，每天有不少人候门就诊，当时社会上有人将其与另一位名医高健伯相提并论，号称"龙津路，一篙撑二渡"，"一篙"指高健伯，"二渡"即指杜明昭和杜蔚文。新中国成立后，杜明昭于 1958—1966 年在广州中医学院妇儿科教研组任副主任。杜蔚文在新中国成立前夕前往香港执业，后返回广州，1959 年调入荔湾区第一人民医院，历任中医师、主治医师、副主任中医师、主任中医师。

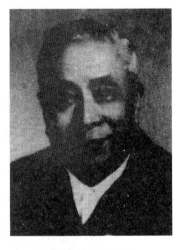

图 4 - 31 杜明昭

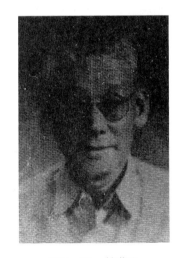

图 4 - 32 杜蔚文

2. 学术成就

（1）杜明昭的儿科学术。杜明昭对儿科颇有研究，对治疗小儿麻疹、泄泻、惊风和初生儿疾病等更有心得。如治疗小儿泄泻，他结合临床实际，区分为湿泻、湿热泻、暑热泻、伤食泻、脾虚泻、脾肾虚寒泻和惊泻等类型，分别论治。治则内外法兼用，如治脾肾虚寒泻，除用中药处方外，又常用外治法，以布盛热饭半碗，加吴茱萸末一两，趁热覆盖脐部，用带裹好，即可起到温中回阳止泻的作用。治疗小儿麻痹，根据病情分期论治，在邪毒亢盛期自制"解毒防痿汤"，在痿证期自制"扶正化痿汤"，均具有特色。治疗小儿麻疹，杜明昭除了分期论治外，又有多种特色治法。如为透发麻疹，提出可用熏洗透疹法，即在疹出初期，对麻毒郁闭、透发不畅的，用西河柳、生芫荽煮开数沸，然后加入白酒，趁热用毛巾浸泡药液，拧至半干状态，按先阳后阴、从上至下、由背及腹的顺序，轻擦数次皮肤至潮红即可。此外，他还善用樱桃露。采新鲜樱桃加水，用瓦埕密封埋藏于泥土中一年，当樱桃化成水时，去渣加热后饮用，有透疹解毒的作用。麻疹期间在不同时期还可以分别选用各种代茶饮品，如初热期用柚树寄生或玉芙蓉煎水代茶；见形期用红萝卜、水荸荠、芫荽煎水代茶，如大便泄泻则用生晒葛煎水代茶；收没期则用竹蔗、茅根或蜡梅花煎水代茶等。[①] 1966年，杜明昭参与5所中医学院编写中医儿科讲义，该讲义成为全国中医学院第二版教材之一。

（2）杜蔚文杂病证治。杜蔚文擅长内科、儿科疾病诊治，特别对李东垣脾胃学说和叶天士、王孟英等温病学的著作研究尤深，在治疗温病、消化性溃疡病和急、慢性肾炎方面有独到之处。他强调临证要审明病机、辨证详细分型，重视治病求本，用药严谨，注重归经。在治法上，善用隔二、隔三法，而且顾护脾胃尤重胃阴。他在儿科方面总结出一套观察患儿"神气"，然后区分寒、热、虚、实的论治要点。著有《我对小儿暑热湿泻辨证施治体会》《针灸配合汤药治疗高血压的初步介绍》《胸痹》《胸痹及吐血》《肋痛》《发热的辨证施治》《谈谈我对小儿脾虚泄泻的认识》《我对麻疹证治的认识》《四君子汤合胶艾汤加减治疗先兆流产的体会》等论文。

（十四）梁乃津

1. 生平简介

梁乃津（1915—1998），广东南海人（如图4-33所示）。17岁入上海中医专门学校学习，翌年转到上海的中国医学院。1937年毕业后开业行医于沪。抗日战争全面爆发后，他离开上海，辗转韶关、广州等地。新中国成立后曾任广东省中医实验医院（即后来的广东省中医院）院长、广州中医学院副教务长及医经教研组主任、广东省人民医院副院长、广东省中医院院长等职。1978年被评为"广东省名老中医"。曾创办《广东医药旬报》，主编《新中医》杂志。主要著作有《疟疾学》《伤寒论概要》《麻疹》，主要论文有《霍乱的中西综合疗法》《肺结核的中医疗法》《温病概说》《中医学的阴阳五行与哲学的阴阳五行》《脏腑经络学说的形成》《中医经典性著作是中医学术上的突破》。

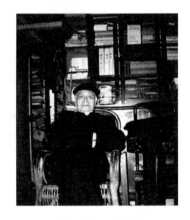

图4-33　梁乃津

---

① 参见杜明昭《面向贫下中农、走革命化道路——参加下乡巡回医疗队的体会》，载《广东医学》（祖国医学版）1965年第5期，第1-2页。

2．学术成就

梁乃津精通内科、儿科、妇科，对消化系统及心血管系统疾病尤有特长。

（1）坚持中医理论，主张实践中与西医结合。梁乃津坚持中医理论，但不因循守旧，是"中医科学化"的倡导者之一。[①] 他还向政府部门强调加强实验医院的建设，认为"实验医院是需要的……我们中医实验医院的设立不是中西医较短长，而是使人民得到医药上的便利"[②]。这种在实践中融通中西医的观点，具有积极的指导意义。在临床过程中，他也强调诊病应以中医辨证为主，但可参考现代医学的用药，更有利于提高临床疗效。

（2）脾胃病治疗独具特色。梁乃津临证善于运用舒肝健脾、行气活血原则治疗各种脾胃疾病。他认为，慢性胃炎的主要病机为脾胃虚弱、气滞血瘀和热瘀湿困等，"调肝理气是遣方的通用之法；活血化瘀是遣方的要着之法；清热祛湿是遣方的变通之法；健脾和胃是遣方的固本之法；其他治法是遣方的辅助之法"[③]。对于胃脘痛，梁乃津强调此病的特点是"疼痛多为虚实夹杂，治当通补兼施；痞满多属寒热错杂，治宜温清并用"，他创制了验方镇痛丸、金佛元芍汤等。其验方后来由药厂开发成金佛止痛丸和胃乃安胶囊，于 1986 年获广东省科技成果进步奖。胃乃安胶囊由黄芪、三七、珍珠层粉等药组成，该药临床疗效显著，深受医师与患者欢迎，1989 年获得全国中成药优质奖。

梁乃津除采用中医的四诊手段进行辨证施治以外，还往往结合西医诊断，并根据疾病的基本病理和中药传统与现代药性、药理学而遣方用药。例如，萎缩性胃炎多表现有胃阴不足的症状，而属脾胃虚弱型者，亦多有胃阴不足的一面，治疗时，一般不用或少用制酸药，而在处方中加入木瓜、乌梅、五味子、山楂等酸甘化阴药（非萎缩性胃炎，胃酸偏低者，治法亦同）。

（十五）黄耀燊

1．生平简介

黄耀燊（1915—1993），曾用名黄醒中，广东南海里水大石沥美村人（如图 4 - 34 所示）。广东省名老中医，著名外科杂症专家。父亲黄汉荣是著名的骨伤科医家（如图 4 - 35 所示）。1929 年，进入广东中医药专门学校学习。1934 年毕业，受聘于顺德乐从同仁医院，很快声誉鹊起，不到一年就升为中医外科主任医师。抗日战争期间，黄耀燊辗转中国香港、越南西贡（胡志明市）行医，后返回广州在西关梯云东路上陈堂六号设芝香医馆，以跌打按摩而闻名。[④] 曾任广东中医院副院长、广州中医学院外伤科教研室主任、广州中医学院第一附属医院骨科主任和院长等职。1978 年

① 参见梁乃津《我们要注意的九点》，载《新中医》1946 年第 1 期，第 1 - 2 页。

② 《齐副部长召开广州市中医界座谈会纪录》，载《星群医药月刊》1951 年第 9 期，第 32 页。

③ 黄穗平、徐蕾：《梁乃津教授学术思想探讨》，见邓铁涛主编《名师与高徒》，中国中医药出版社 2009 年版，第 36 页。

④ 参见靳士英、赖振添、黄燕莊编著《岭南中医外科名家黄耀燊》，广东科技出版社 2015 年版，第 7 - 23 页。

获"广东省名老中医"荣誉称号。主编有全国高等院校中医专业教材《外伤科学》（3 年制）、《外科学》（5 年制）和《中国医学百科全书·中医外科学分卷》，撰有《疮疡的辨证和治法》等论文。

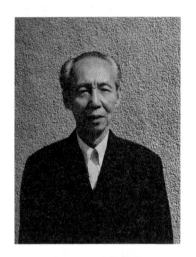

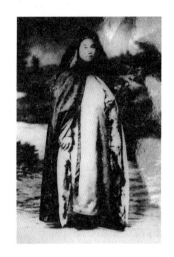

图 4 - 34　黄耀燊　　　　　　　　图 4 - 35　黄汉荣

2. 学术成就

黄耀燊从医 60 载，致力于中医临床、教学、科研，治学严谨，博采众长，尤擅长外科，亦通晓骨伤科、内科、儿科等，对胆石症、颈椎病、腰椎病及蛇伤有独特研究。主持的"中西结合治疗急腹症""中西医结合治疗蛇咬伤""中西医结合治疗破伤风"的科学研究获 1978 年全国科学大会奖励。

（1）疮疡证治。在对疮疡的治疗方面，黄耀燊灵活运用消、托、补三大法则，力求速效。他认为，内外科辨证有别，用药不同。如解表药：内科病常以恶寒为表证，用解表药物取效；外科疮疡初起，虽用表散之药，但其目的不在于发汗，而在于疏通经络以达到消肿散结的效果。外科疗疮走黄与血分有关，需兼用活血、凉血药，使其消散。但内科表证，常忌血分药。此为两者用药之根本不同。外科一般药量较重，否则不能祛除病邪。

（2）急腹症、蛇伤等危急疑难证治。黄耀燊认为，急腹症是六腑的病变。他还认为，舌苔对病邪的反映很敏感，能反映出病邪的深浅、病情的轻重，总结出"舌苔一日未净，邪热一日未清"的规律。对胆道系统感染和胆石症的诊治，提出胆病无补法，应以通为补的观点。他对蛇伤等危重症及疑难病的医治亦具有丰富的经验。

（3）骨伤科证治。黄耀燊以"肾主骨"的理论为指导，治疗骨质增生，以补肾益精为主。[①] 他创制了用于各种年老、体虚、病后等所致的骨和关节病的验方，制成

---

① 参见靳士英、靳朴《岭南医药启示录（续篇二十七）》，载《现代医院》2011 年第 1 期，第 62 - 67 页。

"骨仙片"，在多间医院进行系统临床验证，总有效率达 91.5%。① 该项目研究成果曾获广东省科技成果奖。根据验方制成的"骨仙片""双柏散"先后获得国家经委金龙奖、广州市优质产品奖。

（十六）胡肇基

1. 生平简介

胡肇基（1920—2010），广东南海县九江镇上北村人，广东省名老中医（如图 4-36 所示）。胡肇基的父亲早年经商时，店中有位名麦老三者知医，治病多验。胡肇基自幼目睹麦老三行医，在他指引下开始阅读陈修园的医书。中学毕业后考入广东中医药专科学校，于1940 年毕业。1958 年进入光扬卫生院任中医师，1979年被授予"广东省名老中医"荣誉称号，1980 年后任广州市荔湾区中医院院长。

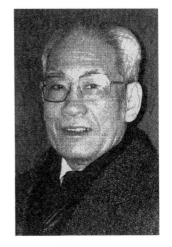

图 4-36　胡肇基

2. 学术成就

胡肇基临床经验丰富，其门人卢集森等整理的《岭南名家胡肇基医学精华》一书概括了他的主要学术成就。

（1）论医德。胡肇基不仅医术高明，且注重医德，他精研历代言论，总结中医医德有修身立品、为了病人、谦虚谨慎、精研医术、言行庄重、保密病情 6 个方面的内容，制订了 10 条现代医务工作者必须遵循的医德规范，写成了《论医德》一文。②

（2）善治温热，重视气阴。胡肇基对温病学治疗有独到心得，重视养阴、泄热、保津。辨证执简驭繁，约为风温、湿温、温毒。施治强调"三早"：护阴保液，用之宜早；清心"三宝"，用不嫌早；咸寒养阴，用不妨早。以治小儿肺炎高热为例，如出现热陷心包，窍机闭阻，主张用羚羊角煎水保液，冲服牛黄末或辨证使用安宫牛黄丸、至宝丹、紫雪丹等品，一反前人"邪入营血而未见厥闭者，不可早用清心开窍"之戒，提出"用之宜早"，以防止出现邪陷心营为上。在患者高热、神疲、惊扰之时，即果断投药。他还制订了补阴扶阳、清热祛湿、清热安神、咸寒保津和凉血解毒5 种口服保液法，对治疗婴幼儿重症腹泻及温病高热、耗伤营阴而出现热扰心神或热迫营血的危重变证，辨证投药，有效地起到护阴、固津、保液的作用。

（3）融旧治新，创方立法。胡肇基十分重视方剂的研究和药物的筛选。以龙胆泻肝汤为例，他先后总结了运用该方治疗内科、外科、五官科、皮肤科等疾病的经

---

① 参见广州市地方志编纂委员会编《广州市志（1991—2000）》（第 9 册），广州出版社 2010 年版，第593 页。

② 参见卢集森主编《岭南名家胡肇基医学精华》，广州出版社 2005 年版，第 10-11 页。

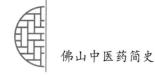

验，并写成《龙胆泻肝汤三探》一文，对该方的源流、同名异方的比较、组方的机制、使用的指征和临床应用等项做了详细的分析，并列举各科病例，介绍了临床上14种加减运用的方法。胡肇基创立新方还有一个特点是以法为方，方圆法活。他常用的有保肺健脾法、养阴纳气法、养阴泄热法、调肝安神法、纳气固摄法、调理肝脾法、养阴潜阳法和健脾清肝法等，均有相对固定的药物但又不死板，体现了辨证论治的精神。

（十七）李家裕

1. 生平简介

李家裕（1926—2014），李广海第九子（如图 4 - 37 所示）。曾任荔湾区医院骨科主任、荔湾区第一人民医院中医科主任、佛山市中医院中医永久顾问、全国中医骨伤科医疗中心佛山骨伤急救中心技术顾问等职。幼承庭训，17 岁开始随父李广海学习正骨医术。他不但继承了家传，还十分重视西学，对人体解剖学、生理学、生物力学均潜心学习。1949 年，李家裕把李氏家族的骨伤科治疗术从佛山带到了广州，创立西关正骨李氏骨伤。新中国成立后，李家裕在沙基、西关一带开诊，逐渐形成一套独特的骨伤科治疗手法，尤其擅长关节脱位和骨折整复。1979 年被授予"广州市名老中医"称号。1954 年参加编写《正骨学讲义》，1982 年撰写了《肱骨髁上骨折治

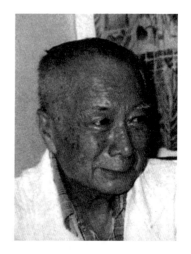

图 4 - 37　李家裕

疗》的学术论文。2008 年由其子李国准及同门弟子总结其经验，编成《西关正骨·李氏临症经验》。

2. 学术成就

李家裕在继承祖传手法精华的基础上，创出了旋、拨、抖、点、按、弹等手法，在治疗过程中，根据现代影像学诊断，运用上述手法，帮助无数患者解除了痛苦。在60 余年从事骨伤科的漫长生涯中，他积累了丰富的经验。他认为，"医之道在于识症、立法、用药，此为三大之关键，一旦草率，不堪司命，然三者中，识症尤为重要。故曰：治病之难，在于识症"，强调诊断的重要性。他治疗骨伤有四大特色：一是药物治疗，二是重视手法，三是巧用杉树皮固定骨折及巧妙地进行功能锻炼，四是非手术治疗腰椎间盘脱出症自成一格。李家裕的医学学术，据其弟子何锦添归纳为 5个特色：①首重阴阳，治脾胃为本；②辨治痹证，善清热化湿；③内外兼治，展手法之长；④衷中昌西，善洋为中用；⑤重视心理及体育疗法。[1]

---

① 参见何锦添《李家裕学术思想简介》，载《中华医学研究杂志》2003 年第 10 期，第 935 - 936 页。

（十八）靳瑞

1. 生平简介

靳瑞（1932—2010），广东广州人，祖籍南海，著名针灸专家，靳三针疗法创始人，广东省名中医（如图4-38所示）。祖上世代行医，他自幼秉承庭训。1950年考入广东中医药专科学校，毕业后分配到广东省中医进修学校任教，教授针灸课程，兼任中山医学院第二附属医院针灸科医师。1956年后在广州中医学院负责针灸科的教学工作。1967年开始，参加"523"疟疾研究，先后被派遣到海南、广西、云南等少数民族聚居地区进行疟疾的防治研究。1979年，靳瑞回到广州中医学院，从事针灸的教学、临床和科研工作。主编全国统编教材《针灸医籍选》。撰有《针灸学基础》《针灸医籍选》《弱智儿童的治疗和家庭教育护理》《常见老年病针灸治疗》等著作30余部。《靳三针治疗脑病系列研究》获广东省科技进步三等奖和广州市科技进步二等奖。

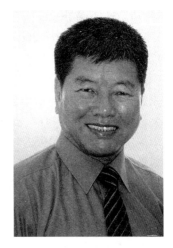

图4-38 靳瑞

2. 学术成就

靳瑞在融汇古今针灸文献和大量临床实践的基础上，形成了独有的针灸临床特色。

（1）分部取穴与循经取穴相结合，创三针疗法。靳瑞认为，按部取穴对头面五官、四肢病变的选穴治疗具有执简驭繁之功。所谓"三针"疗法，即以按部取穴为主，所选穴位是经临床反复验证，对某一病症有独特疗效的穴位，如鼻三针即印堂、鼻通、迎香三穴，耳三针即听宫、听会、完骨三穴，膝三针即血海、梁丘、犊鼻三穴等，再根据辨证或伴随症状配合相应穴位，如治过敏性鼻炎、慢性鼻炎即选鼻三针，配双侧合谷穴等。至于脏腑疾病的三针处方，除按部选穴外，尚结合循经取穴的原则。

（2）多针多穴，以起沉疴。靳瑞认为，临床取穴无论多寡，总当以疗效为着眼点，对一些疑难杂症，特别是对一些脑病患者，区区数针，往往难以奏效。有鉴于此，靳瑞大胆提出多针多穴法，如治小儿脑瘫、大脑发育不全，一般选30多个穴位，扎50～60针。针刺数量之多，令人瞠目。靳瑞认为，不如此，则好似杯水车薪，殊难建功。对肌肉关节局限性疼痛、顽固不愈者，靳瑞则习用阿是多针法，或齐刺，或围刺。

（3）多种针灸疗法联用，扬针灸医学之长。靳瑞提倡多种针灸疗法联合使用。在长期临床实践的基础上，靳瑞针对不同疾病形成了不同的针灸疗法组合形式，其中针刺、电针、穴位注射是最基本的组合，如对颈肩腰腿痛，多采用电针、远红外线照射、火罐、穴位注射联用。除此之外，靳瑞还常常根据病情需要，结合使用中药、康

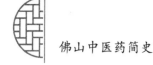

复训练等治疗手段，以扩大针灸治疗范围，提高临床效果。①

（十九）岑泽波

1. 生平简介

岑泽波（1936—2009），广东南海九江人，广东省名中医，享受国务院政府特殊津贴专家（如图4-39所示）。岑泽波出身于医学世家，家族7代从医，1946年起，随父岑达传在南海九江镇从事临床医疗。高中毕业考入广州中医学院医疗系本科，1962年毕业后留校，在骨伤科教研室工作。同年，广东省卫生厅分配其拜何竹林为师。曾任广东省中医院院长、广州中医学院教务长等职。② 曾是全国高等中医院校五版教材《中医伤科学》主编、《中医正骨学》主编、《中医医学百科全书·中医骨伤科学》副主编。1993年被授予"广东省名中医"称号。岑泽波曾带领医疗队赴开平、南海侨乡及清远华侨农场、斗门红旗华侨农场等地为华侨、侨眷义诊，被国务院侨办录入《全国归侨侨眷知识分子名人录》③。

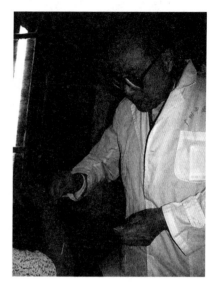

图4-39　岑泽波

2. 学术成就

岑泽波擅长中西医结合治疗骨关节损伤、小儿麻痹后遗症矫形术等。其主编的全国高等中医院校五版教材《中医伤科学》重印24次，在国内外影响极大。

（1）开中医伤科手术治疗骨折先河。岑泽波的骨折手法整复继承了何竹林的真传，率先在中医院校开展中西医结合治疗骨关节损伤，开创了中医伤科手术治疗骨折的先河。1976—1977年，他与骨科其他同事一起在海南黎族苗族自治州人民医院、乐东县人民医院、乐光农场医院、乐东县福报公社只文大队卫生站采用中西医结合的代股四头肌术、夹板固定，以及功能锻炼、中草药等治疗脊髓灰质炎后遗股四头肌瘫痪88例，随访39例。结果发现，功能明显改善者为优等，占27例；有进步者为良等，占10例；无进步或更差者为差等，占2例。随访时间最短4个月，最长1年，平均为6个月。④

（2）推广何竹林等名家的临床经验。岑泽波传承并积极推广何竹林的临床经验，

---

① 参见政协广东省委员会办公厅、政协广东省委员会文化和文史资料委员会、广东省中医药学会编《岭南中医药名家3》，广东科技出版社2010年版，第145-153页。

② 参见施杞主编《中国中医骨伤科百家方技精华》，中国中医药出版社1990年版，第255页。

③ 参见国务院侨办国内司编《全国归侨侨眷知识分子名人录》，中国华侨出版社1997年版，第750页。

④ 参见广州中医学院科研处附属医院编印《学术报告会资料选编（1978）》，1978年版，第148页。

科研成果"何竹林风湿跌打霜""脊椎骨折的护理"曾荣获省级科研奖。[1] 1985 年，岑泽波指导和参与由广东省中医院骨伤科和广州中医学院计算机中心共同承担的科研项目"岭南骨伤科名医诊疗系统"研制，对传承骨伤大家的学术起到一定的作用。[2]

附：部分健在名医

（一）李国桥

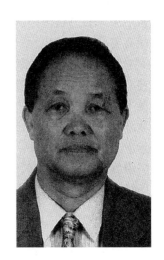

图 4 - 40　李国桥

李国桥（1936—　　），祖籍广东南海，出生于广州，国际著名疟疾防治专家，广州中医药大学首席教授，博士生导师（如图 4 - 40 所示）。曾任广州中医药大学副校长、疟疾研究室主任、热带医学研究所（青蒿研究中心）主任。李国桥出身中医世家，其父李仁春是佛山地区名老中医。李国桥从小随父侍诊，从医信念坚定。1951 年入读广东中医药专科学校，1955 年毕业留校。1964 年，李国桥选择针灸治疗疟疾作为研究方向，并在广东惠阳县进行临床研究。1967 年 7 月，广州中医学院接受国家"疟疾防治任务"（"523"任务），1969 年年底李国桥将研究方向调整为抗疟药物疗效评价。[3] 1974 年李国桥在云南开始对青蒿素进行临床评价，11—12 月成功治疗 14 例恶性疟（包括 1 名脑型疟孕妇）和 4 例间日疟。这是我国首次验证青蒿素治疗恶性疟的临床有效性。1974—1976 年，李国桥团队使用青蒿素治疗凶险型恶性疟疾共 48 例，治愈率为 91.7%。[4] 从 1983 年开始，李国桥团队开始对青蒿素复方药物进行探索，先后成功研发青蒿素复方第二、三、四代新药。其中，第三代双氢青蒿素磷酸哌喹片（Artekin），2010 年被 WHO 列入《疟疾治疗指南》（第 2 版）。第四代复方青蒿素哌喹片（Artequick），2006 年获国家一类新药证书，现已取得 50 多个国家的专利保护。李国桥在青蒿素类药物抗疟研究领域取得多项重要成果，曾获国家发明二等奖、三等奖，国家科技进步二等奖、三等奖。2015 年，李国桥等人编著的著作《青蒿素类抗疟药》出版，2018 年出版了英文版。李国桥创新性提出"恶性疟原虫每个分裂繁殖周期（48 小时）可能存在两次发热"的观点，被 WHO 专家 Wernsdorfer 主编的专著《疟疾学》和英国牛津大学医学教科书收载。李国桥开创性地提出采用"灭源"的方法——通过全民治疗控制传染源，

---

① 参见吴榕楠、魏冀新编《中国名医 400 家》，光明日报出版社 1991 年版，第 113 页。

② 参见广州中医学院编印《1987 年学术年会论文选编》，1987 年版，第 208 - 213 页。

③ 参见李国桥、李英、李泽琳等编著《青蒿素类抗疟药》，科学出版社 2015 年版，第 443 页。

④ 参见广州中医学院疟疾防治研究小组《青蒿素治疗凶险型恶性疟 48 例临床报告》，载《新医药学杂志》1979 年第 1 期，第 17 - 20 页。

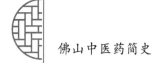

为全球抗疟提供了新样板。① 李国桥团队在亚洲、非洲的多个国家的青蒿类复方抗疟实践，是"中国方案"解决世界难题的典范，彰显了中医药的独特优势，也为我国青蒿素类药物进入国际市场做出了重要贡献。

（二）禤国维

禤国维（1937—　　），广东佛山三水人（如图4-41所示）。全国中医药杰出贡献奖获得者，全国名中医，第二届国医大师，享受国务院政府特殊津贴的有突出贡献的中医药专家，是人事部、卫生部及国家中医药管理局确定的第二批全国老中医药专家学术经验继承工作导师。禤国维从小生活在广州龙津东路，楼上楼下、街坊邻里中有很多中医，在这样的环境里他耳濡目染，自幼对中医怀有一份特殊的感情。1957年考入广州中医学院，1963年分配到湖南中医学院第一附属医院工作，1976年调回广东省中医院皮肤科，1984年起任广东省中医院副院长兼皮肤科主任，1991年晋升为正教授。1993年被评为广东省名中医。2006年获"和谐中国十佳健康卫士"称号，2014年被评为第二届国医大师，2019年获"全国中医药杰出贡献奖"。

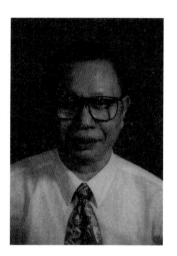

图4-41　禤国维

禤国维从事中医、中西医结合治疗皮肤病的医疗、教学、科研工作50余载，临床疗效广受赞誉，科学研究获得丰硕成果。1996年，他主持的"中药消痤灵治疗寻常痤疮的临床与实验研究"获广东省中医药科技进步奖三等奖。1999—2000年，主持的"中药疣毒净治疗尖锐湿疣的临床与实验研究"先后获广东省中医药科技进步一等奖、国家中医药科技进步三等奖。2001年，主持的"尿路清治疗 Uu 感染之男性尿道炎与女性阴道宫颈炎的临床与实验研究"获广东省科技厅三等奖（排名第二）。禤国维根据《周易》的阴阳理论，结合中医阴阳平衡的理论，提出"阴阳之要、古今脉承，平调阴阳、治病之宗"的皮肤科疑难疾病治疗思想。阴阳平衡中重视肾的阴阳，他认为补肾法是治疗疑难皮肤病的重要方法，许多皮肤病，尤其是一些难治性、顽固性皮肤病与肾的关系更加密切，如能恰当运用补肾法，往往可使沉疴得愈。他以六味地黄汤为底组成的系列验方，是临床应用最多、疗效最好的治法之一。如痤疮是多发于青少年面部的常见皮肤病，禤国维在长期的临床实践中，提出其主要致病机理是肾阴不足，冲任失调，相火妄动；主张采取滋阴育肾、清热解毒、凉血活血之法，取得总有效率93%的较好疗效。又如脂溢性皮肤病，禤国维认为该病以肾阴虚证多见，采用滋肾阴、清湿热的原则，用加味二至丸平补肝肾、益阴血、安五脏、清

① 参见李国桥、郭兴伯、符林春《青蒿素抗疟研究的不断追求：快速消灭疟疾》，载《广州中医药大学学报》2017年第3期，第303-307页。

湿热治疗脂溢性皮肤病取得了较好疗效。在临床实践中，禤国维十分重视中医外治法的应用，创"截根疗法"用于治疗顽固性的肛门、外阴瘙痒症、神经性皮炎。禤国维立足于补肾，提倡中西结合，逐步形成了具有岭南特色的皮肤病学新流派。①

第五节　中成药业发展的新阶段

一、中成药业概况

新中国成立后，原有的中药老字号有的关闭，有的迁走。1955 年，佛山的成药字号有 57 家，均参加了公私合营改造。其中，源吉林、敬寿阁、黄颂昌厂店合并为源吉林药厂，马百良、潘务本、梁家园、梁财信、梁仲弘、黄恒庵、蛇王满等 16 家厂店合并为佛山中药厂，冯了性、广生堂、保滋堂等 29 家厂店合并为国药商店加工厂。国药商店几经改制，2000 年定名为"佛山冯了性药业有限公司"。

佛山大部分的老字号医馆、药铺及主要产品，据调查在新中国成立后仍曾有保留生产的情况见表 4 - 4②。

表 4 - 4　新中国成立后仍有生产的佛山成药字号及产品

店号	创立时间	产品
保滋堂	明嘉靖三年（1524），一说 1713 年	六味地黄丸、归脾丸、龟鹿滋肾丸、十全大补丸、天王保心丹、知柏地黄片、保和丸、金匮肾气丸、健步虎潜丸、补中益气丸、理中丸、附桂理中丸、乌金丸、男妇八金丸、滋朱丸、礞石滚痰丸、保婴丹、附桂八味丸
梁仲弘	明万历年间	抱龙丸
冯了性	1620 年	风湿跌打药酒
黄恒庵	明天启年间	龟鹿八珍丸
刘诒斋	清康熙年间	三达卫生丸
集兰堂	清同治年间	榄葱茶、三蛇丹川贝末、熊麝膏、三蛇胆陈皮末
人和堂	清乾隆年间	活络丹、镇惊丸、苏合丸
何善庭	清同治年间	疳积散
梁财信	清嘉庆年间	跌打丸、跌打药酒

---

① 参见陈达灿、李红毅、欧阳卫权主编《国医大师禤国维》，中国医药科技出版社 2016 年版，第 326 - 332 页。

② 参见王小莉《佛山成药业变迁简述》，见中国人民政治协商会议广东省佛山市委员会文教体卫工作委员会编《佛山文史资料》（第 10 辑），1990 年版，第 113 - 115 页。

续上表

店号	创立时间	产品
马百良	清道光年间	回春丹、熊胆丸、痧气丸、七厘散、通关散、盐蛇散
黄祥华	清咸丰年间	如意油
甘露园	1830年	安宫牛黄丸、紫雪丹
民生药房	1929年	茅根精、民生油、烂肉油
李众胜	1907年	保济丸
叶茂枝	1920—1930年	叶茂枝凉茶
罗恕斋	清中叶	疮药膏
敬寿阁	清中后期	敬寿阁凉茶
释济堂	清末民初前	金丝药膏
梁谦益	1920—1930年	坤乾丸
葆兰堂	清末民初前	宁神丸、宁坤丸、益母丸
陈善性	清同治年间	哮喘散、发冷丸
寿草园	1920—1930年	榄葱茶
陈尚英	民国初期	陈尚英疳积饼
陈家济	1920—1930年	肾脏之友、烂耳散
李广海	1920—1930年	跌打药酒、妇科丸、跌打祛风活血膏药
黄颂昌	1920—1930年	午时茶
黄世昌	清中后期	追风膏药
邝杏林	1920—1930年	发冷水
王家园	清光绪二年（1876）前	抱龙膏
杨球利	1920—1930年	发冷丸
吴可宽	1920—1930年	眼药
蛇王满	1920—1930年	三蛇胆川贝末、南星末、半夏末、陈皮末、胡椒末、佛手末等
潘务本	明	十香止痛丸
就记	1920—1930年	蟕蝶膏、华西癣膏
永安药房	1920—1930年	熊油膏

（注：表中有发冷丸、发冷水等，民国时期此类药物多为西药成药）

2009年，佛山市主要医药企业重组，佛山冯了性药业有限公司与佛山德众药业有限公司、广东环球制药有限公司、佛山盈天制药有限公司、山东鲁抗鲁亚有限公司等企业合并，组建盈天医药集团有限公司（以下简称"盈天医药"），并在香港主板上市，股票名称：盈天医药，股票代码：HK00570。2012 年年底，盈天医药引入中国医药集团总公司作为战略投资者，盈天医药成为中国医药集团下属的核心成员企业。2013 年，佛山市人民政府与中国医药集团总公司（简称"国药集团"）签订了战略合作框架协议，盈天医药更名为中国中药有限公司。2015 年 10 月，中国中药有限公司成功收购天江药业及其旗下全资子公司一方制药，2016 年正式更名为中国中药控股有限公司，2019 年与国药中药整合，成为国药集团二级子公司。

新中国成立后，中药饮片的生产产业化。目前，佛山从事中药饮片生产的公司有广东省药材公司中药饮片厂、佛山市南海鹏扬药业有限公司、佛山市天泰药业有限公司中药饮片厂、佛山市医药集团有限公司中药饮片加工厂、佛山市南海盐步营和中药饮片厂、佛山市一信药业有限公司中药饮片厂、佛山市高明区臻诚中药有限公司、佛山市康泰和医药有限公司、佛山市南海宝兴参茸有限公司、佛山市顺德区东韩药业有限公司。

近代以来，很多佛山老字号到香港开设分支以增强外销。新中国成立后，内地实行公私合营时，这些老字号分支的后人仍在香港、澳门等地继续经营，延续至今。以香港为例，发展至今并在香港中医药管理委员会注册的持牌中成药商见表 4 - 5。

表 4 - 5　与佛山有历史渊源的香港注册中成药商

注册号	名称	地址
PM - 2003 - 00009	梁财信五像牌药酒厂	新界青衣 65 号地段青衣工业中心 2 期 13 楼 E2 号室
PM - 2003 - 00036	李众胜堂（集团）有限公司	香港北角七姊妹道 196—202 号东建工厂大厦 1 字楼、6 字楼及 11 字楼
PM - 2013 - 00017	李众胜堂（集团）有限公司	新界大埔工业村大富街 5 号 1 座 2 楼，3 楼，4 楼 C、D 室
PM - 2003 - 00130	保滋堂潘务庵	九龙观塘开源道 47 号凯源工业大厦 8/F A 室
PM - 2003 - 00178	两仪轩药厂有限公司	九龙高辉道 17 号油塘工业城 B1 座 10 字楼 19 室
PM - 2003 - 00260	何明性堂制药厂	新界葵涌大连排道 42—46 号贵盛工业大厦二期 13/F G 座 1311 室
PM - 2003 - 00506	香港陈李济药厂有限公司	香港利众街 40 号富诚工业大厦 A 座 2 字楼至 3 字楼 A1—A2 室
PM - 2003 - 00665	马百良药厂有限公司	香港柴湾利众街 30—32 号信谊工厂大厦 8 楼（7/F）、9 楼（8/F）及 10 楼（9/F）
PM - 2011 - 00010	黄祥华流行堂药厂	新界屯门青杨街 6 号宏昌工业大厦 5 楼 A 室

二、主要中药企业

（一）中国中药控股有限公司

中国中药控股有限公司（简称"中药控股"）是中国医药集团有限公司现代中药板块的核心平台。

国药集团是由国务院国资委直接管理的唯一一家以医药健康产业为主业的中央医药企业，是国家创新型企业、中央医药储备单位，是中国和亚洲综合实力及规模领先的综合性生命健康产业集团，拥有集科技研发、工业制造、物流分销、零售连锁、医疗健康、工程技术、专业会展、国际经营、金融投资等为一体的大健康全产业链。旗下有1500余家子公司和6家上市公司。2019年，国药集团营业收入近5000亿元，位列世界500强企业榜单第169位，在世界500强医药企业榜单中位列前5位。集团规模、效益和综合实力持续保持中国和亚洲医药行业领先地位，连续6年被国务院国资委评为"中央企业负责人经营业绩考核A级企业"。国药集团入围中央电视台"2019中国品牌强国盛典榜样100品牌"，在《人民日报》"中国品牌发展（企业）指数榜单"中位列医药类企业第一位。国药集团在国际权威品牌价值咨询公司Brand Finance发布的2020年全球品牌价值医药企业25强排名中，荣膺亚洲第一。

中国中药控股有限公司是国药集团6家上市企业之一，在香港联合交易所主板红筹上市（股票代码：00570.HK），总部管理中心位于广东省佛山市。截至2020年6月底，公司员工约1.8万人，拥有90家控股子公司，同时管理中国药材公司（中国中药有限公司前身，简称"国药中药"）9家子公司。中药控股集科研、制造、销售为一体，拥有1300多个成药品规（其中，350多个品规入选2018版《国家基本药物目录》）、700多个单味中药配方颗粒品种、400多个经典复方浓缩颗粒（专供出口）。业态涵盖中药材种采、中药饮片、配方颗粒、中成药、中医药大健康等相关领域。近年来，中药控股坚持"以工业为主导、以科技为支撑、大力发展药材资源产业、充分发挥传统贸易优势、积极进入中药大健康增值服务领域"的发展方向不动摇，目前中药全产业链覆盖全国，产业链内各环节协同发展。中国中药控股有限公司荣获2018年度、2019年度"中国中药企业TOP100排行榜"第五位。

中国中药控股有限公司传承自明代万历年间在佛山开创的梁仲弘蜡丸馆，由此见证岭南药业史400余年的辉煌。2006—2009年，盈天医药集团有限公司整合冯了性药业、德众药业、环球制药等佛山地区中成药企业，实现整体上市。2013年2月，国药集团通过中国药材公司控股盈天医药，开启打造百亿级中药产业大幕，盈天医药进入高速发展的快车道。同年10月，盈天医药并购同济堂，进一步丰富中成药品种和市场占有率。11月，盈天医药更名为中国中药有限公司。2015年10月，中国中药有限公司成功收购天江药业及其旗下全资子公司一方制药，成就当年行业最大的并购案，同时也奠定了中国中药有限公司在中药配方颗粒领域的龙头地位。同年11月，冯了性国医馆正式营业，标志着公司中医药大健康板块正式起航。2016年，中国中药有限公司正式更名为中国中药控股有限公司，并在同一年完成对上海同济堂、贵州同济堂饮片的并购，积极推进中药饮片与配方颗粒并驾齐驱。为进一步完善中药全产业链布局，2017—2018 年，中国中药控股有限公司先后收购北京华邈、福建承天金岭、四川国药天江、国药中联等优质企业，并陆续在江西、陕西、重庆、湖南、云南、黑龙江、山东、广西等地投建产地综合业务基地。2018 年，中国中药控股有限公司引入战略投资伙伴中国平安集团，共同探索大健康领域开发潜力。2019 年，作为国药集团发展现代中药板块的核心平台，中国中药控股有限公司与国药中药完成管理整合，调整为国药集团二级子公司，开启中药全产业链发展的全新篇章。2019 年10 月，公司举办"龙印中国药材"品牌战略发布会，正式以"龙印中国药材"商标统领旗下的种子种苗、中药饮片、中药配方颗粒、中成药、药食同源大健康产品等业务。

中国中药控股有限公司汇集传统中药精髓，跨越 400 多年历史，传承了自明代以来开创的梁仲弘蜡丸馆、冯了性、同济堂、源吉林等祖铺老号，拥有冯了性、安宁、同济堂 3 个中华老字号，仙灵、同济堂、仙灵骨葆、天江药业、德众 5 个驰名商标，同济堂中药文化、冯了性风湿跌打药酒、少林跌打止痛膏、源吉林甘和茶 4 个非物质文化遗产，以及仙灵骨葆胶囊、颈舒颗粒、风湿骨痛胶囊、七厘胶囊、润燥止痒胶囊、枣仁安神胶囊、玉屏风颗粒、鼻炎康片、金叶败毒颗粒、鳖甲煎丸 10 个品种的独家成药。

中国中药控股有限公司从前店后坊的制药工厂逐步发展成为现代化健康产业公司，海纳百川，兼容并蓄，以"承中药之文化，扬国药之精髓，铸人类之健康"为使命，一直专注于健康产业，目标坚定，不忘初心，以工业为主导，以科技为支撑，大力发展药材资源产业，充分发挥传统贸易优势，积极进入中药大健康增值服务领域，以质量为核心，用优质的品牌和产品资源赢得了医生和广大患者的信任。

1. 国药集团冯了性（佛山）药业有限公司

国药集团冯了性（佛山）药业有限公司（简称"冯了性药业"）是传统佛药的正宗继承者。明万历年间梁仲弘在佛山镇开设医馆，并创造了佛山最早的中成药蜡丸之一——抱龙丸。1659 年，冯了性药铺在冯了性的经营下，造福百姓，冯了性也被尊称为"佛山药王"。新中国成立后，1955 年佛山成药字号达 57 家。1956 年国家实行公私合营，佛山成药业组成了"三厂二店"，包括源吉林制药厂、佛山中药厂、三联药厂、国药商店、新药商店。其中，由源吉林、敬寿阁、黄颂昌厂店合并为源吉林药厂，马百良、潘务本、梁家园、梁财信、梁仲弘、黄恒庵、蛇王满等 16 家厂店合并为佛山中药厂，冯翰当家的冯了性药铺并入国药商店。此外，国药商店加工厂还合并了广生堂、保滋堂等 28 家厂店。将永安药房、钜记药房、中法药房等 11 家西药店铺合并成立为新药商店。1957 年，国药商店加工厂改组，改名为佛山制药厂，1958 年并入佛山联合制药厂（由原源吉林制药厂、佛山中药厂、三联药厂合并而成）。1971 年更名为"佛山市制药一厂"，这就是佛山冯了性药业有限公司的前身。2000 年，企业经过资产重组，组建成有限责任公司，并恢复了已有 345 年历史的"冯了性药铺"传统老字号称谓，定名为"佛山冯了性药业有限公司"，重新注册"冯了性"商标。新的公司并入佛山大部分的老字号医馆、药铺及其主要产品,包括梁仲弘"抱龙丸"、李众胜堂"保济丸"、马百良的"儿科七厘散""盐蛇散"、蛇王满的"三蛇胆川贝末""三蛇胆陈皮末"、人和堂的"大活络丸""苏合丸"、保滋堂的"珠珀保婴丹""六味地黄丸"、潘务本的"十香止痛丸"、刘诒斋的"补肾丸"、梁财信的"梁财信跌打丸"、李广海的"伤科跌打丸"等。至此,冯了性在新时代获得了重生及发展。2009 年,冯了性成为盈天医药集团有限公司旗下企业成员。2013 年随盈天医药加入国药集团。2015 年 1 月,国药集团为统一品牌形象,冯了性药业正式更名为国药集团冯了性(佛山)药业有限公司。

20 世纪 90 年代,公司两度被列入全国"中成药工业国有重点企业五十强",并被授予"中华老字号"称号。2003 年,被评为"广东省食品药品放心工程示范基地"和"创新质量,诚信经营企业"。2008 年至今,被认定为国家级的高新技术企业。2012 年,被授予广东省"省级非遗牌匾",连续 19 年被认定为广东省守合同重信用企业。

继承不泥古,创新不离宗。国药集团冯了性(佛山)药业有限公司继承了古老佛药组方独特、选料上乘、工艺精湛的优良传统,并运用现代科学技术和设备,不断地创新,使产品质量稳定提高。其中,首创的药材湿法微波灭菌生产线、全自动蜜丸蜡壳装封生产线、中药酒剂卷式膜分离过滤生产线等,均达到国内领先水平;丸剂机械化生产线,片剂、颗粒剂的干式造粒生产设备属国内先进的中药生产工艺设备。新技术、新设备的采用,既保持了中成药的传统特色和疗效,又提高了生产效率,符合现代药品生产质量要求。这些使古老佛药既有深厚的传统中医药文化底蕴,又具有丰富的现代先进科技的内涵。

公司秉承"质量第一、造福人群"的办厂宗旨和"制药以诚、精益求精"的经营理念,为人民的健康事业提供安全有效、质量稳定、价格便宜的中成药。公司拥有适应科研、生产和质量检验的各类设备、仪器共 600 多台(套),高效液相色谱仪、气相色谱仪、薄层扫描仪等高新仪器已广泛用于科研开发和产品质量检验。

现在公司生产了丸剂、片剂、散剂、酒剂、酊剂、软膏剂、乳膏剂、合剂、口服液九大剂型共 150 多个品种。其中包括佛山始创的经典成药冯了性风湿跌打药酒、保济丸、蛇胆陈皮散、抱龙丸、梁财信跌打丸、竭红跌打酊、伤科跌打丸、儿科七厘散等,以及 20 世纪 60 年代后独创的品种——抗骨增生片(丸)、白灵片、外搽白灵酊、补气升提片、外伤如意膏等。冯了性风湿跌打药酒、蛇胆川贝散、竭红跌打酊、佛山人参再造丸、保济丸被评为"广东省医药行业名牌产品"。冯了性风湿跌打药酒被列入省级非物质文化遗产目录。

国药集团冯了性(佛山)药业有限公司继承传统中医药文化和独具特色的古老佛药的精华,同时依靠现代科学技术,对中成药的生产工艺、剂型不断地加以创新和发展;与时俱进,不断研究开发适应时代要求的现代中药;大力开展现代绿色中药的研究,利用现代的加工技术和净化处理技术,提高自然资源的利用率,降低对自然环境的影响,为古老佛药的发扬光大做出了贡献。

2. 国药集团德众（佛山）药业有限公司

国药集团德众（佛山）药业有限公司（简称"德众药业"）是中国中药控股有限公司旗下中药生产企业，是国家高新技术企业、国家商务部认定的"中华老字号"企业，专注于中成药制剂的生产研发。

德众药业的历史可追溯到清光绪年间，1892 年"少林跌打止痛膏""源吉林甘和茶"先后创制成功，谱写了德众药业历史的第一笔。1957 年，佛山中药厂、源吉林制药厂和三联药厂合并成立佛山市联合制药厂，厂址在佛山市庆宁路南。"文革"期间，公司易名为"佛山市人民制药厂"。1971 年，佛山市人民制药厂按生产剂型划分成立佛山市制药一厂和佛山市制药二厂。1998 年，佛山市制药二厂转制成立"佛山德众药业有限公司"。2009 年成为盈天医药旗下企业成员，2013 年随盈天医药加入国药集团，并在 2015 年正式由佛山德众药业有限公司更名为国药集团德众（佛山）药业有限公司。

国药集团德众（佛山）药业有限公司地处广东省佛山市的中心地带，距省会广州仅 20 千米，交通十分便利。厂区占地面积 23000 平方米，建有办公大楼、仓库大楼、药材前处理大楼、提取大楼、固体制剂大楼、综合制剂大楼等。国药集团德众（佛山）药业有限公司拥有从国外引进的一流的制药先进设备，包括德国 FETTE3200/79 高速压片机、Alexanderwerk 干压制粒机及意大利 CAM 铝塑包装机等，在国内率先采用中药连续提取、低温热泵双效浓缩、喷雾干燥、干法制粒、双层压片及薄膜包衣等技术，并且新制药技术成为企业的核心竞争力，在医药行业产生积极的影响与作用。

作为广东省省级企业技术中心、广东省中药固体制剂工程技术研究中心、广东省研究生联合培养基地（佛山）示范点，公司承担了多项国家级、省级政府科技计划和质量标准提高项目计划，保证了企业的可持续发展，也为行业发展做出了应有的贡献。在佛山制药企业中，国药集团德众（佛山）药业有限公司率先获得了中国驰名商标认定。2009 年，"德众"被国家工商行政管理总局商标局认定为"中国驰名商标"。目前，公司拥有发明专利 16 项、实用新型专利 21 项、外观专利 1 项、软件著作权 4 项、中国驰名商标 1 个、国内外注册商标 50 个，是广东省知识产权优势企业。公司研发中心在关键共性技术创新方面多次获得政府奖励资金，其中高效膜浓缩技术获"省港关键领域重点突破项目"。

国药集团德众（佛山）药业有限公司药品包括片剂、颗粒剂、胶囊剂、喷雾剂、丸剂、茶剂、橡胶膏类等多个剂型。在公司系列产品中，既有驰名百年、历久不衰的"源吉林甘和茶""少林跌打止痛膏"，又有独家生产、行销全国的"鼻炎康片""鼻炎滴剂（喷雾型）"。另外，公司新研制开发的乳结康丸、复方伊那普利片、胃痞消颗粒等具有广阔的市场前景。这些产品中，鼻炎康片、腰肾膏、鼻炎滴剂（喷雾型）等产品获得了国家的发明专利，肝达康片、复方珍珠暗疮片等 8 个品种曾被列为国家二级中药保护品种，源吉林甘和茶被认定为广东省非物质文化遗产，德众牌维 C 银翘片被认定为广东省名牌产品，鼻炎康片、牛黄解毒片、银翘解毒片被评为"广东省优质产品"。德众药业完成了包括维 C 银翘片在内的 14 个品种的国家药品质量标准提高项目；主导产品鼻炎康片年销值超一亿元；德众牌维 C 银翘片、牛黄解毒片等在广东省为同类产品的领导品牌，在消费者当中拥有良好的声誉。

时至今日，国药集团德众（佛山）药业有限公司已经发展为一家集先进工艺、设备于一身并领先于同行的现代中药制药企业，产品除畅销全国外，更远销东南亚等地。

"德在药中，药为大众"既是德众药业经营理念的集中体现，也是公司始终秉承的经营宗旨。它体现了德众人团结、求实、奋发、进取的工作作风，反映出德众人以"保证人民用药安全、有效"为己任，精选上乘的道地药材，采用最先进的设备和现代化的中药生产工艺，进行严格的质量管理，制造优质的药品，造福大众百姓的朴实形象。

3. 国药集团广东环球制药有限公司

国药集团广东环球制药有限公司（简称"环球制药"）是中国中药控股有限公司的全资子公司，位于广东顺德容桂高新技术开发园内，属中国医药集团成员企业，是一家现代化大型综合医药企业。

国药集团广东环球制药有限公司前身为广东药学院附属药厂，1991 年由经济实力雄厚的容奇城镇建设开发总公司与广东药科大学（原广东药学院）合资兴建，易地改造，从原址（广州）搬到顺德容奇镇，实现了高等院校科技力量与乡镇企业的良好结合。1992 年，环球制药与香港容声集团有限公司合作，发展成中外合资公司。2003 年，公司转为外资独资企业。2005 年，公司与山东鲁亚制药、浙江东盈药业、盈天制药合并成立盈天医药集团。2009 年，盈天医药集团在香港上市，环球制药成为新集团属下企业。2012 年，盈天医药引入中国医药集团总公司作为战略投资者，环球制药成为中国医药集团下属的核心成员企业。2013 年，盈天医药更名为"中国中药有限公司"，股票简称为"中国中药"。2015 年，环球制药正式更名为"国药集团广东环球制药有限公司"。2019 年，公司全年销售额达 5.24 亿元。

环球制药拥有现代化的固体制剂车间（一、二、三区）和冻干粉针车间，并在 2019 年成功通过 CNAS 认证，一次性通过项目 50 个，成为中药控股旗下第四家获得 CNAS 认证的企业，成功通过安全生产标准化二级认证。公司生产装备先进，质量管理严格，更拥有一支技术过硬的专业生产质量管理队伍。

公司主导产品有玉屏风颗粒、七叶神安片、硝苯地平缓释片（Ⅰ）（圣通平）、硝苯地平缓释片（Ⅲ）（圣通洛）等。其中，玉屏风颗粒为国家基本药物目录独家生产品种。2018 年，《中华实用儿科临床杂志》发布《玉屏风颗粒在儿童呼吸系统疾病中的临床应用专家共识》，此专家共识由中华医学会儿科学分会呼吸学组、中华中医药学会儿科分会、中国中药协会药物临床评价研究专业委员会、国家呼吸系统疾病临床医学研究中心和中华中医药学会儿童肺炎联盟五大学术组织联合制定。同年 12 月，著名呼吸病学专家、中国工程院院士钟南山教授领衔专家团队在广州发布了最新慢性阻塞性肺疾病临床研究成果，指出联合使用玉屏风颗粒有助于减少中重度慢阻肺患者急性发作次数，提高患者生活质量。另一产品"圣通平"为国内抗高血压知名品牌。

随着中国医药行业改革的深化，在产业政策和市场的双重作用下，自主创新逐渐成为未来发展的主基调。环球制药坚持走自主创新的发展道路，逐渐形成以公司为主体，科研院所为支撑，市场为导向，产品为核心，产学研相结合的医药创新体系。公司现有职工 731 人，专职科研人员 87 人，占公司员工总数的 12%。近年来，公司开展的研发项目共 10 项，其中承担了国家科技重大专项（民口）课题 1 项、广东省科技专项计划项目 4 项、市企业自主核心技术攻关项目 1 项、市级科技计划项目 2 项、区级科技计划项目 2 项，科研成果成功转化 11 项。公司拥有国家级新产品证书，是广东省省级企业技术中心、广东省传统中药工程技术研究开发中心、广东省药物新制剂工程技术研究开发中心的依托单位，是广东省百强创新企业、广东省制造业 500 强、中国中药制药企业 50 强。公司先后获批成立博士后科研工作站、院士专家企业工作站、广东省传统中药工程技术研究开发中心、广东省企业技术中心、广东省药物新制剂工程技术研究中心等高水平研发平台，为公司稳健发展夯实创新根基。公司为国家首批高新技术企业，并于 2017 年顺利通过高新技术企业重新认定，2017 年获评"广东省创新型企业"称号。历年来，公司保持较高的科技投入，科研基金每年按销售收入的一定百分比计提，全力支持新药、新技术的开发，有较强的可持续发展能力。环球制药分别与广州医药工业研究院、中山大学、南方医科大学、广东药学院等科研院校建立了产学研合作。公司与中山大学共同成立了新药开发联合实验室，与广东药学院成立了产学研实验基地；还与广州医药工业研究院、中国科学院广州生物医药与健康研究院等建立了紧密的合作关系，与沈阳药科大学、广州中医药大学、同济医科大学、山东医科大学等单位进行了一系列新药的临床研究等。2017 年，公司与广东省第二中医院（广东省中医药工程技术研究院）合作的"名优中成药玉屏风颗粒的二次开发"获广东省中医药局立项；2018 年，与广东省第二中医院（广东省中医药工程技术研究院）联合研发的"布芍调脂胶囊临床及产业化关键技术研究"获国家科技部立项，该项目按照 CFDA 要求开展规范的临床试验研究，并系统开展药材基原、制剂工艺放大及工艺验证、现代中药复方质量控制标准体系、作用机理等产业关键技术研究，为最终获得新药证书和生产批件奠定基础。公司通过自主培养及产学研联合培养等方式逐步形成一支配置合理、经验丰富、水平较高的科研开发队伍。获批准成立的企业博士后科研工作站将为公司吸引、培养和稳定高层次技术创新人才，且为组织高水平科研活动提供更高的平台。根据国家知识产权局发布实施的国家标准《企业知识产权管理规范》的要求和部署，公司重点推进贯彻《企业知识产权管理规范》项目，制定知识产权管理体系文件，并于 2018 年 10 月 12 日试运行，2019 年 5 月通过认证，进一步规范公司知识产权管理流程，提升员工知识产权保护意识，为公司创新驱动发展战略和合规经营管理提供保障。

4. 广东一方制药有限公司

广东一方制药有限公司隶属于国药集团中国中药控股有限公司，1993 年由广东省中医药工程技术研究院（原广东省中医研究所）创办，总投资超 3 亿元，为主要从事中药配方颗粒研发、生产与销售的现代中药制药企业，主营产品为 600 多种中药配方颗粒。公司总部位于佛山市南海区里水镇和顺金逢路，占地 85.8 亩；旗峰厂区位于佛山市南海区里水镇旗峰工业区，占地面积 36 亩，另拥有陇西一方、山东一方、浙江一方3个全资子公司,同时在湖南、江西、陕西、吉林、广西等地建有生产基地,总占地面积超500亩,年处理中药材4.6万吨,年产中药配方颗粒成品超2.47万吨。2018年,公司国内市场占有率达30.0%。2013—2018年,公司销售额及市场占有率均居全国第一。2019年,全年营业金额超64亿元。

1992年2月,广东省卫生厅发文批准筹建广东省中医研究所附属药厂。11月,广东省中医药工程技术研究院开始研发中药配方颗粒。1993年3月,广东省中医药工程技术研究院和南海里水镇经济发展总公司合作,共同建立"广东一方制药厂",同年被国家中医药管理局医政司确定为"中药饮片剂型改革生产基地"。1994年3月,公司被国家中医药管理局科技司确定为"中药配方颗粒研究开发试点单位"。12月,广东一方制药有限公司正式投产。1995年5月,公司承担的中药配方颗粒研究开发项目被列为"国家级火炬计划"项目,并被评为"国家级新产品"。1998年10月,广东省科技风险投资有限公司注资入股广东一方制药有限公司。2001年11月,公司被国家食品药品监督管理局确定为中药配方颗粒试点生产企业。2003年8月,公司通过股权变更,广东科达机电股份有限公司与广东省中医研究所组建成立新的广东一方制药有限公司;10月,广东一方制药有限公司及中药配方颗粒通过国家GMP认证。2007年6月,公司被广东省科技厅、发改委等联合确认为"广东省中药配方颗粒工程技术研究开发中心"。2013年2月,和顺新厂开工,公司"中药配方颗粒研发及制造中心"项目(企业总部)建设进入实质性阶段。2014年6月,广州中医药大学与公司达成战略合作。2015年6月,占地100亩、年产值超20亿元的山东一方制药有限公司正式筹备建设;11月,中国医药集团中国中药控股广东一方制药有限公司,公司成为中国中药旗下成员企业。2016年5月,浙江一方制药有限公司年产12亿袋中药配方颗粒剂制造中心项目开工建设并举行奠基仪式。2017年3月,公司科技大楼全面启用,一方制药"二次创业"正式开启;8月,公司与沃特世共建中药行业第一家中药配方颗粒品质评价与分析检测联合实验室。2018年1月,一方制药跻身国家认可CNAS实验室的行列;11月,公司获批建立"广东省中药配方颗粒企业重点实验室",公司技术中心被认定为国家企业技术中心。

广东一方制药有限公司以广东省中医药工程技术研究院和广东省第二中医院为强大的科技依托,系统进行中药配方颗粒的生产工艺、质量标准、临床药效、安全性等研究。20余年来,研究院和一方制药共同承担完成中药配方颗粒相关的省、部级科研课题41项,荣获国家科技进步二等奖一次,广东省科技进步一等奖、二等奖、三等奖等多次。同时,公司还荣获"国家火炬计划"重点高新技术、"国家火炬计划"重点项目、国家重点新产品、高新技术企业等荣誉,拥有广东省著名商标,以及广东省重点新产品证书、广东省高新技术产品证书、广东省科学技术奖励证书二等奖(50种配方颗粒)等多种科技奖项。

公司科技中心设置有中药制剂工艺实验室、中药分析实验室、中药药理实验室、中药配方颗粒关键技术重点研究室、标准化研究室,以及中药基源、产地和炮制研究室及中试车间等。其中,中药制剂工艺实验室、中药分析实验室、中药药理实验室是国家三级实验室。公司现拥有较多高端设备,包括高效毛细管电泳仪、气质联用仪、液质联用仪、高效液相色谱仪、电感耦合等离子体发射光谱仪（ICP）、气相色谱仪、薄层扫描仪、红外光谱仪，以及 400 平方米的 SPF 级动物实验室和多台（套）各种中试设备等。公司研发团队共 200 余人，其中高级职称 20 人，中级职称 16 人，初级职称 7 人；博士后 2 人，博士研究生 18 人，硕士研究生 41 人。其中，国家科技部科技创新创业领军人才 1 人、享受国务院政府特殊津贴专家 4 人。

公司严格控制质量，其检测中心实验室获"国家 CNAS 实验室"认证，严格按照国家 GMP 规范进行质量管理，采用现代指纹图谱分析技术，实行从原药材、中间品到成品全过程的质量控制。对临床常用药材品种如黄芪、当归、党参等进行产地研究，确定优质药材种植基地，并实行定点采购。按药典要求进行品种鉴定、真伪鉴别、含量测定等，并对部分药材进行重金属、黄曲霉素和农药残留限量检测。对于部分有毒药材的毒性成分进行限量检测。对中药配方颗粒生产过程中的中间品"提取物"进行重金属和农残检查及含量测定。为确保产品质量达到"安全、有效、稳定、可控"的标准，公司遵循"安全"和"季节采购"原则，对每一品种规定了产地和采收季节，并有针对性地建立了 100 多个常用品种的"道地"药材种植基地，严格把控生态环境，以及药材种苗培育到栽培，药材采收到运输、包装的每一个环节。

公司秉持"坚守诚信、铭记责任、锐意创新、协作共赢"的价值观，以"使中药汤剂变得更加安全、方便、高效"为使命，不断推进企业规范化管理，提升企业制度管理。拥有标准化、现代化的生产线。主要产品有中药配方颗粒（袋装）、中药配方颗粒（瓶装）、经典方颗粒、经验方颗粒、浓缩丸、感冒系列产品、保健食品及保健茶系列。

中药配方颗粒较传统汤剂更易服用，大大提高了药材的利用率，且较传统中成药更符合中医辨证施治的特点，节约资源的同时也满足了现代生活的需要。

5. 国药集团冯了性（佛山）药材饮片有限公司

国药集团冯了性（佛山）药材饮片有限公司（简称"冯了性药材"）是中药控股中药全产业链上中药饮片和配方颗粒板块的核心平台之一。

国药集团冯了性（佛山）药材饮片有限公司依托冯了性药业在中医药领域 400 余年的深厚沉淀和中国中药的资源优势，从事药材收购与销售、中药饮片生产、中药材进出口、中药代煎等多项业务。公司经营传统中药饮片、精品饮片、贵细药材、中成药、滋补膏方、药茶、药膳等各种中医药健康产品，致力于成为中药全剂型、个性化、一站式服务供应商。

国药集团冯了性（佛山）药材饮片有限公司依托中药控股的优质资源，与大型中医院合作共建智能配送的中心，以中药代煎配送为主要业务，方便了患者，也为医院减轻了负担，并且药品质量有保证，深受各省、市合作医院的好评。冯了性药材与大型中医院合作共建智能配送的中心具有几个特点：一是代煎所用中药饮片，主要来自国药集团冯了性（佛山）药材饮片有限公司，采用道地药材，传统方法加工炮制，中医药师对每批中药饮片进行验收和管理，确保饮片质量。二是佛山市中医院派驻中药师，全程参与打单、审方、调配、浸泡、煎煮、包装、储存、发放等各个环节，利用条形码闭环管理和全程视频监控，进行信息跟踪与现场实时监控，保证每份中药均

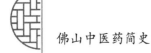

获得最佳疗效。三是为保障煎药质量，浸泡和煎煮药材的水采用中心制备的纯化水。根据处方特点，设定武火和文火煎煮程序和参数，保障患者应用中药的有效性和安全性。四是严格保证配送速度、准确度和配送过程中汤剂的质量。中心以外卖时限标准，最大限度缩短配送时间。以佛山地区为例，禅城、桂城城区最快可在 5 小时内送达。

自 2017 年起，冯了性药材先后与佛山市中医院、中山市中医院合作，建设了区域智能化煎药配送中心，向当地医疗机构包括公立医院、私立医院、诊所药店开放中药代煎配送业务，帮助医生完成中药处方后的审方、调剂配药、复核、煎煮、包装配送等系列流程，减轻医院和医生的负担，为患者提供高效的中药代煎和配送服务。佛山、中山智能化煎药配送中心，现已成为中国中药发展"院企合作，共享中药"的示范性项目，为中国中药在全国推广建设同类项目积累了经验。

6. 国药集团德众（佛山）药业有限公司高明分公司

国药集团德众（佛山）药业有限公司高明分公司（简称"国药德众高明分公司"）是中国中药控股有限公司的全资子公司。国药德众高明分公司位于高明区更合镇鹿岗工业区，2013 年投资 2.6 亿元建成投产，2019 年又投资 1.3 亿元建设二期工程，进一步扩大产能和完善配套设施。公司占地 118 亩，建筑面积 7.5 万平方米，年生产处理中药材一万吨，为国内规模较大、自动化程度较高、技术先进的现代中药提取企业。

国药集团德众（佛山）药业有限公司高明分公司是广东省首家批准建立的集团共用中药材提取生产基地，经营范围包括研究开发、生产经营中成药，中药前处理及提取（外用制剂、口服制剂、配方颗粒等），其主要功能是为中药控股下属部分子公司提供中成药原料、配方颗粒中药原料中间产品，生产品种众多。目前，经广东省中医药局批准的共用制剂公司有 6 家，分别是德众、环球、冯了性、广东一方、深圳致君坪山、汕头金石。

国药德众高明分公司专注于中成药及配方颗粒的前处理及提取工作，不断进行全方位优化升级，致力于打造自动化程度高、综合加工能力强、生产规模大的现代中药提取生产基地。

7. 中国中药控股有限公司中医药健康综合体

大健康产业板块是中国中药控股有限公司的四大核心板块之一，而中医药健康综合体（以下称"国医馆"）是中药控股大健康产业板块的重要组成部分。截至 2020 年 6 月底，中药控股有 8 家国医馆在运营，分布在广东佛山（3 家）、贵州（3 家）、江苏天阴（1 家）、重庆西政（1 家）。

中药大健康产业是以中药工业为主体、中药商业为枢纽、中药创新为动力的新型产业，形成包括中药相关产品研发、生产、流通、销售在内的跨行业、跨区域、跨国界的中药产业链。中药控股国医馆的发展理念是发挥中药控股、国药集团在中医药健康领域的资源优势，搭建综合健康服务平台；定位中医药健康及医疗养老健康服务业，形成集"医、药、养、食"于一体，以"药食同源"理论体系为基础的完善健康产业链；整理挖掘中医药经典名方、膏方产品，为百姓提供名医、名方、名药服务，承担使命，积聚和传承古老中医药文化宝库精髓；不断复制发展，使得公司业态向产业链下游（消费者终端）延伸。

中药控股国医馆着力构建有特色的中医药健康服务业模型，发挥中医技术和产品在治未病、康复养生、健康生活领域的综合优势，开展多种医疗健康服务业务，创立特色主营业务，同时以中医中药为核心特色，成为与行业有明显区别、与公立医疗机构有效互补的业务模式。各医馆结合当地医疗资源和市场需求，打造有特色的中医专科、中医专病；以中医技术和产品，与现代开发技术相结合推出"微康复中心"业务单元。公司陆续开发出参茸套装礼盒、养生汤、养生酒、体质膏方、家用理疗消耗品等商品系列。

中药控股国医馆以贵州同济堂国医馆、冯了性国医馆为业务发展模型，2018 年已完成南海国医馆、江阴天江国医馆的建设与开业。冯了性国医馆位于广东省佛山市禅城区，占地 1300 平方米，包含 12 间诊室、6 间理疗室、2 个检验室及相关中医门诊辅助科室、1 间中医药文化接待室，还有 400 平方米的参茸贵细药材展销大厅及相关辅助设施。南海国医馆位于广东省佛山市南海区，占地约 1473 平方米，包含 7 间诊室、13 间理疗室、1 个药房和 1 个颗粒室及相关中医门诊辅助科室，1 个推拿针灸区、1 个小儿推拿区，以及约 312 平方米的大堂。佛山城南国医馆位于广东省佛山市禅城区，占地 1600 平方米，包含 6 间诊室、2 间治疗室、10 间理疗房、1 间小儿推拿房、3 个检验室及 300 平方米的参茸贵细药材展销大厅等。2019 年 5 月开业。此外，还有位于贵州的同济堂国医馆、遵义国医馆、毕节国医馆，以及位于江苏江阴的天江国医馆和位于重庆的西政国医馆等。

（二）其他药企

1. 梁介福（广东）药业有限公司

梁介福（广东）药业有限公司于 1992 年在广东佛山顺德区正式成立，是新加坡梁介福药业（私人）有限公司在全球开设的第 3 间分厂。创立于 1928 年的梁介福药业（私人）有限公司，是新加坡历史最悠久的药业公司之一，其斧标驱风油、斧标正红花油系列产品是东南亚家喻户晓的品牌，多年来在新加坡、马来西亚、印度尼西亚、越南等国家赢得同类产品销售冠军，产品销售网络遍布全球 50 多个国家和地区。梁介福（广东）药业有限公司北京医药研究中心是隶属于梁介福（广东）药业有限公司的研发部，于 2002 年在北京中关村成立，长期致力于药品制剂开发，剂型涉及贴剂、搽剂、片剂、胶囊、乳液、凝胶、滴丸等。主要产品有驱风油、白花油、风油精、四季油、斧标驱风油、斧标正红花油。

2. 广东华天宝药业集团有限公司

华天宝药业集团涵盖了中药行业、化学制药行业、生物制药行业、医药商业批发和零售连锁企业，通过了国家食品药品监督管理局的 GMP 和 GSP 认证，总部在佛山市顺德区。核心企业是"中华老字号"广东华天宝药业集团有限公司，子公司有广西华天宝药业有限公司、扬州华天宝药业有限公司、安徽华天宝中药饮片有限公司、

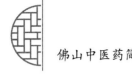

佛山市华天宝医药有限公司、华天宝连锁药店等企业。生产中西药品，囊括丸剂、片剂、颗粒剂、胶囊剂、合剂、酊剂、酒剂、膏剂、糖浆剂、注射液、生物制剂等药品基础剂型，品种有200多个，其中国家中药保护品种6个。著名中成药产品有"华天宝牌"的龟鹿补肾口服液（丸、胶囊）、腰椎痹痛丸、前列通片、保济丸、加味藿香正气丸、桂龙药膏（药酒）、薄芝片、心可宁胶囊等。近年，经国家批准的新药有复方杜仲壮腰胶囊、香芷正气胶囊、九味清热胶囊等产品。公司现有员工1200多人。

3. 佛山市顺德康富来药业有限公司

康富来集团成立于1995年，是一家以健康产业、房地产为主导，集保健品、补品、药品、中医医疗机构、地产营销于一体的现代化大型集团。集团拥有7家全资子公司、国医馆和补品店，在保健品、现代新型营养品、补品、中医医疗及房地产、工业城等方面实现了跨越发展，并与广州中医药大学、中国红十字基金会等机构建立了紧密合作。佛山市顺德康富来药业有限公司是康富来集团的子公司，主要产品有洋参含片、脑轻松胶囊、血尔口服液等。

4. 广东顺峰药业有限公司

广东顺峰药业有限公司是一家以生产外用药为主的现代化制药企业，是国家重点高新技术企业、国家重大专项"863"计划承担单位。企业创建于1969年，现形成了以生产外用药为主，并向产品结构多元化发展的现代化综合制药企业。注册商标"顺峰"被认定为广东省著名商标。外用软膏类以全国首创"顺峰康王"等软膏为主导，与中医药相关的产品有外用液体类风油精、驱风油、麝香祛风湿油等，滴丸剂复方血栓通滴丸，保健食品"欣康迪"参葛胶囊、心肾宝胶囊等。

5. 广东多能药业有限公司

广东多能药业有限公司位于佛山市南海区平洲佛平新路，主要产品有夏桑菊颗粒、清热祛湿颗粒、葡萄糖酸锌颗粒等。

6. 佛山仙草药业有限公司

佛山仙草药业有限公司地处佛山市南海区里水镇河村大山塘工业区，成立于2005年10月，是一家新办的民营制药企业。公司经营范围为生产销售片剂、胶囊剂、颗粒剂。主要产品有蒲地蓝消炎片。

佛山中医药大事年表

周代　　传说方士浮邱公来南海，并于此得道。

晋代　　葛洪在佛山（现今的南海区丹灶镇、仙岗村和顺德区）结灶炼丹。

唐代　　木邓子、紫姑等隐居于南海西樵山炼丹修道。

北宋开宝六年（973）　　南海陈昭遇参与编撰《开宝本草》。

北宋淳化三年（992）　　南海陈昭遇参与编撰《太平圣惠方》。

北宋元符年间（1098—1100）　　南海医家李鸿治愈因得罪权相章惇而被贬岭南后患重病的北宋著名文人邹浩。

明代　　佛山高明县（时间不详）、顺德县（明景泰三年即1452年）设立医学官职。

明万历初年（1573）　　佛山梁仲弘在广东佛山镇早市（今佛山市福贤路）创立"梁仲弘蜡丸馆"。

明万历二十八年（1600）　　南海陈体全与李升佐创陈李济药店。

明万历四十八年（1620）　　冯炳阳创制万应药酒，后由冯了性将药铺迁到佛山，并把万应药酒改名为"冯了性风湿跌打药酒"，将药坊定名为"冯了性药铺"。

明天启年间（1621—1627）　　佛山黄日赓创立"黄恒庵蜡丸馆"。

明天启五年（1625）　　陈楚瑜辑集《痘疹秘要》。

清顺治年间　　南海阮遂松，治病多奇效，编写不少医学著作，如《三元秘录》《七发真言》《玉枕记》等。

清代　　南海县佛山镇黄敬礼科举不第，因而业医，医术高明，注重地方疾病的诊治。

清代中叶以前　　南海大桐人傅时泰科举不就，转而学医，对医学道理有深刻的见解，医术高超。

清代　　南海平地村黄子健科举不第，致力于医，尤其重视经典。

清代　　龙山邓全璧世以医传，治病多验，与其兄弟海门、越门一家，都以良医著称。

清代　　龙山黎兆灿博学精医，求治者盈门，特别善治伤寒。

清代　　南海县九江乡北方梅圳人吴仁康，祖父、父亲皆能医，继承家业，设药肆于大范乡市，名噪一时，且医德高尚。

清代　　佛山镇罗润灿医术精湛，创办的罗恕斋堂药号名闻中外，后由其儿子罗端意继承医业。

清代　　余宗礼妻冼氏，南海县下金瓯堡人，精通儿科。

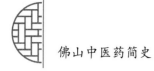

清道光年间　　顺德女性简翠蝉，精通医术。

清代　　顺德龙山左氏子释幻鉴，为僧于罗浮，屡来佛山，为人治病。

清代后期　　三水黄殿中，著《医案》《治验书》，通武术，在佛山镇开设药铺黄慎堂号。

清代　　顺德星槎乡何伦中，喜技击术，擅长治疗跌打伤，其传授的"野人庄跌打方"一直流行于世。

清顺治八年（1651）　　南海县烟桥乡何宗玉、何君泰叔侄二人创立"何明性堂"。

清乾隆十六年（1751）　　南海何梦瑶辑《医碥》七卷，重要内科综合性医著。

清乾隆十八年（1753）　　南海郭治著《脉如》两卷，诊断学专著。

清嘉庆十年（1805）　　南海梁财信在澜石墟设馆挂牌行医，创立梁财信医馆。

清嘉庆十六年（1811）　　南海伍秉鉴参与捐资种植牛痘。

清嘉庆十六年（1811）　　南海邱熺主持种痘，对推广牛痘起了关键作用。

清嘉庆二十年（1815）　　南海黄安怀著《西洋种痘论》。

清嘉庆二十二年（1817）　　南海邱熺著《引痘略》。

清道光二年（1822）　　马百良在佛山朝阳街开"马百良药店"，并创制七厘散。

清咸丰年间（1850—1861）　　佛山黄兆祥创立"黄祥华药铺"，专营"黄祥华万应如意油"。

清咸丰七年（1857）　　保滋堂在佛山豆豉巷开设支店，南海关作杰为司理，并入股，从此，保滋堂遂为潘、关两姓合伙。

清咸丰八年（1858）　　南海朱泽扬撰《理产至宝》。

清光绪七年（1881）　　英国传教士医师查尔斯·云仁在佛山鹰咀沙缸瓦栏创办广济医局，后迁到佛山镇太平坊，改名为循道西医院，即现佛山市第一人民医院前身。佛山出现了中、西医两种医学并存的局面。

清光绪十一年（1885）　　南海邓雄勋著《眼科启明》二卷。

清光绪十二年（1886）　　南海何守愚著《广嗣金丹》二卷，妇儿科专著。

清光绪十二年（1886）　　佛山梁奕纲（原籍新会，世居佛山山紫村）在佛山祖庙区隔塘大街创"梁家园"药号。

清光绪十八年（1892）　　顺德周兆璋撰《喉证指南》四卷。

清光绪十八年（1892）　　日本归侨源吉荪在佛山龙聚街创"源吉林"成药店。

清光绪十九年（1893）　　高明程康圃著《儿科秘要》，提出儿科八证治法六字学说。

清光绪十九年（1893）　　南海朱沛文著《华洋脏象约纂》四卷，中西汇通医著。

清光绪二十二年（1896）　　南海黄飞鸿在广州西关仁安街设立"宝芝林跌打医馆"。

清光绪二十二年（1896）　　李兆基于广东佛山镇创办"李众胜堂药行"，主要生产保济丸等中成药。

清光绪二十五年（1899）　　南海黄保康辑撰《贻令堂医学三书》，包含《医林猎要》《吴鞠通方歌目录》《陈修园方歌目录》3 种。

清光绪二十九年（1903）　　南海劳守慎汇编《恶核良方释疑》。

清光绪三十年（1904）　　南海何竹林在广州长寿路开设医馆。

清光绪三十一年（1905）　　南海梁龙章著《辨证求真》一卷。

清光绪三十二年（1906）　　黎棣初（南海县神安司江心乡人）、李珮臣（南海县神安司盐步乡人）、罗擎硕（南海县神安司横江乡人）、李耀常（南海县神安司盐步乡人）、罗熙如（南海县江浦司龙畔乡人）等南海中医人士发起成立了近代中医较早的中医社团组织——医学求益社。

1912 年　　三水唐拾义在广州华林街开设医馆，专治咳喘病证，先后自制久咳丸、哮喘丸、发冷丸等成药出售。

1913 年　　广州、香港等地中医药界人士集会，决议集资开办中医学校，公推顺德卢乃潼为筹办主席。1924 年正式开学，卢乃潼为首任校长，其去世后由南海陈任枚继任校长。

1918 年　　南海罗熙如创办广东医学实习馆（又名广州医药实学馆），编撰儿科学教材《儿科释要》。

1920 年　　佛山李广海在"平恕堂"的基础上建立"李广海跌打医馆"。

1924 年　　佛山管霱民编写《外科讲义》。

1924 年　　南海谢泽霖编撰教材《妇科学讲义》。

1925 年　　顺德黎庇留著《伤寒论崇正编》八卷。

1926 年 4 月　　南海冯瑞鎏著《伤寒论商榷》。

1927 年　　三水古绍尧编撰《儿科学讲义》《痘疹学讲义》《喉科学讲义》。

1927 年　　佛山管炎威编撰《伤科讲义》，并附救护学讲义，是广东中医药专门学校教材之一。

1927 年　　佛山管霱民编写的《花柳学讲义》得到刊行。

1929 年　　南海梁慕周撰写《广东中医公会、医学卫生社全体同仁为中央卫委余岩议废中医中药案宣言》《中医药关于全国存亡生死之宣言书》，抗击余云岫提出的《废止旧医以扫除医事卫生之障碍案》。

1929 年　　南海冯瑞鎏著《伤寒论讲义》。

1929 年　　南海陈汝来编写《内科杂病学讲义》，5 册，线装书，是 20 世纪 20 年代末作为广东中医药专门学校教材。"内科"之名见于岭南中医学界。

1929 年　　南海陈任枚与顺德刘赤选合编《广东中医药专门学校温病学讲义》，陈任枚负责上篇总论部分，刘赤选负责下篇各论部分，被公认为是当时该校各科讲义编纂质量最佳者。

1929 年　　顺德张阶平创办《杏林医药学报》，1937 年停办，共出 101 期。

1931 年　　中央国医馆成立，南海梁慕周被推选为广东代表之一赴南京出席成立大会。

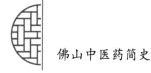

1931 年　　南海县发布《南海县中医考试章程》，开始实施中医考试。

1931 年　　顺德胡镜文撰写《金匮讲义》。

1931 年　　顺德连可觉应中大医院内科主任教授柏尔洛柯之请，到中大医院诊治残症，进行中西学术交流，所著《针灸试验》被柏尔洛柯教授翻译成外文流传国外。

1931 年　　顺德李仲守等创办岭南《医林一谔》杂志。

1932 年 10 月　　顺德国医支馆成立。

1932 年　　萧步丹编纂《岭南采药录》一册，载岭南草药 480 味。1936 年再版，增补草药 200 余味。

1933 年　　三水黄恩荣著《洄溪医案唐人法》《唐千金类方》。

1933 年　　南海谭次仲撰《医学革命论战》，并从 1935 年起先后出版《中药性类概说》《金匮削繁》等 9 部著作。

1933 年　　南海罗元恺出版发行《克明医刊》。

1934 年　　南海梁子居撰《广东保元国医学校温病学讲义》，作为广东保元国医学校温病学教材。

1934 年　　南海谭次仲撰《为广东国医学院上陈总司令济棠条陈》，这是一份关于筹办广东中医学校详尽的建议书。

1935 年　　南海谭次仲撰《伤寒评志》，又名《急性传染病通论》。

1935 年　　南海梁慕周编写《内经病理学讲义》

1936 年　　南海梁慕周编写《医学明辨录》。

1936 年　　南海国医分馆成立。

1936 年　　南海梁慕周编写《针灸学讲义》，是广东中医药专门学校针灸学教材。

1937 年　　南海梁慕周编写《病理学讲义》。

1941 年　　顺德霍耀池在广州长寿路 33 号开设医馆。

1947 年　　顺德吴采南和陈典周等人在石路头的吴采南医馆共同组织"灵兰医学研究社"，结为"灵兰十友"，共同进行中医学术研究。吴采南著《儿科实验汇方》一书即是灵兰医学研究社的科研成果之一。

1947 年 2 月　　南海梁乃津主编《新中医》杂志刊行。

1949 年　　陈典周被选为南海县国医支馆馆长。副馆长为李广海、源述尧等人。

1949 年 10 月 1 日　　中华人民共和国成立。

1951 年 7 月　　佛山市成立中西医药联合委员会，在莲花路附设一间联合诊所。

1952 年　　珠江专员公署卫生科由石岐迁往江门，成立粤中行署文教处卫生科。1953 年粤中行署由江门迁佛山大福路，1954 年改称佛山专署，1959 年后改名佛山市卫生局。

1955 年　　顺德召开中医代表会议，随后相继组织起 29 间中医联合诊所和中西医联合诊所。

1955 年　　佛山的成药字号 57 家均参加公私合营改造，其中由源吉林、敬寿阁、黄颂昌厂店合并为源吉林药厂。马百良、潘务本、梁家园、梁财信、梁仲弘、黄恒庵、蛇王满等16家厂店合并为佛山中药厂，冯了性、广生堂、保滋堂等29家厂店合并为国药商店加工厂。国药商店几经改制，2000年定名为"佛山冯了性药业有限公司"。

1956年　佛山市中医院成立，副院长李广海在医院成功创办骨伤科。

1956年　以冯德瑜、李广海、彭玉林3位医生为首的汾宁、健康、同仁3间联合诊所组成佛山市中医院。

1957年　吴满福、吴祖赐、吴国明等开办的普君、福贤两间联合诊所组成普君医院，现为佛山市第二人民医院。

1958年　佛山市中医院从原筷子路10号迁至亲仁路6号，建起新院舍。

1958年　广州中医药大学顺德医院（佛山市顺德区中医院）创办。1985年被定为广东省顺德中西医结合医院。2009年医院更名为佛山市顺德区中医院，并成为广州中医药大学非直属附属医院。2017年2月更名为广州中医药大学顺德医院（佛山市顺德区中医院）。

1958年7月　顺德大良镇环城路旧圩地开办中医学校，1959年秋迁址大良镇县前路，改名为顺德县卫生学校。

1958年9月1日　创建三水市中医院。后更名为佛山市三水区中医院。2005年更名为"佛山市中医院三水分院"，2011年又更名为"佛山市中医院三水医院"，2012年增挂"佛山市三水区中医院"牌子。

1960年　李家达与李广海、梁理平等合编《正骨学》（上、下册），总结佛山骨科名医治伤经验。

1960年　佛山李佩弦（虽然原籍新会，但世居佛山）编著《八式保健操》《气功大成》。

1962年　《易筋经》出版，佛山李佩弦（虽然原籍新会，但世居佛山）为主要参与人。

1962年　佛山李广海编著《中医正骨学》（上、下册），系统阐述骨折脱位的诊断和治疗。

1962年9月3—7日　中共广东省委书记处书记区梦觉在广州市东方宾馆主持召开"继承名老中医学术经验座谈会"，佛山李广海、陈典周参会。此外，南海、顺德等籍的参会名老中医还有刘赤选（顺德）、梁乃津（南海）、罗元恺（南海）、管沛民（南海）、黄耀燊（南海）、张阶平（顺德）、区少章（南海）、何竹林（南海）、杨志仁（南海）等。

1963年　南海陶葆荪著《金匮要略易解》一书，并由广东人民出版社出版。

1966年　佛山市中医院增设西医西药，开展普外科及骨科手术。

1975年　佛山市中医院成为广东省第一批18间中西医结合医院试办单位之一。

1977年　佛山李佩弦（虽然原籍新会，但世居佛山）编著《八段锦》。

1977年　李家达成为佛山中医院院长。

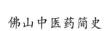

1978 年　　李家达与中医骨科同人共同研究总结，撰写《肋骨外踝翻转移位骨折闭合手法整复治疗》一文，刊登在《中华外科》（外文版），获全国科技奖，得到法国、匈牙利和中国港澳学者的好评。

1978 年 12 月　　广东省政府召开全省中医工作会议，授予 67 位名老中医"广东省名老中医"称号。包括南海、顺德、三水等籍的刘赤选（顺德）、梁乃津（南海）、罗元恺（南海）、李仲守（顺德）、黄耀燊（南海）、关汝耀（南海）、杨志仁（南海）、张阶平（顺德）、岑鹤龄（顺德）、潘静江（三水）、管霈民（南海）、区金浦（三水）、杜蔚文（南海）、区少章（南海）、梁天照（顺德）、梁端侪（南海）、胡肇基（南海）、林品生（三水）、陈典周（南海）、彭玉林（三水）、管铭生（南海）等。

1979 年　　佛山地区各县举办多期中医进修班、中医士班、西医和"赤脚医生"学习中医班。

1979 年　　南海罗广荫被授予"广州市名老中医"称号。

1979 年 8 月　　佛山在顺德县召开"省、地级名老中医、特级药工"座谈会，对如何发展、振兴中医提出意见和建议。

1979 年 8 月　　佛山地区行政公署授予李仁春、张凤鸣"佛山地区名老中医"称号，授予潘卓林"佛山地区特级药工"称号。

1979 年　　佛山罗仁伯被评为"佛山地区名老中医"。

1979 年　　南海县革命委员会授予李仁春、张凤鸣、梁福灿、岑日东、彭泽铨、吴勉伯、邓鼎华、董瑞伦、陈念淦、李仲贤、黄兆熊、崔湛康、陈贵石 13 人"南海县名老中医"称号，授予潘卓林、胡锦康、区信、周大丰 4 人"南海县特级药工"称号。

1979—2002 年　　南海县举办中西医结合大专班 1 期、中药学大专班 1 期、中药士班 3 期、中药剂员班 2 期、中医护士班 1 期。

1980 年　　佛山地区卫生局通过考试从民间择优录取 60 名中医药人员安排到医疗单位工作。

1984—1985 年　　顺德县中医院举办中药士培训班，考核合格者发放中药士证书。

1985 年　　南海岑泽波主编的中医院校五版教材《中医伤科学》由上海科技出版社出版。

1986 年 5 月　　佛山市政府召开振兴中医工作会议，成立佛山市振兴中医工作领导小组。

1989 年　　高明市中医院（现名佛山市高明区中医院）创办。2014 年成为二级甲等中医医院。

1990 年　　佛山市医药商业总公司的刘俭，三水县中医院的林品生，还有罗元恺（南海）、黄耀燊（南海）、关汝耀（南海）成为第一批全国老中医药专家学术经验继承工作指导老师。

1991 年　　顺德岑鹤龄撰《中医争鸣》，并编《中医内科》。

1991 年　　南海岑泽波等主编的《中医正骨学》由人民卫生出版社出版。

1993 年　　佛山市中医院被评为三级甲等中医院及全国示范中医医院。

1993 年　　南海市中医院成立，2003 年 1 月随着佛山市行政区划调整，医院更名为佛山市南海区中医院。2007 年 3 月 28 日，在佛山市南海区中医院基础上挂牌成为广东省中西医结合医院。2007 年 12 月 15 日正式挂牌为广州中医药大学附属广东中西医结合医院。2017 年与暨南大学合作成为暨南大学南海中医院。

1993 年　　佛山市陈渭良、周焕钧、洪启德、元日成获"广东省名中医"称号。

1993 年　　南海岑泽波被授予"广东省名中医"称号。

1994 年　　佛山市中医院被评为首批"全国中医骨伤科医疗中心"。

1996 年　　陈渭良的"中西结合治疗陈旧性肘关节脱位"获得佛山市科学技术奖二等奖。

1997 年　　佛山中医院"外用伤科黄水对急性开放性软组织创伤修复过程影响的临床与实验研究"获广东省中医药科技进步三等奖。

1997 年　　佛山中医院"'正骨十四法'的临床应用与原理探讨"获广东省中医药科技进步三等奖。

1998 年　　位于岭南天地文明礼里 7 号的黄祥华如意油第一间祖铺被佛山市政府列为文物保护单位。

2000 年　　"平肝潜阳法对高血压病患者肾素—血管紧张素—醛固酮系统和心钠素的影响"获广东省中医药局三等奖。

2000 年　　"佛山市成人糖尿病流行病学及糖尿病肾病辨证分型客观指标的研究"获广东省中医药局三等奖及佛山市科学技术奖三等奖。

2000 年　　"活血化瘀与清热解毒法联合应用治疗肺心病急发期患者的临床疗效及其对血浆 ANF、SOD 的影响"获广东省中医药局三等奖。

2000 年　　"补阳还五汤对实验性血栓形成前后血液中血小板活化因子含量影响的实验研究"获广东省中医药局三等奖。

2000 年　　"改良骨盘骨外固定器配合复杂牵引治疗不稳定骨盆骨折脱位的研究"获佛山市科学技术奖一等奖。

2000 年　　"平肝化浊合剂对肝阳上亢型脑梗塞患者血管内皮细胞纤溶功能与血小板活化的影响"获广东省中医药局三等奖，2001 年获佛山市科学技术奖三等奖。

2001 年 1 月　　佛山黄飞鸿纪念馆落成开放。

2001 年　　钟广玲、王伯章获"广东省名中医"称号。

2002 年 11 月 25 日　　佛山市中医院陈渭良、钟广玲成为第三批全国老中医药专家学术经验继承工作指导老师。

2003 年　　《何竹林正骨医粹》出版。

2004 年　　"补阳还五汤对家兔血小板 PAF 受体调节与活性的影响"获佛山市科学技术奖二等奖，2005 年获广东省科学技术奖三等奖。

2005 年　　"陈渭良骨伤科学术思想及临床经验研究"获佛山市科学技术奖二等奖和中华中医药学会科学技术奖二等奖。

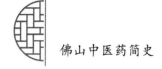

2005 年　　"抗药性恶性疟防治药物双氢青蒿素复方"获国家科技进步二等奖。

2006 年　　"雌雄全蝎及全蝎不同部位的宏量与微量元素特征谱研究"获佛山市科学技术奖二等奖。

2006 年　　"牛磺酸对 2 型糖尿病血瘀证患者血管内皮细胞和血小板活化功能的影响"（中药单体联合胰岛素泵对糖尿病及并发症的系列研究）获佛山市科学技术奖二等奖和 2007 年广东省科学技术奖三等奖。

2006 年　　"参附注射液对家兔缺氧型心脏骤停－心肺复苏模型血清心肌肌钙蛋白 T 的影响"获佛山市科技进步二等奖。

2006 年　　"肝积方改善中晚期原发性肝癌病人生存质量的机理研究"获佛山市科学技术奖三等奖。

2007 年　　佛山市中医院被广东省卫生厅、广东省中医药局授予广东省"中医名院"称号。

2007 年 6 月　　"环维黄杨星 D 对脑缺血再灌注 GAP-43mRNA 与神经粘蛋白表达的影响"获佛山市科技进步二等奖。

2007 年　　"渭良伤科油对老年卧床患者褥疮的防治作用"获佛山市科学技术奖二等奖。

2008 年　　陈志维入选第四批全国老中医药专家学术经验继承工作指导老师。

2008 年 6 月　　"中西医结合预防创伤骨折围术期高凝状态的临床研究"获佛山市科学技术奖。

2009 年　　《岭南骨伤科名家何竹林》出版。

2009 年 3 月　　广东省中西医结合医院（佛山市南海区中医院）被广东省人民政府授予"广东省中医名院"荣誉称号。

2009 年 12 月　　广东省中西医结合医院（佛山市南海区中医院）通过专家评审成为"三级甲等"中西医结合医院。

2009 年　　佛山市医药企业重组，佛山冯了性药业有限公司与佛山德众药业有限公司、广东环球制药有限公司、佛山盈天制药有限公司、山东鲁抗鲁亚有限公司等企业合并，组建盈天医药集团有限公司。

2011—2018 年　　佛山市中医院实现全国地级市中医院竞争力排名八连冠。

2011 年　　首届"南海区名中医"评选，老昌辉、潘佩光、查和萍、谭明义、丘青中共 5 位医生当选。

2012 年　　佛山市中医院骨伤科被遴选为国家临床重点专科（中医专业）建设项目，骨伤科、脑病科、糖尿病科、肿瘤科被评为国家中医药管理局重点专科。

2012 年　　佛山市谭峰、潘志雄成为第五批全国老中医药专家学术经验继承工作指导老师。

2012 年 2 月　　广东省中西医结合医院（佛山市南海区中医院）被国家中医药管理局确定为第三批全国重点中西医结合医院建设单位。

2012 年　　原籍南海的罗元恺的"岭南罗氏妇科学术流派"，原祖籍南海的针灸专家靳瑞的"岭南靳三针学术流派"和原籍佛山的禤国维的"岭南皮肤科学术流派"

入选国家中医药管理局首批命名的 64 家国家中医药学术流派工作室。

2013 年 《何汝湛〈金匮要略〉探究》出版。

2014 年 佛山市第二人民医院张卫华，佛山市中医院陈志维、徐志强 3 人获"广东省名中医"称号。

2014 年 佛山市评选首届十大名中医，邓丽莎、丘青中、李俊雄、陈逊文、林惠兴、高修安、蒋开平、谭明义、谭峰、潘国良当选。

2015 年 田莹、杨大坚、李芳莉、李俊雄、金军当选第二届"南海区名中医"。

2016 年 佛山市卫生计生局独立设置中医科。

2017 年 7 月 佛山市政府公布《佛山市推进中医药强市建设实施方案 (2017—2020 年)》

2017 年 佛山市中医院牵头组建佛山市中医院医疗联盟。目前，联盟已发展成为拥有 15 省（直辖市）68 家医院的共生型医学卫生健康组织。

2017 年 佛山市李俊雄、蒋开平成为第六批全国老中医药专家学术经验继承工作指导老师。

2017 年 佛山市中医院蒋开平、谭峰，佛山市妇幼保健院高修安，佛山市第二人民医院李逸群，广东省中西医结合医院李俊雄，顺德区大良医院蒋丽霞入选第四批广东省名中医。

2018 年 首届"佛山秋冬养生膏方节"暨"佛山治未病联盟"成立大会在佛山市中医院举行。目前，联盟已发展市内外 68 家成员单位。

2019 年 佛山市中医院成为佛山市高水平医院建设"登峰计划"重点建设的医院之一、广东省首家互联网中医院，入选 2019 年粤港澳大湾区最佳医院 80 强。

2019 年 艾力彼中国中医医院最佳专科评选中，佛山市中医院骨伤科、脑病科和急诊科（含重症医学科）上榜"最佳研究型专科"，肝病科、肿瘤科、内分泌科上榜"最佳临床型专科"。

2019 年 佛山市卫生健康局加挂"佛山市中医药局"牌子，内设中医药科。

2020 年 7 月 中共佛山市委、市政府召开全市中医药大会，对当前和今后一段时期，促进佛山市中医药传承创新发展，加快建设全国中医药强市进行全面部署。

后　记

2015—2016年，得益于中共佛山市委、市政府及有关部门的高度重视和支持，广州中医药大学基础医学院课题组撰写了《佛山中医药文化》一书，于2016年11月出版，被列入"佛山历史文化丛书"（第一辑）。2019年上半年，佛山市人民政府地方志办公室与课题组负责人联系，拟在原来研究的基础上，开展佛山中医药发展简史研究。

2019年9月，课题组接受研究任务后，立即组织有关人员组成编写组，就研究思路和研究框架进行了详细讨论，并将"佛山中医药简史"课题研究可行性分析报告提交佛山市人民政府地方志办公室，经专家组评审后获得通过。编写组成员主要来自广州中医药大学中医医史文献专业，他们具有良好的文献研究与史学研究基础，课题进展顺利，于2020年3月完成初稿。

本书得以顺利完稿，首先感谢佛山市人民政府地方志办公室对编撰工作的全力支持。作为本课题主持单位，佛山市人民政府地方志办公室聘请了广东省省情专家陈泽泓研究员、广东省人民政府地方志办公室地方史处王涛处长、暨南大学孙立教授、南方医科大学殷平善教授、佛山市中医院治未病中心刘继洪副主任组成专家评审组，对本书稿先后组织了三次专家评审，各位专家提出了很多指导性、建设性意见。

感谢佛山市卫生健康局沈华斌科长、佛山市南海区卫生健康局卢玮青科长、广东省中西医结合医院李俊雄主任、佛山国药集团彭婷夏经理、香港李国韶医生、广州市荔湾区骨伤科医院李主江主任、佛山市中医院邓蕴源医生提供的宝贵原始资料。在编撰的过程中，本书还得到广东省普通高校创新团队项目、广州中医药历史文化研究基地及广东新南方中医研究院的支持，在此一并表示感谢。最后，感谢中山大学出版社的编校人员为本书出版付出的辛勤劳动。

由于编者时间及精力的限制，内容错漏之处在所难免，敬请读者不吝指正！

本书编写组
2020年12月